国家执业药师职业资格考试 必背采分点

中药学专业知识（一）

主 编 ◎ 田 燕 蒋 妮

扫码加入读者圈
与作者深入交流
获取最新大纲变化资讯

全国百佳图书出版单位
中国中医药出版社
·北 京·

图书在版编目（CIP）数据

中药学专业知识（一）/田燕，蒋妮主编. —北京：中国中医药出版社，2021.3

（国家执业药师职业资格考试必背采分点）

ISBN 978 - 7 - 5132 - 6549 - 2

Ⅰ.①中… Ⅱ.①田… ②蒋… Ⅲ.①中药学 - 资格考试 - 自学参考资料 Ⅳ.①R28

中国版本图书馆 CIP 数据核字（2020）第 236077 号

中国中医药出版社出版

北京经济技术开发区科创十三街31号院二区8号楼
邮政编码　100176
传真　010 - 64405721
三河市同力彩印有限公司印刷
各地新华书店经销

开本 787×1092　1/32　印张 12.25　字数 209 千字
2021 年 3 月第 1 版　2021 年 3 月第 1 次印刷
书号　ISBN 978 - 7 - 5132 - 6549 - 2

定价　49.00 元
网址　www.cptcm.com

社 长 热 线　010 - 64405720
购 书 热 线　010 - 89535836
维 权 打 假　010 - 64405753

微信服务号　zgzyycbs
微商城网址　https://kdt.im/LIdUGr
官方微博　http://e.weibo.com/cptcm
天猫旗舰店网址　https://zgzyycbs.tmall.com

如有印装质量问题请与本社出版部联系（010 - 64405510）
版权专有　侵权必究

中药学专业知识（一）
编委会

主　编　田　燕　蒋　妮
副主编　刘祥玫　吴　思
编　委　刘艳君　白雅君　孙石春
　　　　　　张　楠　李　东　何　影
　　　　　　齐丽娜　于　涛　张家翾
　　　　　　张黎黎　董　慧　付那仁图雅

前　言

国家执业药师职业资格考试属于职业准入考试，凡符合条件经过考试并成绩合格者，颁发"执业药师职业资格证书"，表明其具备执业药师的学识、技术和能力。本资格在全国范围内有效。考试分药学专业和中药学专业。由于考试重点、难点较多，广大考生在复习考试中很难适应，这对于专业基础比较薄弱、信心不足的考生来说，非常有必要借助考试辅导用书来提高自身的应试能力。

应广大考生要求，多年从事执业药师职业资格考试考前培训的权威专家团队依据最新版《国家执业药师职业资格考试大纲》，编写了这套《国家执业药师职业资格考试必背采分点》丛书。本套丛书共7本，分别为《药事管理与法规》《药学专业知识（一）》《药学专业知识（二）》《药学综合知识与技能》《中药学专业知识（一）》《中药学专业知识（二）》《中药学综合知识与技能》。丛书将考试大纲和复习指导用书融为一体，根据考试真题或常考习题，划出"必背采分点"，便于考生利用碎片时间复习；同时加入考试真题，帮助学生熟悉出题思路，使其临考不至于慌乱，并对难点和重点给予考点提示，便于考生掌握。本套丛书主要供参加国家执业药师职业资格考试的考生使用。

我们相信，只要考生们认真学习，在本套丛书的帮助下一定能够顺利通过国家执业药师职业资格考试。

《国家执业药师职业资格考试必背采分点》编委会
2020 年 12 月

编写说明

本书是2021年《国家执业药师职业资格考试必背采分点》丛书之一，由多年从事执业药师职业资格考试考前培训的权威专家根据最新版《国家执业药师职业资格考试大纲》及《国家执业药师职业资格考试指南》的内容要求精编而成。

本书将考试大纲和复习指导用书融为一体，书中内容按照章节编排，包括中药与药品质量标准、中药材生产和中药饮片炮制、中药化学成分与药理作用、常用中药的鉴别、中药制剂与剂型。以历年考试真题或常考习题为重点，划出"必背采分点"，非常便于记忆。同时加入考试真题，并对难点和重点给出少量的"考点提示"，复习重点突出，便于考生掌握考试脉络。本书具有很强的针对性和实用性，供参加2021年国家执业药师职业资格考试的考生使用。

本书涉及内容广，不妥之处恳请各位读者提出宝贵意见，以便再版时修订提高。

《中药学专业知识（一）》编委会
2020年12月

目 录

第一章 中药与药品质量标准 …………………… 1
  第一节 中药和中药临床应用 …………………… 1
  第二节 中药药品标准 …………………… 32
第二章 中药材生产和中药饮片炮制 …………………… 47
  第一节 中药材生产 …………………… 47
  第二节 中药饮片的净制和切制 …………………… 56
  第三节 常用饮片炮制方法和作用 …………………… 65
第三章 中药化学成分与药理作用 …………………… 97
  第一节 生物碱 …………………… 97
  第二节 糖和苷 …………………… 111
  第三节 醌类化合物 …………………… 113
  第四节 苯丙素类化合物 …………………… 117
  第五节 黄酮类化合物 …………………… 119
  第六节 萜类和挥发油 …………………… 124
  第七节 三萜与甾体化合物 …………………… 133
  第八节 其他化学成分 …………………… 143
第四章 常用中药的鉴别 …………………… 150
  第一节 常用植物类中药的鉴别 …………………… 150

第二节　常用动物类中药的鉴别 …………… 274
第三节　常用矿物类中药的鉴别 …………… 293
第五章　中药制剂与剂型 …………………………… 304
　第一节　固体制剂 …………………………… 304
　第二节　浸出制剂 …………………………… 331
　第三节　液体制剂 …………………………… 338
　第四节　无菌制剂 …………………………… 344
　第五节　外用膏剂 …………………………… 357
　第六节　其他制剂 …………………………… 369
　第七节　药物新型给药系统与制剂新技术 ………… 378

第一章 中药与药品质量标准

第一节 中药和中药临床应用

 必背采分点

1. 为本草学的发展奠定了基础的现存最早的药学专著是**《神农本草经》**。

2. 第一次全面系统地整理、补充了《神农本草经》，初步确立了综合性本草著作的编写模式的是**《本草经集注》**。

3. 我国历史上第一部官修药典性本草，并被今人誉为世界上第一部药典的是**《新修本草》**。

4. 《中华本草》全书共 34 卷。后四卷为民族卷，包括**藏药、蒙药、维药、傣药**各 1 卷。

5. 研究中药性能的理论叫药性理论，包括**四气、五味、升降浮沉、归经、有毒无毒**等。

6. 四气，又称四性，即药物具有的**寒、热、温、凉**

四种药性。

7. 四气反映药物影响人体**阴阳盛衰和寒热变化**的作用特点。

8. 药性的确定是以**用药反应**为依据，以**病证寒热**为基准。

9. 能够减轻或消除热证的药物，一般属于**寒性或凉性**。

10. 石膏、板蓝根具寒凉之性，对发热口渴、咽喉肿痛等热证，有**清热泻火、利咽、解毒**作用。

11. 能减轻或消除寒证的药物，一般属于**热性或温性**。

12. 附子、干姜具温热之性，对脘腹冷痛、四肢厥逆等寒证，有**温中散寒、回阳救逆**的作用。

13. 寒凉性药物，具有**清热、泻火、凉血、解热毒**等作用。

14. 温热性药物，具有**温里散寒、补火助阳、温经通络、回阳救逆**等作用。

15. 寒凉性有**伤阳助寒**之弊，而温热性则有**伤阴助火**之害。

16. 能发表行散的药多**辛味**。

17. 能补虚缓急的药多**甘味**。

18. 能敛肺涩肠的药多**酸味**。

19. 能降泄燥湿的药多**苦味**。

20. 能软坚散结的药多**咸味**。

21. 辛能散、能行，有**发散、行气、活血作用**。

22. 治表证的荆芥、薄荷，治气滞的香附，治血瘀的川芎等，都具有**辛味**。

23. 辛味药大多能耗气伤阴，**气虚阴亏者慎用**。

24. 甘能补、能缓、能和，有**补虚、和中、缓急、调和药性**等作用。

25. 治虚证的黄芪、熟地黄、核桃仁、枸杞子，治挛急作痛、调和药性的饴糖、甘草等，均具**甘味**。

26. 能解药、食毒的甘味药是**甘草、蜂蜜**等。

27. 甘味药大多能腻膈碍胃，令人中满，凡**湿阻、食积、中满气滞者慎用**。

28. 酸能收、能涩，有**收敛固涩**作用。

29. 治自汗盗汗、遗精滑精的五味子，治久泻久痢的五倍子，治久咳的乌梅，治大汗虚脱、崩漏经多的山茱萸等，均具**酸味**。

30. 能生津、安蛔的酸味药是**木瓜、乌梅**等。

31. 酸味药大多能**收敛邪气**，凡邪未尽之证均当慎用。

32. 苦**能泄、能燥、能坚**。

33. 苦能泄的含义有：**苦能通泄，苦能降泄，苦能**

清泄。

34. 大黄**苦寒**，功能泄热通便，治热结便秘每用。

35. 苦杏仁味苦**降泄肺气**，治咳喘气逆必投。

36. 赭石味苦而善降逆，治**呃逆呕喘**常选。

37. 黄连、栀子味苦，能**清热泻火**，治火热内蕴或上攻诸证宜择。

38. 治寒湿的苍术、厚朴，治湿热的黄柏、苦参等，均为**苦味**。

39. 苦能坚的含义：①苦能坚阴，意即**泻火存阴**。②坚厚肠胃。

40. 能泻火存阴的苦味药是**黄柏、知母**。

41. 投用少量苦味的黄连有**厚肠止泻**作用。

42. 苦味药大多能**伤津、伐胃**，津液大伤及脾胃虚弱者不宜大量用。

43. 咸能软、能下，有**软坚散结、泻下通便**作用。

44. 治瘰疬、痰核的昆布、海藻，治癥瘕的鳖甲，治热结便秘的芒硝等，均具**咸味**。

45. 治滑脱诸证的龙骨，治久痢脱肛的赤石脂，治崩漏带下的海螵蛸等，均具**涩味**。

46. 淡能渗、能利，有**渗湿利水**作用。

47. 治水肿、小便不利的猪苓、茯苓，均具**淡味**。

48. 芳香味，其能散、能行、能开，有**化湿、辟秽、**

开窍、醒脾等作用。

49. 功能化湿的藿香、辟秽的苏合香、开窍的麝香、醒脾的佩兰等，均具**芳香味**。

50. 紫苏与薄荷虽均味辛而能发散表邪，但紫苏性温而**发散风寒**，薄荷性凉而**发散风热**。

51. 辛温的药多能发散风寒，如**麻黄、紫苏**等。

52. 辛凉的药多能发散风热，如**薄荷、菊花**等。

53. 苦寒的药多能清热解毒或清热燥湿，如**黄芩、黄连**等。

54. 甘温的药多能补气或助阳，如**黄芪、锁阳**等。

55. 苦甘（或甘苦）寒的药多能**清热滋阴**，如知母、玄参、北沙参、石斛等。

56. 麻黄辛温能**散寒发表**、杏仁苦温能**降气止咳**、乌梅酸温能**敛肺涩肠**、大枣甘温能**补脾益气**、肉苁蓉咸温能**补肾助阳**，属于味异气同者。

57. 桂枝辛温能发表散寒、薄荷辛凉能发表散热、附子辛热能补火助阳、石膏辛寒能清热泻火等属于**味同气异者**。

58. 药物升降浮沉的确定依据：药物的**质地轻重**，药物的**气味厚薄**，药物的**性味**，药物的**效用**。

59. 凡花、叶类质轻的药多**主升浮**，如菊花、桑叶等。

60. 种子、果实及矿物、贝壳类质重的药多**主沉降**，如苏子、枳实、磁石、石决明等。

61. 苏叶味辛性温属气厚味薄，故**升浮**。

62. 黄连、黄柏味苦性寒属味厚气薄，故**沉降**。

63. 浮萍味辛性寒属气味俱薄，故**可升（发汗）可降（利水）**。

64. 性温热、味辛甘的药多主升浮，如**紫苏、荆芥**等。

65. 性寒凉、味酸苦咸的药多主沉降，如**天花粉、芒硝**等。

66. 药物的**临床疗效**是确定其升降浮沉的主要依据。

67. 白前能祛痰降气，善治肺实咳喘、痰多气逆，故性属**沉降**。

68. 桔梗能开提肺气、宣肺利咽，善治咳嗽痰多、咽痛音哑，故性属**升浮**。

69. 胖大海，既能**清宣肺气、利咽**而具升浮之性，又能**清热解毒、通便**而具沉降之性。

70. 前胡，既能**降气祛痰**而显沉降性，又能**宣散风热**而显升浮性。

71. 治疗病位在上之风热目赤肿痛，常选用药性升浮的**薄荷、蝉蜕、蔓荆子**等。

72. 治疗病位在表的风寒表证，常选药性升浮的**荆**

芥、紫苏、防风等。

73. 治疗病位在下的脚气肿痛，常选用药性沉降的**黄柏、苍术（以沉降为主）、牛膝**等。

74. 治疗病位在里的热结便秘，常选用药性沉降的**大黄、芒硝、枳实**等。

75. 治疗内有痰热咳嗽，外有风热感冒，常选既具升浮之性而宣散风热，又具沉降之性而降气祛痰的**前胡**。

76. 治疗上有肺热咽痛声哑，下有燥热便秘，常选上述具有双向调节作用的**胖大海**等。

77. 治疗外有风寒感冒，内有肺热咳喘，常选主升浮而能发汗解表、宣肺平喘的麻黄，配伍主沉降而能清泄肺热的生石膏同用，以**外散风寒而发汗解表，内清肺热而平喘**。

78. 治疗上有风火头痛，下有热结便秘，常选性升浮而能散风止痛的白芷、荆芥，与性沉降而能清热通便的生石膏、生大黄配伍同用，以**上散风火而止痛，下清里热而通便**。

79. 治疗病势上逆之肝阳上亢，常选用药性沉降的**夏枯草、磁石、熟地黄**等。

80. 治疗病势外泄之虚汗不止，常在选用补虚药的基础上再配性沉降而能收敛止汗的**麻黄根、煅龙骨**等。

81. 治疗麻毒闭肺，常在选用清热解毒药的基础上再配性升浮而能**宣肺开闭透疹**的麻黄、浮萍等。

82. 治肺热咳喘，即选归肺经而善清肺热的**黄芩、桑白皮**等。

83. 治肝热或肝火证，即选归肝经而善清肝火的**龙胆草、夏枯草**等。

84. 确定药物有毒无毒的依据：**是否含毒害成分，整体是否有毒，用量是否适当。**

85. 引起中药不良反应的主要原因：品种混乱，误服毒药，**用量过大**，炮制失度，剂型失宜，疗程过长，配伍不当，管理不善，辨证不准，个体差异，离经悖法。

86. **砒石**不能作酒剂，违之则毙命。

87. 使用有毒药的注意事项：①**用量要适当**，采用小量渐增法投药，切忌初用即给足量，以免中毒。②**采制要严格**，在保证药效的前提下，严格把住采制药各个环节，杜绝伪劣品。③**用药要合理**，杜绝乱用滥投，孕妇、老幼及体弱者忌用或慎用毒烈之品。④**识别过敏者**，及早予以防治。

88. 按中医辨证学分类，针对病因辨证的功效，对应六淫与疫疠的有**散风、祛寒、清暑、渗湿、燥湿、化湿、润燥、清热、泻火、解毒**等。

89. 按中医辨证学分类，针对病因辨证的功效，对应七情的有**镇惊、定惊、解郁、安神、醒神**等。

90. 按中医辨证学分类，针对病因辨证的功效，对应饮食劳伤的有**消食、消积、补虚、强身**等。

91. 按中医辨证学分类，针对病因辨证的功效，对应外伤的有**生肌、敛疮、续筋接骨、解蛇虫毒**等。

92. 按中医治疗学分类，对因功效包含**祛邪、扶正、调理脏腑功效、消除病理产物**等。

93. 按中医治疗学分类，祛邪的功效有**祛风、散寒、除湿、清热、泻下、涌吐、解毒、杀虫**等。

94. 按中医治疗学分类，扶正的功效有**补气、助阳、滋阴、养血**等。

95. 按中医治疗学分类，调理脏腑或气血的功效有**疏肝、柔肝、宣肺、和中、理气、活血、安神、开窍、潜阳、息风**等。

96. 按中医治疗学分类，消除病理产物的功效有**消食、利水、祛痰、化瘀、排石、排脓**等。

97. 按中医治疗学分类，对症功效有**止痛、止血、止呕、止咳、平喘、止汗、涩肠止泻、涩精止遗**等。

98. **主治病证**是确定中药功效的依据，功效又提示了中药的主治病证。

99. 鱼腥草能治疗肺痈咳吐脓血、肺热咳嗽痰稠及热毒疮疡等病证，因而具有**清热解毒、排脓**的功效。

100. 药材经净制、切制或炮炙等处理后，称为"**饮片**"。

101. 中药炮制的目的：**①降低或消除药物的毒性或副作用；②改变或缓和药物的性能；③增强药物疗效；④便于调剂和制剂；⑤提高中药净度，确保用药质量和剂量**。

102. 苍耳子、蓖麻子、相思子等一类含有毒性蛋白质的中药，经过**加热炮制**后，所含毒性蛋白质因受热变性而达到降低毒性的目的。

103. 干漆要通过**炒或煅**等制法减少副作用。

104. 鹅不食草生用对胃有刺激性，若**炒制或蜜制**，则可减小其副作用。

105. 将柏子仁压去油脂制成柏子仁霜应用，即可免除**腹泻**的发生。

106. 黄连经炮制后，其所含小檗碱在水中的**溶出率明显提高**。

107. 炉甘石煅制后，碳酸锌转化为氧化锌，增强了**解毒、明目退翳、收湿敛疮**等作用。

108. 款冬花、紫菀等化痰止咳药经蜜炙后，增强了**润肺止咳**的作用。

109. 麻黄，其**茎能发汗**，其**根能止汗**。

110. **砂烫醋淬**穿山甲、龟甲、鳖甲，**蛤粉烫**阿胶，**火煅**赭石、寒水石，**火煅醋淬**自然铜等。

111. 柴胡、香附等经醋制后有助于引药入**肝经**。

112. 小茴香、益智仁、橘核等经过盐制后，有助于引药入**肾经**。

113. 生莱菔子，升多于降，用于**涌吐风痰**；炒莱菔子，降多于升，用于**降气化痰，消食除胀**。

114. 延胡索中的延胡索乙素、延胡索甲素等生物碱醋炙后生成醋酸盐，在水中溶解度增加，从而增强其**止痛效果**。

115. 麻黄茎含有麻黄碱和伪麻黄碱等，具有**升高血压**作用。而麻黄根含麻黄根素、麻黄根碱等，具有**降低血压**作用。

116. 黄芪、甘草、大黄、秦皮等，均含可溶于水的不同类型的苷类，中药在炮制过程中用水处理时应尽量**少泡多润**，以免苷类成分溶于水而流失，或发生水解而减少。

117. 槐花、苦杏仁、黄芩等含苷类药物常用**炒、蒸、烘或曝晒的方法**破坏或抑制酶的活性，以免有效成分酶解，保证饮片质量和药效。

118. 含游离挥发油的薄荷、荆芥等宜在**采收后或喷润后迅速加工切制**，不宜带水堆积久放，以免挥发油损失。

119. 厚朴必须经过**埋藏发酵后**，才能加工炮制出优质饮片。

120. 黄酒含乙醇**15%~20%**。

121. 常用酒制的药物有**黄芩、黄连、大黄、白芍、续断、当归、丹参、川芎、白花蛇、乌梢蛇**等。

122. 醋中醋酸占**4%~6%**。

123. 醋味酸，苦，性温。具有**引药入肝**、理气、止血、行水、消肿、解毒、散瘀止痛、矫味矫臭等作用。

124. 醋能使**大戟、芫花**等药物毒性降低而有解毒作用。

125. 醋多用作炙、蒸、煮等辅料，常用醋制的药物有**延胡索、甘遂、商陆、大戟、芫花、三棱、莪术、香附、柴胡、郁金**等。

126. 药物经食盐水制后，能**引药下行**，缓和药物的性能，增强药物的疗效，并能矫味、防腐等。

127. 常以盐水炮制的药物有**知母**、黄柏、杜仲、巴戟天、小茴香、橘核、车前子、砂仁、菟丝子、补骨脂、益智仁、泽泻、**沙苑子**等。

128. 生姜味辛，性温。升腾发散而走表，能发表，散寒，温中，止呕，**开痰**，解毒。

129. 药物经姜汁制后能抑制其寒性，**增强疗效**，降低毒性。

130. 常以姜汁制的药物有**厚朴、竹茹、草果、半夏、黄连、天麻、栀子**等。

131. **枣花蜜、山白蜜、荔枝蜜**等质量为佳,荞麦蜜色深有异臭,质差。

132. 常用蜂蜜炮制的药物有**甘草、麻黄、紫菀、百部、马兜铃、白前、枇杷叶、款冬花、百合、桂枝**等。

133. 麻油味甘,性微寒。具润燥通便,**解毒生肌**的作用。

134. 常用麻油炮制的药物有**蛤蚧、马钱子、三七及动物骨类**等。

135. 麦麸味甘、淡,性平。能**和中益脾**。

136. 麦麸药物共制能缓和药物的燥性,**增强疗效**,除去药物不良气味,使药物色泽均匀一致。

137. 常用麦麸制的药物有**枳壳、枳实、僵蚕、苍术、白术**等。

138. 常用砂烫炒的药物有**穿山甲、骨碎补、狗脊、龟甲、鳖甲、马钱子、鸡内金**等。

139. 稻米味甘,性平。能补中益气,**健脾和胃**,除烦止渴,止泻痢。

140. 稻米与药物共制,可增强**药物疗效**,降低**刺激性和毒性**。中药炮制多选用大米或糯米。

141. 常用米制的药物有**党参、斑蝥、红娘子**等。

142. 中药炮制常用的土是**灶心土（伏龙肝）**，也可用黄土、赤石脂等。

143. 灶心土与药物共制后可降低**药物的刺激性**，增强**药物疗效**。

144. 常用土制的药物有**白术、当归、山药**等。

145. 中药炮制常用滑石粉作**中间传热体拌炒药物**，可使药物受热均匀。

146. 常用滑石粉烫炒的药物有**刺猬皮、鱼鳔胶**等。

147. 蛤粉主要成分为**氧化钙**等。

148. 蛤粉味咸，性寒。能**清热，利湿，化痰，软坚**。

149. 蛤粉与药物共制可**除去药物的腥味，增强疗效**。

150. 蛤粉主要用于**烫制阿胶**。

151. 中药炮制品即中药饮片的净度要求是：不应该含有**泥沙、灰屑、霉烂品、虫蛀品、杂物及非药用部位**等。

152. 用咸寒的食盐炮制苦寒的知母、黄柏，可**增强**滋阴降火的作用。

153. 可用药味相同的药物或辅料互制，使其药力**增强**。如以酸制酸的酸制五味子可增强其**酸涩收敛**之性，多用于久咳遗精、泄泻等症。

154. 炮制可增强药物的作用趋向。如黄芩既能清肺热，又能清大肠之热，酒炙后专于**清肺热、头目之热**。

155. 药物经炮制后，由于性味的变化，作用趋向也发生改变。如**大黄**生品苦寒，气味重浊，直达下焦，泻下作用强而伤胃气，酒制后性缓，借酒上行，可清上焦实热。

156. 生姜主归肺、胃经，以发散风寒、和中止呕为主；干姜主归脾、肾经，则以暖脾胃、回阳救逆为主；煨姜主入**胃**经，以**和中止呕**为主；炮姜主入血分，以温经止血为主。

157. 一些药物的毒性成分存在于药材的某一部位，去除该部位，即可降低药物的毒性。如蕲蛇去除**头部**，可消除其毒性。

158. 辅料和药物共同炮制，可使毒性降低。生半夏辛温有毒，用**明矾、生姜**等辅料炮制后可降低毒性。

159. 七情配伍的内容包括**单行、相须、相使、相畏、相杀、相恶、相反**。

160. 石膏配知母可增强**清热泻火**效果。

161. 黄芪配以利水健脾的茯苓为辅，增强黄芪的**补气利水**效果等。

162. 生半夏的毒性能被生姜减轻或消除，故云**半夏畏生姜**。

163. 莱菔子能削弱人参的**补气作用**。

164. 相反即两种药物合用，能产生或增强毒害反应，如**乌头反半夏、甘草反甘遂**。

165. 治疗中风后遗症，证属气虚血滞、脉络瘀阻者，在选用能益气活血的补阳还五颗粒的同时，常配服能活血通脉的愈风宁心片或银杏叶片等，以增强**活血通脉**之功。

166. 治不孕，证属宫冷者，可内服能理气补血、暖宫调经的艾附暖宫丸，外贴能暖宫散寒、温中止痛的十香暖脐膏，或能温经散寒、暖宫止痛的妇科万应膏，以共奏**理气补血、暖宫调经**之效。

167. 治瘰疬痰核，证属痰火内结者，可内服能清热解毒、散结消肿的西黄丸和夏枯草膏，外贴能解毒消肿、化痰散结的化核膏，以共奏**化痰散结、解毒消肿**之效。

168. 治痔疮肿痛，证属血热毒盛者，可内服能清肠疏风、凉血止血、解毒消肿的槐角丸，局部外敷能消肿止痛、生肌止血的九华软膏，以共奏**清肠泻火、凉血消痔**之效。

169. 治筋骨折伤，证属瘀血内停者，可内服能活血散瘀、消肿止痛的跌打丸。外敷能化瘀消肿、止痛止血的七厘散或能活血祛瘀、舒筋活络的正骨水，以共奏**活血消肿、止痛接骨**之效。

170. 治咽喉肿痛，证属火毒上攻者，可内服能清热解毒、消肿止痛的六神丸或喉症丸，外用能清热解毒、消肿止痛的冰硼散吹喉，以共奏**清热解毒、消肿利咽**之效。

171. 治脚气肿痛，证属湿热下注者，可内服能清热燥湿的二妙丸或三妙丸，或能清热利湿的四妙丸；选配外用药时，患处未溃烂者可外涂能**杀虫止痒的复方土槿皮酊**，已溃烂者可外涂能**祛风燥湿、杀虫止痒的脚气散**。

172. 治妇女带下黄臭，证属湿热下注者，可内服能**清湿热、止带下的白带丸**；外用能清热解毒、燥湿收敛的治糜灵栓或治糜灵泡腾片，或能**清热解毒、燥湿杀虫、去腐生肌、化瘀止痛的妇宁栓**等。

173. 臣药意义：①**辅助君药**加强治疗主病和主证的药物；②**针对兼病或兼证**起治疗作用的药物。它的药力小于君药。

174. 使药意义：①**引经药**，即引方中诸药直达病所的药物；②**调和药**，即调和诸药的作用，使其合力祛邪。使药的药力小于臣药，用量亦轻。

175. 通脉四逆汤由附子、干姜、炙甘草三味组成，姜、附用量比较大，主治阴盛格阳于外而致四肢厥逆、身反不恶寒、下利清谷、脉微欲绝之证候，有**回阳逐**

阴、通脉救逆之功。

176. 抵当汤主治<u>下焦蓄血之重症</u>，其人发狂或如狂，少腹鞕满，小便自利。

177. 抵当丸主治<u>下焦蓄血之轻症</u>，只见身热，少腹满，小便自利。

178. 中药化学成分的主要结构类型有生物碱、有机酸、苯丙素类化合物、香豆素类化合物、木脂素类化合物、醌类化合物、黄酮类化合物、萜类化合物、三萜皂苷、甾体皂苷、**强心苷和鞣质**等。

179. 中药化学成分的理化性质研究包括性状、<u>挥发性</u>、旋光性、水中溶解性、有机溶剂中溶解性、酸性、碱性、荧光性质、发泡性、溶血性、显色反应、沉淀反应、水解反应、酶解反应、氧化还原反应等。

180. 萜类、甾体等脂环类及芳香类化合物因为极性较小，易溶于**三氯甲烷、乙醚**等亲脂性溶剂中。

181. 糖苷、氨基酸等类成分则极性较大，易溶于<u>水及含水醇中</u>。

182. 用溶剂法提取中药材的有效成分，常用的方法有**浸渍法**、渗漉法、煎煮法、回流提取法、连续回流提取法、**超声提取法**和超临界萃取法等。

183. 水蒸气蒸馏法适用于具有**挥发性**的、能随水蒸气蒸馏而不被破坏，且难溶或不溶于水的化学成分的提取。

184. 樟木中的樟脑，茶叶中的咖啡因等利用**升华法**直接从中药中提取出来。

185. 可作为超临界流体的物质有**二氧化碳、一氧化二氮、六氟化硫、乙烷、庚烷、氨、二氯二氟甲烷**等。

186. 常用的重结晶溶剂有水、**冰醋酸**、甲醇、乙醇、丙酮、**乙醚**、三氯甲烷、苯、四氯化碳、石油醚和二硫化碳等。

187. 常用的混合溶剂有**乙醇-水**、乙醚-甲醇、乙酸-水、乙醚-丙酮等。

188. **汉防己乙素**在176℃时熔化后继续加热至近200℃时又固化，在242℃时又分解。

189. 液-液分配柱色谱用的载体主要有**硅胶、硅藻土及纤维素粉**等。

190. 采用硅胶、氧化铝及活性炭为吸附剂进行的吸附色谱即属于根据物质的吸附性差别进行分离的**固-液吸附**。

191. 硅胶、氧化铝均为**极性吸附剂**。

192. 挥发油和一些液体生物碱的提取分离常采用**分馏法**。

193. 化合物结构鉴定主要程序：①初步推断**化合物类型**；②**测定分子式**，计算饱和度；③确定分子中含有的**官能团**,或结构片断,或基本骨架;④推断并确定分子的**平面结构**;⑤推断并确定分子的**立体结构**(构型、构象)。

194. 分子式的测定方法:**①元素定量分析配合分子量测定;②同位素峰度比法;③高分辨质谱(HR-MS)法**。

195. 分子中价键的伸缩及弯曲振动将在光的红外区域,即 4000~400cm^{-1} 处引起吸收。测得的吸收图谱叫**红外光谱(IR)**。

196. 紫外-可见吸收光谱通常主要用于推断**化合物的骨架类型**。

197. 中药化学成分研究的意义:**①阐明中药的药效物质基础,探索中药防治疾病的原理;②中药化学成分是遣药组方的物质基础;③改进中药制剂剂型、提高临床疗效;④控制中药及其制剂的质量;⑤提供中药炮制的现代科学依据;⑥开发新药、扩大药源;⑦结构修饰、合成新药**。

198. 麻黄止咳平喘的主要有效成分为**左旋麻黄碱**。

199. 桂枝挥发油中镇痛、解热的有效成分为**桂皮醛**。

200. 杏仁镇咳的有效成分是**杏仁苷**。

201. 甘草中具有解毒作用的有效成分是**甘草酸**。

202. 汉防己的主要有效成分是**生物碱**。

203. 香菇中的香菇嘌呤具有**降低胆固醇的生物活性**，若将香菇嘌呤分子中的羧基变为酯的结构，其降胆固醇的活性可提高 10 倍。

204. 吗啡的代用品**盐酸哌替啶（杜冷丁）**，既保留了吗啡中镇痛有效的结构部分，又降低了吗啡的成瘾性。

205. 中药制剂按物态分类：**液体剂型、固体剂型、半固体剂型、气体剂型**。

206. 中药制剂使用安全风险的高低顺序通常为**静脉注射＞肌内注射＞口服给药＞外用给药**。

207. 剂型选择的原则有：**满足药物性质的需要，满足临床治疗疾病的需要，满足服用、携带、生产、运输和贮藏的方便性**。

208. 通常不同剂型、不同给药方式药物的起效时间快慢为：**静脉注射＞吸入给药＞肌内注射＞皮下注射＞直肠或舌下给药＞口服液体制剂＞口服固体制剂＞皮肤给药**。

209. 急症患者，要求奏效迅速，宜选用**注射剂、气雾剂、舌下片、滴丸等速效剂型**；而慢性病患者，用药宜缓和、持久，应选用**丸剂、片剂、膏药及长效缓释制剂**等。

210. 皮肤患者一般可用**软膏剂、涂膜剂、洗剂、搽剂**等剂型；某些腔道病变，可选用**栓剂、条剂、线剂**等。

211. 所谓"五方便"即便于**服用、携带、生产、运输和贮藏**等各方面的要求。

212. 药物的体内过程包括**吸收、分布、代谢和排泄**等过程。

213. 药物吸收以后在体内所发生的过程称为**药物的配置**。

214. 药物代谢和排泄过程又称为**药物的消除**。

215. 口服药物的吸收部位主要是**胃肠道**。

216. 非口服给药的药物的吸收部位包括**肌肉组织、口腔、皮肤、直肠、肺、鼻腔和眼部**等。

217. 弱酸、弱碱性药物的吸收与**胃肠液的 pH**有关。

218. 胃液的 pH 值为**1.0**左右，有利于弱酸性药物的吸收。

219. 小肠部位肠液的 pH 值通常为**5~7**，有利于弱碱性药物的吸收。

220. 大肠黏膜部位肠液的 pH 值通常为**8.3~8.4**。

221. 影响胃排空速率的主要因素有**胃内容物的体积、食物的类型、体位以及药物性质**等。

222. 药物溶出和吸收的前提是**固体制剂的崩解**。

223. 通常不同给药途径的药物吸收显效快慢的顺序为：**静脉＞吸入＞肌内＞皮下＞舌下或直肠＞口服＞皮肤**。

224. 口服制剂药物吸收速度快慢的顺序：**溶液剂＞混悬剂＞胶囊剂＞片剂＞包衣片**。

225. 血液中的药物可分为**血浆蛋白结合型与游离型**两种。

226. 与血浆蛋白结合的药物**不能透过血管壁**，游离型药物则**能自由向组织器官转运**。

227. 药物与血浆蛋白结合是**可逆过程**。

228. 药物分布主要取决于**组织器官血流量**，其次是毛细血管通透性。

229. 药物的选择性分布主要取决于**生物膜的转运特性**，其次是药物与不同组织的亲和力的不同。

230. 脑组织对于外来物质有选择地摄取的能力称为**血－脑屏障**。

231. 药物代谢的主要部位在**肝脏**，但代谢也发生在血浆、胃肠道、肠黏膜、肺、皮肤、肾、脑和其他部位。

232. 药物代谢反应的主要类型有**氧化、还原、水解、结合**等反应。

233. 某些经胃肠道吸收的药物可能在吸收部位和肝脏代谢，或经胆汁排泄使进入体循环的原形药物减少的现象称为**首过效应**。

234. 药物及其代谢产物主要**经肾排泄**，其次是胆汁排泄。也可由乳汁、唾液、汗腺等途径排泄。

235. 药物的肾排泄包括**肾小球滤过、肾小管重吸收和肾小管分泌**。

236. 血浆蛋白结合率不影响药物的**肾小管分泌**。

237. 胆汁中排泄的药物或药物代谢物，在小肠中重新吸收进入肝门静脉的现象称为**肠肝循环**。

238. 肠肝循环的药物**作用时间长**。

239. 使用**抑制肠道菌丛的抗生素**则肠肝循环减少。

240. 将药物体内转运的速度过程分为**一级速度过程、零级速度过程、受酶活力限制的速度过程**。

241. 恒速静脉滴注的给药速度及控释制剂中药物的释放速度等为零级速度过程，亦称**零级动力学过程**。

242. 常用的药物动力学参数：**速率常数、生物半衰期（$t_{1/2}$）、表观分布容积（V）、体内总清除率（$TBCL$）、生物利用度、生物等效性**。

243. 速率常数是描述**药物转运（消除）速度**的重要动力学参数。

244. 生物半衰期是衡量一种药物从**体内消除速度**的参数。

245. 生物利用度研究中，常用**血药浓度达到峰浓度**

（C_{max}）的时间（t_{max}）比较制剂中药物吸收的快慢。

246. 制剂的生物利用度应该用 C_{max}、t_{max} 和**血药浓度－时间曲线下面积（AUC）三个指标全面评价**。

247. 中药药理作用的特点：**中药药理作用与功效的一致性与差异性；中药药理作用的多样性；中药药理作用的双向性；中药量效关系的复杂性**。

248. 解表药的**发散表邪之功效与其发汗、解热、抗原微生物、抗炎、镇痛作用**相联系，是其解除表证（多见于上呼吸道感染）的药理学依据。

249. 活血化瘀药具有**改善血液流变学、改变血流动力学、改善微循环、抗血栓**的药理作用，此作用是其活血化瘀之功效的体现，是治疗瘀证（多见于心脑血管疾病）的药理学依据。

250. 黄连的主要功效是清热燥湿、泻火解毒，除抗病原体、抗毒素、解热、抗炎、抗肿瘤作用与功效密切相关外，其他药理作用如**抗心律失常、降血压、抑制血小板聚集、抗心肌缺血**等是现代对黄连作用的新认识。

251. 三七含有皂苷、黄酮、三七氨酸、挥发油、多糖及各种微量元素等，具有**止血和抗血栓、抗脑缺血和心肌缺血、降血压、抗心律失常、增强免疫功能、调节代谢**等多种作用。

252. 人参具有兴奋和抑制中枢作用，其所含的皂苷

就有 Ra_1、Rb_1、Rc、Rd、Rg_1、Re、Rf、Rh_1、Ro 等 20 多种，其中 **Rg** 类有中枢兴奋作用，而 **Rb** 类则有中枢抑制作用。

253. 麝香对中枢神经系统的作用也表现双向性，**对处于抑制状态的中枢有明显的兴奋作用，对处于兴奋状态的中枢则起抑制作用**，麝香酮是其活性成分。

254. 人参水提物低剂量能**降低血清甘油三酯**，中、高剂量组不明显。

255. 药理研究表明，麻黄水溶性提取物、麻黄挥发油、麻黄碱、L－甲基麻黄碱等具有**发汗**作用；**麻黄碱、伪麻黄碱、麻黄挥发油**是其平喘的有效成分，可兴奋支气管平滑肌的 β 受体，使平滑肌松弛。

256. **辨证论治**是中医认识疾病和处理疾病的基本原则。

257. 湿热瘀阻型肝炎患者的治疗中，五味子也是必选中药之一，因为其所含的五味子素有**降低转氨酶**的作用。

258. 红曲具有**抑制胆固醇合成，影响体内胆固醇和甘油三酯的代谢，抑制动脉粥样硬化及脂质在肝脏沉积**的作用，功效与他汀类药物相似，但无明显的肝脏损害作用，因此，在中医治疗**痰浊瘀阻型高脂血症**的遣药组方过程中，红曲可作为必选中药。

259. 中药毒理学是在传统中医药理论指导下，由<u>中药学、毒理学和毒代动力学</u>等多学科交叉而成的学科。

历年考题

【A型题】1. 首创药物自然属性分类的本草著作是(　　)
　　A. 新修本草　　　　　　B. 本草纲目
　　C. 神农本草　　　　　　D. 本草经集注
　　E. 本草纲目拾遗

【考点提示】D。《本草经集注》首创按药物自然属性分类法，将所载730种药物分为玉石、草木、虫兽、果、菜、米食及有名未用7类。

【A型题】2. 表示药物有软坚散结、泻下通便作用的味是(　　)
　　A. 辛　　　　　　　　　B. 苦
　　C. 酸　　　　　　　　　D. 咸
　　E. 甘

【考点提示】D。咸能软、能下，有软坚散结、泻下通便作用。能软坚散结的药多咸味。

【A型题】3. 按中医治疗学分类，对应病证的功效是(　　)
　　A. 止痛　　　　　　　　B. 排脓

C. 清热 D. 蚀疣

E. 涩精

【考点提示】D。按中医治疗学分类，对应病证的功效是指某些中药对疟疾、赘疣、痹证、鼻渊、黄疸、肺痈、绦虫证等病证，具有明显优于他药的疗效，如截疟、蚀疣、祛风湿、通鼻窍、利胆退黄、消痈排脓、驱杀绦虫等。

【A型题】4. 山药治疗脾虚久泻，宜选用的炮制方法是( )

A. 炒黄 B. 砂炒

C. 土炒 D. 炒炭

E. 炒焦

【考点提示】C。常用土制的药物有白术、当归、山药等。土炒山药能增强山药的止泻作用。

【A型题】5. 不经胃肠道给药的剂型是( )

A. 肛门栓 B. 糖浆剂

C. 舌下片 D. 颗粒剂

E. 胶囊剂

【考点提示】C。经胃肠道给药的剂型如糖浆剂、散剂、颗粒剂、胶囊剂、片剂等，以及经直肠给药的灌肠剂、栓剂等。舌下片剂是黏膜给药的剂型。

【A型题】6. 同一药物制成的口服制剂，药物吸收

速度最快的是( )

A. 散剂　　　　　　　　B. 片剂
C. 胶囊　　　　　　　　D. 溶液
E. 混悬剂

【考点提示】D。口服制剂药物吸收速度快慢的顺序是：溶液剂＞混悬剂＞胶囊剂＞片剂＞包衣片。

【B型题】(7~9题共用备选答案)

A. 收敛固涩　　　　　　B. 发散、行气
C. 补虚、缓急　　　　　D. 坚阴、通泄
E. 软坚散结、泻下通便

7. 依据中药药性理论，辛味所示的作用是( )
8. 依据中药药性理论，苦味所示的作用是( )
9. 依据中药药性理论，咸味所示的作用是( )

【考点提示】B、D、E。辛能散、能行，有发散、行气、活血作用。苦能泄、能燥、能坚，有坚阴、通泄作用。咸能软、能下，有软坚散结、泻下通便作用。

【B型题】(10~12题共用备选答案)

A. 能软，能下　　　　　B. 能燥，能泄
C. 能补，能缓　　　　　D. 能收，能涩
E. 能散，能行

10. 辛味的作用特点是( )
11. 甘味的作用特点是( )

12. 苦味的作用特点是( )

【考点提示】E、C、B。辛味的作用特点是能散，能行，有发散、行气、活血作用。甘味的作用特点是能补，能缓，能和，有补虚、和中、缓急、调和药性等作用。苦味的作用特点是能泄，能燥，能坚。

【B型题】(13~15题共用备选答案)

　A. 斑蝥　　　　　　　　B. 石决明
　C. 白术　　　　　　　　D. 马钱子
　E. 水蛭

13. 用米炒的( )
14. 用土炒的( )
15. 用砂炒的( )

【考点提示】A、C、D。常用米制的药物有党参、斑蝥、红娘子。常用土制的药物有白术、当归、山药等。常用砂烫炒的药物有穿山甲、骨碎补、狗脊、龟甲、鳖甲、马钱子、鸡内金等。

【B型题】(16~18题共用备选答案)

　A. 速率常数　　　　　　B. 生物等效性
　C. 表观分布容积　　　　D. 稳态血药浓度
　E. 相对生物利用度

16. 体内药量与血药浓度的比值是( )
17. 描述药物转运（消除）快慢的是( )

18. 描述试验与参比制剂血药浓度－时间曲线下面积比例的是（　　）

【考点提示】C、A、E。表观分布容积是体内药量与血药浓度间关系的一个比例常数，用 y 表示。速率常数是描述药物转运（消除）速度的重要的动力学参数。生物利用程度（EBA）：即药物进入血液循环的多少。可通过血药浓度－时间曲线下的面积表示。试验制剂与参比制剂的血药浓度－时间曲线下面积（AUC）的比率称为相对生物利用度。

【X 型题】19. 可用于中药炮制的液体辅料有（　　）

 A. 甘草汁　　　　　　B. 山羊血
 C. 黑豆汁　　　　　　D. 吴茱萸汁
 E. 石灰水

【考点提示】ABCDE。中药炮制中还有用到其他液体辅料的，主要有吴茱萸汁、白萝卜汁、羊脂油、鳖血、山羊血、石灰水、甘草汁、黑豆汁及其他药汁等。可根据中医临床的用药要求而选用。

【X 型题】20. 治疗急症宜选用的药物剂型有（　　）

 A. 糊丸　　　　　　　B. 舌下片
 C. 气雾剂　　　　　　D. 贴膏剂
 E. 注射剂

【考点提示】BCE。通常不同剂型、不同给药方式药物的起效时间快慢为：静脉注射＞吸入给药＞肌内注射＞皮下注射＞直肠或舌下给药＞口服液体制剂＞口服固体制剂＞皮肤给药。因此急症患者宜选用注射剂、气雾剂、舌下片；而慢性病患者，宜选用丸剂、片剂、外用膏剂等。

【X型题】21. 用于评价制剂生物等效性的药物动力学参数有（　　）

　　A. 生物半衰期（$t_{1/2}$）

　　B. 清除率（Cl）

　　C. 血药峰浓度（C_{max}）

　　D. 表观分布容积（L）

　　E. 血药浓度-时间曲线下面积（AUC）

【考点提示】E。对药物动力学主要参数（如 AUC、C_{max}）进行统计分析，可做出生物等效性评价。

第二节　中药药品标准

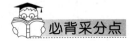

1. 国务院药品监督管理部门颁布的<u>《中国药典》</u>和<u>药品标准</u>为国家药品标准。

2. 2004年5月，原国家食品药品监督管理局发布了《关于颁布儿茶等43种进口药材质量标准的通知》，修

（制）订了儿茶、芳儿茶、西洋参、高丽红参、西红花、牛黄、羚羊角、泰国安息香、苏合香、乳香、没药、血竭、藤黄、沉香、檀香、丁香、母丁香、小茴香、荜茇、广天仙子、豆蔻、槟榔、肉豆蔻、大腹皮、大风子、西青果、诃子、胖大海、芦荟、猴枣、弗朗鼠李皮、胡黄连、肉桂、番泻叶、马钱子、玳瑁、石决明、天竺黄、穿山甲、海狗肾、海马、蛤蚧、海龙等43种进口药材的质量标准。

3. 药品注册标准应当符合《中国药典》通用技术要求，不得低于《中国药典》的规定。申报品种的检测项目或者指标不适用《中国药典》的，申请人应当**提供充分的支持性数据**。

4. 省、自治区、直辖市中药材标准所载品种和内容若与《中国药典》或部/局颁标准有重复或矛盾时，首先应按《**中国药典**》执行，其次按**部/局颁标准**执行。

5. **植物油脂和提取物、成方制剂和单味制剂**名称不设拉丁名。

6. 称取"0.1g"系指称取重量可为**0.06~0.14g**。

7. 称取"2g"系指称取重量可为**1.5~2.5g**。

8. 称取"2.0g"系指称取重量可为**1.95~2.05g**。

9. 称取"2.00g"系指称取重量可为**1.995~2.005g**。

10. "精密称定"系指称取重量应准确至所取重量

的**千分之一**。

11. "称定"系指称取重量应准确至所取重量的**百分之一**。

12. 取用量为"约"若干时,系指取用量不得超过规定量的**±10%**。

13. 恒重,除另有规定外,系指供试品连续两次干燥或炽灼后称重的差异在**0.3mg**以下的重量。

14. 试验中的**"空白试验"**,系指在不加供试品或以等量溶剂替代供试液的情况下,按同法操作所得的结果。

15. 试验时的温度,未注明者,系指在室温下进行;温度高低对试验结果有显著影响者,除另有规定外,应以**25℃±2℃**为主。

16. 中药真实性鉴定的方法主要包括**基原鉴定、性状鉴别、显微鉴别和理化鉴别**等。

17. 基原鉴定的内容:**原植(动)物的科名、植(动)物名、拉丁学名、药用部位**;矿物药的类、族、矿石名或岩石名。

18. 原植物基原鉴定步骤:**观察植物形态→核对文献→核对标本**。

19. 植物分类方面的著作,如《**中国植物志**》《**中国高等植物图鉴**》《**新华本草纲要**》《**中国中药资源丛书**》及有关的地区性植物志等。

中药与药品质量标准 第一章

20. 论述中药品种方面的著作,如**《新编中药志》、《中药材品种论述》、《中药品种新理论的研究》、《常用中药材品种整理和质量研究》、《全国中草药汇编》、《中药鉴别手册》**、各省中药志及药物志等。

21. 性状鉴别就是通过**眼观、手摸、鼻闻、口尝、水试、火试**等十分简便的鉴定方法,来鉴别中药的真伪优劣,具有简单、易行、迅速的特点。

22. 根类药材多为**圆柱形、圆锥形、纺锤形**等。

23. 皮类药材常为**板片状、卷筒状**等。

24. 种子类药材常为**类球形、扁圆形**等。

25. 党参根顶端具有的瘤状茎残基术语称"**狮子头**"。

26. 防风的根头部具有的横环纹习称"**蚯蚓头**"。

27. 海马的外形鉴定术语称"**马头蛇尾瓦楞身**"。

28. 黄连以**断面红黄色者**为佳。

29. 紫苏子表面有**网状纹理**。

30. 海桐皮表面有**钉刺**。

31. 合欢皮表面有**椭圆形、棕红色皮孔**。

32. 辛夷(望春花)苞片外表面密被灰白色或灰绿色有光泽的**长茸毛**等。

33. 龙胆根头部表面具有明显的**横环纹**,而坚龙胆没有。

34. 质地较脆或较松泡以薄壁组织为主,结构较疏松的药材是**南沙参、生晒参**等。

35. 富含淀粉的显粉性的药材是**山药、半夏**等。

36. 含纤维多韧性强的药材有**桑白皮、葛根**等。

37. 含糖、黏液多黏性大的药材有**黄精、地黄**等。

38. 富含淀粉、多糖成分，经蒸、煮烫化干燥后常质地坚实，半透明，呈角质状的药材有**红参、延胡索、天麻**等。

39. 药材断面呈"菊花心"的药材有**黄芪、甘草、白芍**等。

40. 药材断面呈"车轮纹"的药材有**防己、青风藤**等。

41. 药材断面呈"朱砂点"的药材是**茅苍术**。

42. 大黄的断面呈**"星点"**。

43. 牛膝与川牛膝的断面呈**"筋脉点"**。

44. 何首乌的断面呈**"云锦状花纹"**。

45. 商陆的断面呈**"罗盘纹"**。

46. 阿魏具强烈的**蒜样臭气**。

47. 含有机酸以味酸为好的药材有**乌梅、木瓜、山楂**。

48. 加水浸泡后，水液染成金黄色，药材不变色的药材是**西红花**。

49. 秦皮水浸，浸出液在日光下显**碧蓝色荧光**。

50. 苏木投热水中，水显鲜艳的**桃红色**。

51. 宜用火试方法对药材进行性状鉴定的药材有**降香、海金沙、青黛**。

52. 《中国药典》规定，饮片中片的规格：**极薄片0.5mm以下，薄片1~2mm，厚片2~4mm**。

53. 《中国药典》规定，饮片中段的规格：**长10~15mm**。

54. 《中国药典》规定，饮片中块的规格：**8~12mm**。

55. 《中国药典》规定，饮片中丝的规格：皮类丝宽**2~3mm**，叶类丝宽**5~10mm**。

56. 黄芪、板蓝根、桔梗饮片切面皮部白色，木部黄色，习称"**金井玉栏**"。

57. 川木通、鸡血藤饮片木质藤本植物导管较粗大，饮片切面上显"**针眼**"。

58. 含硬橡胶成分的杜仲饮片折断时有**白色胶丝**。

59. 组织切片的方法有**徒手切片法、滑走切片法、石蜡切片法、冰冻切片法**等。

60. 细胞内含物鉴定包括**淀粉粒**、糊粉粒、脂肪油、挥发油或树脂、菊糖、黏液、草酸钙结晶、碳酸钙结晶（钟乳体）、**硅质**鉴定。

61. 细胞壁性质检查包括木质化细胞壁、木栓化或角质化细胞壁、纤维素细胞壁、**硅质化细胞壁检查**。

62. 偏光显微镜主要用于观察和分析矿物类中药的

光学性质，用于鉴定**矿物类**中药。

63. 物理常数的测定包括**相对密度**、旋光度、折光率、硬度、黏稠度、沸点、凝固点、**熔点**等的测定。

64. 蜂蜜的相对密度应在**1.349**以上，薄荷油为0.888~0.908。

65. 冰片（合成龙脑）的熔点为**205~210℃**。

66. 肉桂油的折光率为**1.602~1.614**。

67. 《中国药典》规定，车前子膨胀度不低于**4.0**。

68. 《中国药典》规定，哈蟆油膨胀度不低于**55**。

69. 《中国药典》规定，葶苈子膨胀度：南葶苈子不低于**3**，北葶苈子不低于**12**。

70. 《中国药典》用泡沫反应鉴别**猪牙皂**。

71. 含有伞形花内酯成分的药材，新鲜切片显**亮绿色荧光**，如常山等。

72. 浙贝母粉末在紫外光灯下显**亮淡绿色荧光**。

73. 《中国药典》将聚合酶链反应-限制性内切酶长度多态性方法，用于**川贝母、乌梢蛇、蕲蛇**的鉴别。

74. 中药鉴定中常用的 DNA 分子标记技术主要有：①限制性片段长度多态（简称**RFLP**）。②随机扩增多态性 DNA（简称**RAPD**）和任意引物 PCR（简称**AP-PCR**）。③扩增片段长度多态性标记（简称**AFLP**）。④DNA 测序法和基于 DNA 序列测定的**PCR-RFLP**、特

异引物 PCR 方法。

75. 中药特征图谱是**基于指纹图谱原理和方法，通过不同来源多批样品的测定结果，选择数个共有特征峰组成的具有特征性的色谱峰组合**。

76. 《中国药典》将指纹图谱技术用于**薄荷素油、丹参酮提取物、三七通舒胶囊、天舒胶囊**等的鉴别，将特征图谱技术用于**羌活、沉香、人参总皂苷、连翘提取物、心脑健片、枣仁安神胶囊**等的鉴别。

77. 肾毒性成分马兜铃酸，主要存在于马兜铃科马兜铃属的**关木通、广防己、青木香、马兜铃、天仙藤、朱砂莲**等药材中。

78. 肝毒性成分吡咯里西啶生物碱，主要存在于**千里光、佩兰**等药材中。

79. 《中国药典》对毒性成分的测定多采用**高效液相色谱法**，如制川乌、制草乌、附子中的双酯型生物碱（以含新乌头碱、次乌头碱、乌头碱的总量计），马钱子中的士的宁，斑蝥中的斑蝥素等。

80. 有毒中药材加工成饮片后，毒性成分减少，如《中国药典》规定乌头碱、次乌头碱和新乌头碱的总量在川乌药材中应为**0.050% ~ 0.17%**，在制川乌饮片中不得过**0.040%**；士的宁在马钱子药材中应为**1.20% ~ 2.20%**，在马钱子粉中应为**0.78% ~ 0.82%**。

81. 重金属是指在规定实验条件下能与硫代乙酰胺或硫化钠作用显色的金属杂质,其中 Pb^{2+} 在中药的生产过程中最常见,而易在体内蓄积造成中毒,故重金属检查多以 Pb^{2+} 为代表。

82. 《中国药典》规定,矿物药如石膏、芒硝含重金属不得过 **10mg/kg**,玄明粉不得过 **20mg/kg**。

83. 《中国药典》规定,动物药如地龙含重金属不得过 **30mg/kg**。

84. 《中国药典》规定,银杏叶、黄芩提取物、连翘提取物含重金属不得过 **20mg/kg**。

85. 《中国药典》采用**古蔡法或二乙基硫代氨基甲酸银法**两种方法检查砷盐。

86. 《中国药典》规定,玄明粉含砷盐不得过 **20mg/kg**。

87. 《中国药典》规定,芒硝含砷盐不得过 **10mg/kg**。

88. 《中国药典》规定,石膏含砷盐不得过 **2mg/kg**。

89. 《中国药典》采用**原子吸收分光光度法(第一法)或电感耦合等离子体质谱法(第二法)** 测定中药中铅、镉、砷、汞、铜的含量。

90. 《中国药典》规定,甘草、黄芪、丹参、白芍、西洋参、金银花、枸杞子、山楂、阿胶、牡蛎、珍珠、蛤壳等含铅不得过 **5mg/kg**,镉不得过 **0.3mg/kg**,砷不得过 **2mg/kg**,汞不得过 **0.2mg/kg**,铜不得过 **20mg/kg**。

91.《中国药典》规定,海螵蛸含铅不得过**5mg/kg**,镉不得过**5mg/kg**,砷不得过**10mg/kg**,汞不得过**0.2mg/kg**,铜不得过**20mg/kg**。

92.《中国药典》规定,进行黄曲霉毒素限量检查的药材有**大枣**、水蛭、地龙、肉豆蔻、全蝎、决明子、麦芽、陈皮、使君子、柏子仁、胖大海、莲子、桃仁、蜈蚣、槟榔、酸枣仁、僵蚕、**薏苡仁**等。

93.《中国药典》规定,二氧化硫残留量不得过400mg/kg的药材有**毛山药、光山药、天冬、天花粉、天麻、牛膝、白及、白术、白芍、党参、粉葛**等。

94.《中国药典》规定,山药片二氧化硫残留量不得过**10mg/kg**。

95.《中国药典》规定,穿心莲药材叶不得少于**30%**,薄荷药材叶不得少于**30%**,广藿香药材叶不得少于**20%**等,从而保证这些中药的总体质量。

96.《中国药典》规定,浸出物测定有三种:**①水溶性浸出物测定法,分为冷浸法和热浸法;②醇溶性浸出物测定法,亦分为冷浸法和热浸法;③挥发性醚溶性浸出物测定法。**

97.《中国药典》规定,槟榔碱在槟榔药材中含量不得少于**0.20%**,在焦槟榔饮片中不得少于**0.10%**,主要是因为槟榔碱具有挥发性,炒焦过程中含量降低。

98.《中国药典》采用萃取法测定<u>地奥心血康胶囊中总皂苷的含量、昆明山海棠片中总生物碱</u>的含量,采用沉淀测定法测定<u>芒硝、玄明粉、西瓜霜中硫酸钠</u>的含量。

99.《中国药典》中,颠茄草中总生物碱、山楂中总有机酸、硫黄中硫的含量测定均采用<u>硫酸滴定法</u>。

100.《中国药典》中,朱砂中硫化汞、红粉中氧化汞的含量测定均采用<u>沉淀滴定法</u>。

101.《中国药典》中,紫石英中氟化钙、石决明中碳酸钙、白矾中含水硫酸铝钾的含量测定均采用<u>配位滴定法</u>。

102.《中国药典》中,雄黄中总砷、昆布中总碘、磁石中总铁的含量测定均采用<u>氧化还原滴定法</u>。

103.《中国药典》采用吸收系数法测定<u>紫草中羟基萘醌总色素</u>的含量。

104.《中国药典》中,<u>人工牛黄中胆酸和胆红素,山楂叶、天南星、小儿七星茶口服液中总黄酮,麦冬、心悦胶囊中总皂苷,风湿骨痛胶囊中乌头总生物碱</u>的含量测定采用的是标准曲线法。

105.《中国药典》中,<u>淫羊藿中总黄酮、黄杨宁片中环维黄杨星D、华山参片中生物碱、槲叶干浸膏中多糖</u>的含量测定均采用对照比较法。

106. **气相色谱法（GC）**的测定对象主要是易于挥发、热稳定性好的样品，如含挥发油或其他挥发性成分的中药。

107. 《中国药典》中有效成分或指标性成分含量测定最常用的是**氢火焰离子化检测器（FID）**，农药残留测定采用的是**电子捕获检测器（ECD）或质谱检测器（MSD）**，二氧化硫残留量测定采用的是**热导检测器（TCD）**。

108. 《中国药典》中石斛中的石斛碱、广藿香中百秋李醇、鸦胆子中油酸、松节油 α-蒎烯等的含量测定均采用**内标法**。

109. 《中国药典》规定，药屑杂质通常不得过**3%**。

110. 《中国药典》规定，广藿香杂质不得过**2%**，金钱草杂质不得过**8%**。

111. 《中国药典》规定，清半夏和姜半夏中白矾含量分别不得过**10.0%和8.5%**。

112. 《中国药典》规定，人参水分不得过**12.0%**，红花水分不得过**13.0%**。

113. 按炮制方法及各饮片的具体性状，一般饮片的水分含量宜控制在**7%~13%**。

114. 《中药饮片质量标准通则（试行）中》规定，蜜炙品不得超过**15%**；酒炙品、醋炙品、盐炙品、姜汁炙品、米泔水炙品、蒸制品、煮制品、发芽制品、发酵制品均不得过**13%**；烫制后醋淬制品不得过**10%**。

115. 水分测定法中的烘干法适用于<u>三七、广枣</u>等。

116. 水分测定法中的减压干燥法适用于含挥发性成分的贵重药品，如<u>厚朴花、蜂胶</u>等。

117. 水分测定法中的甲苯法适用于含挥发性成分的药品，如<u>肉桂、肉豆蔻、砂仁</u>等。

118. 水分测定法中的气相色谱法适用于<u>辛夷</u>等。

119. 《中国药典》规定，当归总灰分不得过**7.0%**，酸不溶性灰分不得过2.0%。

120. 《中国药典》规定，秦艽总灰分不得过**8.0%**，酸不溶性灰分不得过**3.0%**等。

121. 稳定性试验包括**影响因素试验、加速试验和长期试验**。

122. 影响因素试验用**1批原料药物或1批制剂**进行。

123. 大体积包装的制剂如静脉输液等，每批放大规模的数量至少应为各项试验所需总量的**10**倍。

124. 在稳定性试验中应重视**降解产物**的检查。

125. 化学不稳定性是指由于药物水解、氧化、还原、光解、异构化、聚合、脱羧等，以及药物相互作用产生的化学反应，使制剂中药物含量或效价发生变化。

其中**水解、氧化**是主要化学降解途径。

126. 易水解的药物类型：**①酯类药物；②酰胺类药物；③苷类药物**。

127. 强心苷易水解，以较高浓度的**乙醇**为溶剂，其注射剂多采用水与乙醇、丙二醇或甘油等混合溶剂。

128. 洋地黄酊多采用**70%乙醇**浸出。

129. 易氧化的药物主要：**①具有酚羟基或潜在酚羟基的有效成分，如黄芩苷等；②含有不饱和碳链的油脂、护发油等**，在光纤、氧气、水分、金属离子以及微生物等影响下，都能产生氧化反应。

130. 物理学不稳定性系指制剂的物理性能发生变化，如**混悬剂中药物颗粒聚集结块、结晶生长，乳剂的分层破裂，交替溶液的老化，片剂崩解或溶出发生改变**等。

131. 以 H^+ 和 OH^- 为催化剂的反应称为**专属酸碱催化反应**。

132. 对于易水解的药物，有时采用**非水溶剂如甘油、乙醇或丙二醇**等使其稳定，有时加入表面活性剂，利用所形成胶束的屏障作用而延缓水解。

133. **氧气**是引起中药制剂自氧化反应的根本原因，微量的铜、铁、锌等金属离子对自氧化反应有显著的催化作用。

134. 延缓药物水解的方法：**调节 pH、降低温度、**

改变溶剂、制成干燥固体。

135. 防止药物氧化的方法:**降低温度、避光、驱逐氧气、添加抗氧剂、控制微量金属离子、调节 pH**。

历年考题

【A 型题】1. 含有吡咯里西啶类生物碱,且有肝、肾毒性的中药是( )

A. 防己 B. 延胡索
C. 何首乌 D. 千里光
E. 王不留行

【考点提示】D。肝毒性成分吡咯里西啶生物碱,主要存在于千里光、佩兰等药材中。

【X 型题】2.《中国药典》规定,应检查二氧化硫残留量的药材有( )

A. 山药 B. 天冬
C. 牛膝 D. 天麻
E. 天花粉

【考点提示】ABCDE。规定二氧化硫残留量不得过 400mg/kg 的药材有山药、天冬、天花粉、天麻、牛膝、白及、白术、白芍、党参、粉葛等。

第二章 中药材生产和中药饮片炮制

第一节 中药材生产

必背采分点

1. 中药的**同名异物**、**同物异名**现象普遍存在,严重影响中药材的质量。

2. 粉防己含有肌肉松弛成分,有**祛风止痛的功效**。

3. 广防己含马兜铃酸,具有**肾脏毒性**,如果误用就有可能导致中毒,现已取消广防己的药用标准。

4. 来源为同科不同属的中药如**葶苈子**。

5. 来源为不同科的中药如**青黛、珍珠**等。

6. 中药材的生产主要有两种途径,即**野生和栽培(养殖)**。

7. 我国药材栽培种质不佳,种质特性退化的情况较为严重,如牛膝的**种质退化**导致牛膝的根越种越小,黄芪的木化变异及防风根的分枝变异等。

8. 川药指主产地为<u>四川</u>、<u>西藏</u>等地的药物。如川贝母、川芎、黄连、川乌、附子、麦冬、丹参、干姜、白芷、天麻、川牛膝、川楝子、川楝皮、川续断、花椒、黄柏、厚朴、金钱草、五倍子、冬虫夏草、<u>麝香</u>等。

9. 广药又称"南药",主产地广东、广西、海南及台湾。如<u>阳春砂</u>、广藿香、广金钱草、益智仁、广陈皮、广豆根、蛤蚧、肉桂、桂莪术、苏木、巴戟天、高良姜、八角茴香、化橘红、樟脑、桂枝、槟榔等。

10. 云药指主产地云南。如<u>三七</u>、木香、重楼、茯苓、萝芙木、诃子、草果、马钱子、<u>儿茶</u>等。

11. 贵药指主产地贵州。如<u>天冬、天麻、黄精、杜仲、吴茱萸、五倍子、朱砂</u>等。

12. 怀药指主产地河南。如著名的"四大怀药"——<u>地黄、牛膝、山药、菊花</u>;天花粉、瓜蒌、白芷、辛夷、红花、金银花、山茱萸等。

13. 浙药指主产地浙江。如著名的"浙八味"——<u>浙贝母、白术、延胡索、温郁金、玄参、杭白芍、杭菊花、杭麦冬</u>;以及山茱萸、莪术、杭白芷、栀子、乌梅、乌梢蛇等。

14. 关药指主产地山海关以北、东北三省及内蒙古东部。如人参、鹿茸、细辛、辽五味子、防风、关黄柏、龙胆、平贝母、刺五加、升麻、桔梗、蛤蟆油、甘草、麻黄、黄芪、赤芍、**苍术**等。

15. 北药指主产地河北、山东、山西及内蒙古中部。如**党参**、酸枣仁、柴胡、白芷、北沙参、板蓝根、大青叶、青黛、黄芩、香附、知母、山楂、金银花、连翘、桃仁、苦杏仁、薏苡仁、小茴香、大枣、香加皮、阿胶、全蝎、土鳖虫、滑石、赭石等。

16. 华南药主产地长江以南，南岭以北（湘、鄂、苏、赣、皖、闽等）。如茅苍术、南沙参、太子参、明党参、枳实、枳壳、牡丹皮、木瓜、乌梅、艾叶、薄荷、龟甲、鳖甲、蟾酥、蜈蚣、蕲蛇、石膏、泽泻、莲子、**玉竹**等。

17. 西北药指主产地"丝绸之路"的起点西安以西的广大地区（陕、甘、宁、青、新及内蒙古西部）。如**大黄**、当归、秦艽、秦皮、羌活、枸杞子、银柴胡、党参、紫草、阿魏等。

18. 藏药指主产地青藏高原地区。如著名的"四大藏药"——**冬虫夏草、雪莲花、炉贝母、藏红花**；甘松、胡黄连、藏木香、藏菖蒲、余甘子、毛诃子、麝香等。

19. 槐花在花蕾期芦丁的含量最高可达**28%**，如已开花，则芦丁含量急剧下降。

20. 甘草在生长初期，甘草甜素的含量为**6.5%**，开花前期为10.5%，开花盛期为4.5%，生长末期为3.5%。

21. **莪术、郁金、姜黄、天花粉、山药**等秋冬季节地上部分枯萎后和春初植物发芽前或刚露苗时，既是有效成分高峰期，又是产量高峰期，这个时期就是它们最适宜采收期。

22. 三颗针的根在营养期与开花期小檗碱含量差异不大，但在落果期小檗碱含量增加一倍以上，故三颗针根的适宜采收期应是**落果期**。

23. 牡丹皮**3年生**者为最佳采收年限。

24. **牛膝、党参、黄连、大黄、防风**等根及根茎类药材一般在秋、冬两季植物地上部分将枯萎时及春初发芽前或刚露苗时采收，此时根或根茎中贮藏的营养物质最为丰富，适宜采收。

25. 适宜夏季采收的根及根茎类药材有**浙贝母、延胡索、半夏、太子参**等。

26. 明党参在**春天采集**较好。

27. 适宜秋、冬两季采收的茎木类药材有**大血藤、鸡血藤、首乌藤、忍冬藤**等。

28. 适宜春末夏初采收的皮类药材有**黄柏、厚朴、秦皮**等。

29. 适宜秋冬采收的皮类药材是**川楝皮、肉桂**等。

30. 适宜在开花前或果实成熟前采收的叶类药材有**艾叶、臭梧桐叶**等。

31. 适宜在秋、冬时节采收的叶类药材是**桑叶**等。

32. 花类中药在含苞待放时采收的如**金银花、辛夷、丁香、槐米**等。

33. 花初开时采收的如**洋金花**等。

34. 花盛开时采收的如**菊花、西红花**等。

35. 红花要求**花冠由黄变红时采摘**。

36. 成熟经霜后采摘为佳的果实种子类药材：**山茱萸**经霜变红，**川楝子**经霜变黄。

37. 适宜采收未成熟的幼果的果实种子类药材有**枳实、青皮**等。

38. 全草类药材，多在植物充分生长、茎叶茂盛时采割，如青蒿、穿心莲、淡竹叶等；有的则在花期采收，如**薄荷、益母草、荆芥、香薷**等。

39. 采收时连根挖取全株药用的全草类药材，如**金钱草、蒲公英**等。

40. 茯苓在**立秋后**采收质量较好。

41. 马勃宜在**子实体刚成熟时采收**，过迟则孢子散落。

42. 冬虫夏草在**夏初子座出土孢子未发散**时采挖。

43. 海藻在**夏、秋两季**采捞。

44. 桑螵蛸，应在**3月中旬前**收集，过时虫卵孵化成虫影响药效。

45. 霜降期捕捉采收的动物药类是**哈蟆油**。

46. 鹿茸需在**清明后45~60天**锯取，过时则骨化为角。

47. 常用鲜药有**生姜**、**鲜鱼腥草**、**鲜石斛**等。

48. 附子等药材毒性很大，通过浸、漂、蒸、煮等加工方法可以**降低毒性**。

49. **狗脊**、**枇杷叶**等药材表面有大量的毛状物，如不清除，服用时可能刺激口腔和咽喉黏膜，引起发炎或咳嗽。

50. 常用的产地加工方法有：**①拣、洗；②切片；③蒸、煮、烫；④搓揉；⑤发汗；⑥干燥**。

51. **薄荷**、**细辛**、**木香**等芳香气味的药材一般不用水洗。

52. **当归**、**川芎**等具挥发性成分和有效成分易氧化的药材不宜切成薄片干燥。

53. 天麻、红参**蒸**至透心，白芍**煮**至透心，太子参置沸水中略**烫**。

54. 桑螵蛸、五倍子等动物药**蒸至杀死虫卵或蚜虫**。

55. **玉竹、党参、三七**等在干燥过程中要时时搓揉。

56. 中药材产地加工中"发汗"的药材是：**厚朴、杜仲、玄参、续断、茯苓**等。

57. 烘干、晒干、阴干均可的，用"**干燥**"表示。

58. 不宜用较高温度烘干的，则用"**晒干**"或"**低温干燥**"（一般不超过60℃）表示。

59. 烘干、晒干均不适宜的，用"**阴干**"或"**晾干**"表示。

60. 少数药材需要短时间干燥，则用"**曝晒**"或"**及时干燥**"表示。

历年考题

【A型题】1. 以6年生秋季为适宜采收期的栽培药材是（　　）
  A. 天花粉　　　　　B. 山药
  C. 桔梗　　　　　　D. 人参
  E. 太子参

【考点提示】D。皂苷的积累随人参栽培年限的增加而逐渐增加，6年生的产量和人参皂苷总含量均较高，所以栽培人参应以6年生者秋季为适宜采收期。

【A型题】2. 莪术药材的适宜采收期是（　　）
  A. 秋冬季地上部分枯萎后
  B. 春末夏初时节
  C. 植物光合作用旺盛期
  D. 花完全盛开时
  E. 花冠由黄变红时

【考点提示】A。莪术、郁金、姜黄、天花粉、山药等秋冬季节地上部分枯萎后和春初植物发芽前或刚露苗时，既是有效成分高峰期，又是产量高峰期，这个时期就是它们最适宜采收期。

【A型题】3. 厚朴的产地加工方法是（　　）

A. 切片　　　　　　　B. 揉搓

C. 硫熏　　　　　　　D. 烫

E. 发汗

【考点提示】E。有些药材在加工过程中为了促使变色，增强气味或减小刺激性，有利于干燥，常将药材堆积放置，使发热"回潮"，内部水分向外发散，这种方法称为"发汗"。如厚朴、杜仲、玄参、续断、茯苓等。

【B型题】（4~5题共用备选答案）

A. 天麻　　　　　　　B. 阿胶

C. 玄参　　　　　　　D. 山药

E. 泽泻

4. 产于贵州的道地药材是（　　）

5. 产于浙江的道地药材是（　　）

【考点提示】A、C。天麻主产于贵州。玄参主产于浙江，为浙八味之一。

【B型题】（6~7题共用备选答案）

A. 附子　　　　　　　B. 砂仁

C. 龙胆　　　　　　　D. 当归

E. 南沙参

6. 产于四川的道地药材是（　　）

7. 产于东北的道地药材是（　　）

【考点提示】 A、C。川药指主产地四川、西藏等。如川贝母、川芎、黄连、川乌、附子、麦冬、丹参、干姜、白芷、天麻、川牛膝、川楝子、川楝皮、川续断、花椒、黄柏、厚朴、金钱草、五倍子、冬虫夏草、麝香等。关药主产地山海关以北、东北三省及内蒙古东部。如人参、鹿茸、细辛、辽五味子、防风、关黄柏、龙胆、平贝母、刺五加、升麻、桔梗、哈蟆油、甘草、麻黄、黄芪、赤芍、苍术等。

【C型题】 (8~10题共用题干)

某男,60岁,患类风湿关节炎10年,症见肌肉、关节疼痛,屈伸不利,腰膝酸软,畏寒乏力。中医诊为尪痹,证属肝肾不足、风湿痹阻,治以尪痹颗粒,其药物组成为熟地黄、地黄、续断、淫羊藿、骨碎补、狗脊、附子(黑顺片)等。

8. 处方中,按照道地药材划分,地黄归属为( )

  A. 广药   B. 怀药

  C. 云药   D. 川药

  E. 浙药

9. 处方中,将附子炮制加工为"黑顺片"时,所用的辅料是( )

  A. 草酸   B. 醋

  C. 胆巴   D. 豆腐

E. 麦麸

10. 附子在炮制过程中，乌头碱发生的主要化学反应是（　　）

A. 氧化反应　　　　　　B. 还原反应
C. 水解反应　　　　　　D. 加成反应
E. 环合反应

【考点提示】B、C、C。四大怀药分别为地黄、牛膝、山药、菊花。黑顺片：取泥附子，浸入食用胆巴的水溶液中数日，连同浸液煮至透心，捞出，水漂，纵切成厚约0.5cm的片，再用水浸漂，用调色液使附片染成浓茶色，取出，蒸至出现油面、光泽后，烘至半干，再晒干或继续烘干。双酯型二萜类生物碱，包括乌头碱、中乌头碱、次乌头碱，是川乌中的主要毒性成分。炮制后由于双酯型乌头碱类成分的水解破坏而使其毒性降低。

第二节　中药饮片的净制和切制

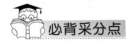

1. **净制**是中药炮制第一道工序，是中药材制成饮片前必经的基础工作。

2. 根据操作方法的不同，清除杂质分为**挑选、筛选、风选、水选和遴选**等。

3. 净制的主要目的如下：**除去泥沙杂质及虫蛀霉变品；进行大小分档，便于进一步软化、切制和炮炙，使其均匀一致；分离不同药用部位，使不同药用部位各自发挥更好药效，如麻黄根和麻黄茎；除去非药用部位，保证用药剂量准确或减少服用时的副作用，如去粗皮、去核**等。

4. 药材形状、大小不等，需用不同孔径的筛子进行筛选，如**延胡索、浙贝母、半夏**等。

5. 通过筛选可除去**麦麸、土粉、蛤粉、滑石粉、河沙**等炮制时所用的辅料。

6. 风选是利用药材和杂质重量的不同，利用风力，将药材中的**杂质和叶、果柄、花梗、干瘪之物**等非药用部位除去的一种方法。

7. 有些药物常附着泥沙、盐分或其他不洁之物，用筛选、风选等方法难以除去，可采用水洗或浸漂的方法以使药物洁净。如果实类药材**乌梅、山楂、山茱萸、大枣**等，质地较轻的虫类药如**土鳖虫、蛇蜕**等带有泥沙。

8. 来源于海洋的药材如**海带、昆布、海藻**等带有盐分，均采用水漂洗的方法除去泥沙和盐分。

9. 水选操作时应注意**掌握时间，勿使药物在水中浸**

漂过久，以免水溶性的有效成分流失，损失药效；并注意及时干燥，防止发霉和变质。

10. 磁选是利用强磁性材料吸附混合在药材中的磁性杂物，将**药材与磁性杂质**进行分离的一种方法。

11. 磁选可除去药材或饮片中的**铁屑、部分含有原磁体的砂石**等杂物；除去药材中的铁丝等金属杂物，保护切制、粉碎等炮制机械和人身安全。

12. 通过去除非药用部位，选取需要入药的部位，可以使得临床用药准确，符合剂量要求，提高药物的临床疗效，便于调剂制剂，降低毒副作用。按净制要求主要可分为：**去根、去茎、去皮壳、去毛、去心、去芦、去核、去瓤、去枝梗、去头尾足翅、去残肉**等。

13. 去残根是指**以茎或地上部分或以根茎为入药部位的药材须除去非药用部位的残根，一般指除去主根、支根、须根等非药用部位**。以茎入药的，如**石斛、麻黄**等；以地上部分入药的，如**荆芥、广藿香、薄荷、马齿苋、马鞭草、泽兰、茵陈、益母草、瞿麦**等；以根茎入药的，如**黄连、干姜、升麻、芦根、藕节、重楼、香附**等。

14. **当归、白芷、地榆、党参、前胡、百部、木香、黄芩、威灵仙、续断、防风、柴胡、银柴胡、麻黄根、射干、细辛**等均需除去残茎、地上部分及须根等。

15. 以草质茎、地上部分、全草入药的药材，应将其中的木质茎、老茎、粗茎除去，如**麻黄、薄荷、茵陈**等。

16. **杜仲、关黄柏、黄柏、厚朴、肉桂、苦楝皮、桑白皮、椿皮**等皮类中药，外表面粗糙的栓皮易附有苔藓、泥沙及其他不洁之物，且栓皮有效成分含量甚微，若不去除则影响调配剂量，加工时须刮净栓皮。

17. 根、根茎、块茎或鳞茎类中药一般多在产地趁鲜去皮。**三棱、大黄、山药、千年健、天南星、天花粉、白及、白附子、半夏、粉葛、浙贝母**等均需刮净或撞去外皮。

18. **天冬、北沙参、白芍**等置沸水中煮或蒸后，除去外皮。

19. 种子类中药去皮壳的方法因中药的不同而异，如**白果、芡实、核桃仁、娑罗子、郁李仁**等，需去壳取仁。**薏苡仁、柏子仁**等常用碾、擦法去皮。**苦杏仁、桃仁**等可用燀法去皮。

20. 需要去心的药材：**巴戟天、五加皮、白鲜皮、地骨皮、牡丹皮、香加皮、桑白皮**等。

21. 巴戟天按蒸法蒸透后，趁热抽去木心得到**巴戟肉**。其余根皮类药材，通常在产地趁鲜剥取根皮，去除木心。

22. **骨碎补**等根茎类中药表面生有茸毛（鳞片），可先用砂烫法将毛烫焦，再撞净、筛除；**鹿茸**，加工时先用火燎去茸毛，再将其表面刮净。

23. 金樱子内部生有淡黄色绒毛，一般在产地趁鲜纵剖二瓣，用刀挖净毛、核。或者将干燥后的**金樱子**略浸、润透，纵切二瓣，除去毛核，干燥。

24. 山茱萸的熊果酸主要存在于果肉中，果核中为果肉的1/6，因此，《中国药典》规定山萸肉含果核等杂质不得过**3%**。山茱萸多在产地挤压去核；若去核未净者，可洗净润软或蒸后将核剥去，晒干。

25. 部分动物类或昆虫类中药，需要去头、鳞或去足、翅后使用。其目的是除去非药用部位或有毒部位。如**乌梢蛇**、**蕲蛇**等去头及鳞片。**蛤蚧**除去头、足及鳞片。**斑蝥**等去头、足、翅。

26. 根及根茎类的药材如麻黄，麻黄茎**发汗**，麻黄根**止汗**。

27. 白扁豆种子与种皮作用不同，白扁豆长于**健脾化湿**，扁豆衣偏于**祛暑化湿**。

28. 饮片切制的主要目的：**①便于有效成分煎出；②利于炮炙；③利于调配和制剂；④利于贮存；⑤便于鉴别**。

29. 药材的软化途径包括**一般水处理、加热蒸煮、**

气相置换等。

30. 药材软化的要求是"**软硬适度**""**药透水尽**""**避免伤水**"。

31. 常用的水处理软化方法：**淋法、淘洗法、泡法、漂法、润法**及其他软化方法。

32. 气味芳香、质地疏松的全草类、叶类、果皮类和有效成分易随水流失的药材，用清水喷淋或浇淋的方法，如**薄荷、荆芥、枇杷叶、陈皮**等。

33. 质地松软、水分易渗入、有效成分易溶于水及芳香药材，用清水洗涤或快速洗涤药物的方法，如**五加皮、瓜蒌皮**等。

34. 泡法适用于如**三棱、山药、川乌、川芎、木香、防己、何首乌、泽泻、三棱**等。

35. 漂法适用于毒性药材、带盐分的药材及具腥臭气味的药材，如**川乌、肉苁蓉、昆布、海藻**等。漂的时间根据药材的质地、季节、水温灵活掌握，以去除其刺激性、咸味及腥臭气味为度。

36. 润法适用于有效成分易溶于水的药材或质地较坚硬的药材。润是关键，润去得当，既保证质量，又可减少有效成分损耗，有"七分润工，三分切工"之说。润法的优点**一是药效成分损失少，二是饮片颜色鲜艳，三是水分均匀，饮片平坦整齐，很少有炸心、翘片、掉**

边、碎片等现象。

37. 润法时间长短应视药物质地和季节而定，如**质地坚硬的需浸润 3~4 天或 10 天以上；质地较软的 1~2 天即可**。夏、秋宜短，冬、春宜长。

38. 质地特别坚硬的药物，一次不易润透，需反复闷润才能软化，如**大黄、何首乌、泽泻、槟榔**等。

39. 旺季润药，由于环境温度高，要防止药物霉变，对含淀粉多的药物，**如山药、天花粉**等，要防止发黏、变红、发霉、变味现象出现。一经发现，要立即以清水快速洗涤，晾晒后再适当闷润。

40. 有些不适宜采用常规水处理软化的药材，还可采用蒸润、蒸汽喷雾润、气相置换以及加压或减压等方法。如**黄芩**要蒸润后切片，使其断面呈现黄色，保证药效。

41. **鹿茸**刮去茸毛，加酒稍润，置高压锅脐上喷汽趁热切片，边蒸边切，既保证质量又利于切片。

42. 常用检查药材软化程度的方法有：**弯曲法、指掐法、穿刺法、手提法、刀切或折断法**。

43. 弯曲法适用于长条状药材。药材软化后握于手中，拇指向外推，其余四指向内缩，以药材略弯曲，不易折断为合格，如**白芍、山药、木通、木香**等。

44. 刀切或折断法适用于团块状、长条型及不规则的根与根茎类药材。用刀直接切断或用手折断，中间应无干心。如**大黄、白术、川芎**等。

45. 常见的饮片类型和规格：**片、丝、段、块、颗粒、粉末**。

46. 极薄片的厚度要求为**0.5mm**以下。

47. 薄片的厚度要求为**1～2mm**。

48. 厚片的厚度要求为**2～4mm**。

49. 质地极其致密坚实的木质类、动物骨和角类药材，宜切极薄片，如**羚羊角、鹿角、降香**等。

50. 质地松泡、粉性大者，宜切厚片，如**山药、天花粉、茯苓、甘草、黄芪、南沙参**等。

51. 细丝为2～3mm，适宜皮类、叶类和较薄果皮类药材，如**黄柏、厚朴、秦皮、陈皮**等切细丝。

52. 宽丝为5～10mm，如**枇杷叶、淫羊藿、冬瓜皮、瓜蒌皮**等切宽丝。

53. 段分为长段和短段，短段为**5～10mm**，长段为**10～15mm**。

54. 药材切成段一般适宜全草类和形态细长、内含成分易于煎出的药材，如**薄荷、瞿麦、半枝莲、荆芥、香薷、益母草、麻黄、忍冬藤、党参、大蓟、小蓟**等。

55. 对于**木质和动物骨、角、贝壳及矿物类药材**，可根据不同情况选择适宜设备和工具，采用镑、刨、锉、捣碎等方法进行切制。

56. 一般色浅、含黏液类、淀粉类饮片宜晒干，如**桔梗、浙贝母、玉竹、山药**等。

57. 易褪色、易挥发和气味易散失及含有不耐高温成分的饮片宜阴干，如**玫瑰花、槟榔**等。

58. 常用干燥设备：**直火热风式、蒸汽式、电热式、远红外线式、微波式**等。

59. 人工干燥的温度，应视药物性质而灵活掌握。一般药物以不超过**80℃**为宜。含芳香挥发性成分的饮片以不超过**50℃**为宜。

60. 干燥后的饮片含水量应控制在**7%～13%**为宜。

61. 贵重和精包装的饮片一般采用**真空**包装防止虫蛀、霉变。

62. 有以全透明聚乙烯塑料或无纺布等作为包装材料的小规格包装，根据不同饮片品种有**1g、3g、5g、6g、9g、10g、12g、15g**等规格，直接服务于临床，均为机械化生产。

63. 饮片标签的主要内容：**品名、规格、数量、产地、生产企业、产品批号、生产日期、检验合格标志**。

第三节　常用饮片炮制方法和作用

必背采分点

1. "雷公炮炙十七法"即"**炮**、**爁**、**煿**、**炙**、**煨**、炒、煅、炼、制、度、飞、伏、镑、摋、曝、露"。

2. 清炒法又根据加热程度不同而分为**炒黄**、**炒焦和炒炭**。

3. 加辅料炒法根据所加辅料的不同而分为**麦麸炒、米炒、土炒、砂炒、蛤粉炒和滑石粉炒**等法。

4. 炒制的目的是**增强药效**，缓和或改变药性，降低毒性或减少刺激，矫臭矫味，利于贮藏和制剂。

5. 炒制过程中的两个关键因素是**火力和火候**。

6. 火候是指药物炮制的**温度、时间和程度**。

7. 手工炒的用具有**铁锅、铁铲、刷子、簸箕**等。

8. 炒法炮制中药饮片的操作步骤为：**预热、投药、翻炒、出锅**。

9. 平锅式炒药机适用于**种子类药材**的炒制。

10. 炒法炮制中药饮片炒黄炒制程度判定主要从**对比看、听爆声、闻香气、看断面等**方面判定。

11. 炮制中药饮片需炒黄的有**牛蒡子、芥子、王不留行、莱菔子、苍耳子、槐花。

12. 牛蒡子为**菊科植物**牛蒡的干燥成熟果实。

13. 芥子为**十字花科植物**白芥或芥的干燥成熟种子。

14. 炒黄芥子具有**温肺豁痰利气、散结通络止痛**的功能。

15. 王不留行为**石竹科植物**麦蓝菜的干燥成熟种子。

16. 炒黄王不留行具有**活血通经**、下乳消肿、利尿通淋的功能。用于**经闭，痛经，乳汁不下，乳痈肿痛，淋证涩痛**。

17. 炒王不留行爆花率达**80%**以上为宜。

18. 莱菔子是**十字花科植物**萝卜的干燥成熟种子。

19. 炒黄莱菔子具有**消食除胀、降气化痰**的功能。

20. 炒黄莱菔子用于**饮食停滞**，脘腹胀痛，大便秘结，积滞泻痢，痰壅咳喘。

21. 苍耳子为**菊科植物**苍耳的干燥成熟带总苞的果实。

22. 炒黄苍耳子具有**散风湿、通鼻窍**的功能。

23. 炒槐花：**取净槐花，置预热的炒制容器内，用文火加热，炒至表面深黄色，取出，晾凉**。

24. 槐花碳：取净槐花，置预热的炒制容器内，**用中火加热，炒至表面焦褐色**。发现火星时，可喷适量清水熄灭，炒干，取出，凉透。

25. 槐花味苦，性微寒。归肝、大肠经。具有**凉血止血、清肝泻火**的功效。

26. 槐花碳清热**止血**作用极弱，涩性增加，以止血力胜。多用于**咯血、衄血、便血、崩漏下血、痔疮出血等出血证**。

27. 中药饮片炮制炒焦的目的主要是增强**药物消食健脾**的功效或减少药物的**刺激性**。

28. 中药饮片炮制需炒焦的有**山楂、栀子、槟榔**。

29. 山楂为**蔷薇科植物**山里红或山楂的干燥成熟果实。

30. 炒焦山楂具有**消食健胃、行气散瘀**的功能。

31. 栀子为**茜草科植物**栀子的干燥成熟果实。

32. 炒焦栀子具有**泻火除烦、清热利尿、凉血解毒**的功能。

33. 炒槟榔，取槟榔片，置预热的炒制容器内，**用文火加热，炒至微黄色**，取出，晾凉。

34. 槟榔味苦、辛，性温。归胃、大肠经。具有**杀虫，消积，降气，行水，截虐**的功效。

35. 生槟榔力峻，杀虫破积、降气行水、截疟力胜。用于**绦虫，姜片虫，蛔虫及水肿，脚气，疟疾**。

36. 焦槟榔和炒槟榔作用相似，长于消食导滞。用于**食积不消，泻痢后重**。但炒槟榔较焦槟榔作用稍强，而克伐正气的作用也略强于焦槟榔，一般身体素质稍强者可选用炒槟榔，身体素质较差者可选用焦槟榔。

37. 炒炭的目的是经炒炭炮制后可使药物**增强或产生止血、止泻作用**。

38. 炮制需要炒炭的中药饮片有**大蓟、蒲黄、荆芥、干姜**。

39. 炒炭大蓟具有**凉血止血、祛瘀消肿**的功能。

40. 蒲黄炭性涩，**止血作用**增强。

41. 炒荆芥具有**祛风理血**的作用。可用于妇人产后血晕。

42. 荆芥炭辛散作用极弱，具有**止血**的功效。可用于便血、崩漏等证。

43. 姜炭：取干姜块，置预热的炒制容器内，**用武火加热，炒至表面黑色，内部棕褐色**，喷淋少许清水，熄灭火星，取出，晾干。

44. 炮姜：先将净河砂置预热的炒制容器内，**用武火炒热，投入干姜片或块，不断翻动，炒至鼓起，表面棕褐色**，取出，筛去砂，晾凉。

45. 姜炭味苦、涩，性温。归脾、肝经。其辛味消失，守而不走，长于**止血温经**。其温经作用弱于炮姜，固涩止血作用强于炮姜，可用于各种**虚寒性出血，且出血较急、出血量较多者**。

46. 炮姜温经止血，温中止痛，其辛燥之性较干姜弱，温里之力不如干姜迅猛，但作用缓和持久，且长于**温中止痛、止泻和温经止血**。用于**阳虚止血，吐衄崩漏，脾胃虚寒，腹痛吐泻**。

47. 麸炒的目的包括：**①增强疗效；②缓和药性；③矫臭矫味**。

48. 麸炒**山药、白术、芡实**等能增强疗效。

49. 麸炒**苍术、枳实、薏苡仁**等能缓和药性。

50. 麸炒僵蚕能**矫臭矫味**。

51. 净麸炒麦麸用量一般为每 100kg 药物，用麦麸 **10～15kg**。

52. 枳壳为**芸香科植物**酸橙及其栽培变种的干燥未成熟果实。

53. 麸炒枳壳每 100kg 枳壳片，用麦麸**10kg**。

54. 麸炒枳壳可缓和枳壳峻烈之性，偏于理气健胃消食。用于**宿食停滞，呕逆嗳气，风疹瘙痒**。

55. 麸炒苍术辛味减弱，燥性缓和，气变芳香，增强了健脾和胃的作用，用于**脾胃不和，痰饮停滞，脘腹痞满，青盲，雀目**。

56. 米炒的目的包括：**①增强药物的健脾止泻作用；②降低药物的毒性；③矫正不良气味**。

57. 米炒党参增强**健脾止泻**作用。

58. 米炒**红娘子、斑蝥**降低毒性。

59. 米炒昆虫类药物能**矫正不良气味**。

60. 用米炒炮制方法炮制昆虫类药物时，一般以米的色泽观察火候，炒至米变**焦黄或焦褐色**为度。

61. 用米炒炮制方法炮制植物类药物时，观察药物色泽变化，炒至**黄色**为度。

62. 米炒斑蝥毒性降低，其气味得到矫正，可内服。以**通经、破癥散结**为主。用于经闭癥瘕，猛犬咬伤，瘰疬，肝癌，胃癌。

63. 土炒的目的：灶心土味辛性温，能**温中燥湿，止呕，止泻**。

64. 适宜用土炒炮制方法炮制的补脾止泻的药物是**白术、山药**等。

65. 用土炒炮制方法炮制时土的用量一般为：每100kg药物，用土粉**25～30kg**。

66. 土炒白术，借土气助脾，长于补脾止泻而安胎，用于**脾虚食少，泄泻便溏，胎动不安**。

67. 土炒山药以补脾止泻为主，用于**脾虚久泻**。

68. 麸炒山药以**补脾健胃**为主，用于脾虚食少，泄泻便溏，白带过多。

69. 砂炒的目的：①**增强疗效，便于调剂和制剂；②降低毒性；③便于去毛；④矫臭矫味**。

70. 砂炒能增强疗效的中药饮片是**狗脊、穿山甲**等。

71. 砂炒能降低毒性的中药饮片是**马钱子**等。

72. 砂炒能便于去毛的中药饮片是**骨碎补**等。

73. 砂炒能矫臭矫味的中药饮片是**鸡内金、脐带**等。

74. 醋制鳖甲还能增强药物入肝消积、软坚散结的作用。常用于**癥瘕积聚，月经停闭**。

75. 砂炒鸡内金能增强健脾消积的作用，用于**消化不良，食积不化，脾虚泄泻**及小儿疳积。

76. 醋鸡内金有疏肝助脾的作用，用于**脾胃虚弱，脘胀腹满**。

77. 滑石粉炒的目的：①使药物**质地酥脆**，便于粉碎和煎煮；②**降低毒性**及矫正不良气味。

78. 蛤粉炒适于炒制**胶类药物**。

79. 用蛤粉炮制中药饮片时每 100kg 药物，用蛤粉**30~50kg**。

80. 蛤粉炒阿胶降低了滋腻之性，质变酥脆，利于粉碎，同时也矫正了不良气味，善于**益肺润燥**。用于阴虚咳嗽，久咳少痰或痰中带血。

81. 蒲黄炒阿胶以止血安络力强，多用于**阴虚咯血，崩漏，便血**。

82. 酒炙法多用于**活血散瘀药、祛风通络药及动物类中药**。

83. 酒炙的目的：**①改变药性，引药上行；②增强活血通络作用；③矫臭去腥**。

84. 酒炙后能改变药性，引药上行的中药饮片是：**大黄、黄连、黄柏**等。

85. 酒炙后能增强活血通络作用的中药饮片是：**当归、川芎、桑枝**等。

86. 酒炙后能矫臭去腥的中药饮片是：**乌梢蛇、蕲蛇、紫河车**等。

87. 先炒药后加酒的酒炙炮制法适用于**五灵脂**等质地疏松的药物。

88. 酒炙炮制方法黄酒的用量一般为每100kg药物，用黄酒**10~20kg**。

89. 酒炙大黄其苦寒泻下作用稍缓，并借酒升提之性，引药上行，善清上焦血分热毒。用于**目赤咽肿，齿龈肿痛**。

90. 熟大黄经酒蒸后，泻下作用缓和，腹痛之副作用减轻，并能**增强活血祛瘀**之功。

91. 大黄炭泻下作用极微，并有凉血化瘀止血作用，用于**血热有瘀出血**。

92. 醋大黄泻下作用减弱，以**消积化瘀**为主，用于食积痞满，产后瘀停，癥瘕癖积。

93. 清宁片泻下作用缓和，具缓泻而不伤气、逐瘀而不败正之功。用于**饮食停滞，口燥舌干**，大便秘结之年老、体弱者及久病患者，可单用。

94. 酒炙黄连能引药上行，缓其寒性，**善清头目之火**。

95. 姜炙黄连其苦寒之性缓和，**止呕作用增强**。

96. 吴茱萸制黄连抑制其苦寒之性，使黄连寒而不滞，以清气分湿热，**散肝胆郁火为主**。

97. 酒当归，活血通经、祛瘀止痛的作用增强，用于**经闭痛经，风湿痹痛，跌打损伤，瘀血肿痛**。

98. 当归炭，具有**止血和血**作用，用于崩中漏下，月经过多。

99. 酒蕲蛇能增强**祛风、通络、止痉**的作用，并可矫味，减少腥气，便于粉碎和制剂。用于风湿顽痹，肢体麻木，筋脉拘挛，中风，口眼㖞斜，半身不遂，破伤风，小儿急慢性惊风，痉挛抽搐，惊厥。

100. 炒白芍寒性缓和，以养血和营，敛阴止汗为主，用于**血虚萎黄，腹痛泄泻，自汗盗汗**。

101. 酒白芍酸寒伐肝之性降低，入血分，善于**调经止血，柔肝止痛**，用于肝郁血虚，胁痛腹痛，月经不调，四肢挛痛。

102. 醋白芍，**引药入肝**，敛血养血、疏肝解郁的作用最强。

103. 土炒白芍可借土气入脾，增强养血和脾、止泻作用，适用于**肝旺脾虚，腹痛腹泻**。

104. 酒丹参寒凉之性缓和，**活血祛瘀、调经止痛功能增强**。多用于月经不调，血滞经闭，恶露不下，心胸疼痛，癥瘕积聚，风湿痹痛。

105. 酒川芎能引药上行，增强活血行气止痛作用。多用于**血瘀头痛，偏头痛，风寒湿痛，产后瘀阻腹痛**等。

106. 醋炙法多用于**疏肝解郁、散瘀止痛、攻下逐水**的药物。

107. 醋炙的主要目的：①**降低毒性**，缓和药性；②**引药入肝**，增强活血止痛作用；③**矫臭矫味**。

108. 醋炙能降低毒性，缓和药性的中药饮片有**甘遂、京大戟、芫花、商陆**等。

109. 醋炙能引药入肝，增强活血止痛作用的中药饮片有**乳香、没药、三棱、莪术**等。

110. 醋炙能矫臭矫味的中药饮片有**乳香、没药、五灵脂**等。

111. 醋炙时需先拌醋后炒药的中药饮片是**甘遂、商陆、芫花、柴胡、三棱**等。

112. 先炒药后喷醋的醋炙炮制方法适用于树脂类、动物粪便类药物，**如乳香、没药、五灵脂**等。

113. 醋炙时用醋量，一般为每100kg药物，用米醋20~30kg，最多不超过**50kg**。

114. 醋甘遂毒性减低，峻泻作用缓和。用于**腹水胀满，痰饮积聚，气逆喘咳，风痰癫痫，二便不利**。

115. 醋延胡索**行气止痛作用增强**，广泛用于身体各部位的多种疼痛证候。

116. 酒延胡索以**活血、祛瘀、止痛为主**。

117. 延胡索中季铵碱具降压、增加冠脉血流量的作用，炮制后含量降低，因此用于**治疗冠心病，宜生用**。

118. 醋乳香刺激性缓和，利于服用，便于粉碎。醋炙乳香还能**增强活血止痛、收敛生肌的功效**，并可矫臭矫味。

119. 醋香附专入**肝经**，疏肝止痛作用增强，并能消积化滞。

120. 酒香附能通经脉，散结滞，多用于**治寒疝腹痛**。

121. 香附炭味苦、涩，性温，多用于**治妇女崩漏不止**等。

122. 醋柴胡的升散之性缓和，疏肝止痛的作用增强。多用于**肝郁气滞的胁肋胀痛，腹痛及月经不调**等。

123. 鳖血柴胡能填阴滋血，抑制其浮阳之性，增强清肝退热的功效。可用于**热入血室，骨蒸劳热**。

124. 盐炙法多用于**补肾固精、疗疝、利尿和泻相火**的药物。

125. 盐炙法的主要目的：①**引药下行**，增强疗效；②**缓和药物辛燥之性**；③**增强滋阴降火**作用。

126. 盐炙能引药下行，增强疗效的中药饮片有**杜仲、小茴香、车前子、益智仁、知母、黄柏**等。

127. 盐炙能缓和药物辛燥之性的中药饮片有**补骨脂、益智仁**等。

128. 盐炙能增强滋阴降火作用的中药饮片有**知母、黄柏**等。

129. 盐炙炮制法盐的用量通常是每100kg药物，用食盐**2kg**。

130. 盐杜仲**引药入肾**，直达下焦，温而不燥，补肝肾、强筋骨、安胎的作用增强。常用于肾虚腰痛，筋骨无力，妊娠漏血，胎动不安和高血压症。

131. 盐黄柏可引药入肾，缓和枯燥之性，增强滋肾阴、泻相火、退虚热的作用。多用于**阴虚发热，骨蒸劳热，盗汗，遗精，足膝痿软，咳嗽咯血**等。

132. 酒黄柏可降低苦寒之性，免伤脾阳，并借酒升腾之力，引药上行，清血分湿热。用于**热壅上焦诸证及热在血分**。

133. 黄柏炭清湿热之中兼具涩性，多用于**便血、崩漏下血**。

134. 盐泽泻引药下行，并能增强**泻热作用**，利尿而不伤阴。

135. 麸炒泽泻寒性稍缓，长于渗湿和脾，降浊以升清。多用于**脾虚泄泻，痰湿眩晕**。

136. 炒车前子寒性稍减，并能提高煎出效果，长于渗湿止泻、祛痰止咳。多用于**湿浊泄泻**。

137. 盐车前子泻热利尿而不伤阴，并引药下行，增强在肾经的作用，用于**肾虚脚肿，眼目昏暗，虚劳梦泄**。

138. 姜炙的目的：①制其寒性，**增强和胃止呕作用**；②缓和副作用，**增强疗效**。

139. 姜炙能抑制寒性，增强和胃止呕作用的中药饮片有**黄连、竹茹**等。

140. 姜炙能缓和副作用，增强疗效的中药饮片有**厚朴**等。

141. 姜炙厚朴可消除对咽喉的刺激性，并可增强**宽中和胃的功效**。多用于湿阻气滞，脘腹胀满或呕吐泻痢，积滞便秘，痰饮喘咳，梅核气。

142. 姜竹茹能增强降逆止呕的功效，多用于**呕哕、呃逆**。

143. 蜜炙的主要目的：①增强**润肺止咳**的作用；②增强**补脾益气**的作用；③**缓和药性**；④**矫味和消除副作用**。

144. 蜜炙能增强润肺止咳作用的中药饮片有**百部、款冬花、紫菀**等。

145. 蜜炙能强补脾益气作用的中药饮片有**黄芪、甘**

草、党参**等。

146. 蜜炙能缓和药性的中药饮片是**麻黄**等。

147. 蜜炙能减毒的中药饮片是**马兜铃**等。

148. 蜜炙黄芪甘温而偏润,多用于**脾肺气虚**,食少便溏,气短乏力或兼中气下陷之久泻脱肛、子宫下垂,以及气虚不能摄血的**便血、崩漏**等出血证。

149. 蜜炙甘草甘温,以补脾和胃、益气复脉力胜。常用于**脾胃虚弱,心气不足,脘腹疼痛,筋脉挛急,脉结代**。

150. 蜜炙麻黄性温偏润,辛散发汗作用缓和,以宣肺平喘力胜。多用于**表证较轻,而肺气壅闭,咳嗽气喘较重的患者**。

151. 蜜枇杷叶能增强**润肺止咳**的作用,多用于肺燥咳嗽。

152. 油炙的目的:①**增强疗效;②利于粉碎,便于制剂和服用**。

153. 油炙能增强疗效的中药饮片是**淫羊藿**等。

154. 利于粉碎,便于制剂和服用的油炙中药饮片是**豹骨、三七、蛤蚧**等。

155. 油炙淫羊藿能增强温肾助阳作用,多用于**阳痿,不孕**。

156. 酒蛤蚧质脆易碎,矫臭矫味,可增强补肾壮阳作用,多用于**肾阳不足,精血亏损的阳痿**。

157. 明煅炮制法主要适用于<u>矿物类、贝壳类及化石类药物</u>。

158. 明煅的主要目的：<u>①使药物质地酥脆；②除去结晶水；③使药物有效成分易于煎出</u>。

159. 用明煅炮制法使药物质地酥脆的中药饮片是<u>花蕊石</u>等。

160. 用明煅炮制法能除去结晶水的中药饮片是<u>白矾、硼砂</u>等。

161. 用明煅炮制法能使药物有效成分易于煎出的中药饮片是<u>钟乳石、花蕊石</u>等。

162. 枯矾消除了引吐作用，增强了<u>止血止泻</u>作用。

163. 煅牡蛎增强了收敛固涩作用。用于<u>自汗盗汗，遗精崩带，胃痛吐酸</u>。

164. 煅石决明咸寒之性降低，平肝潜阳的功效缓和，增强了<u>固涩收敛、明目作用</u>。用于目赤，翳障，青盲雀目，痔漏成管。

165. 石决明经煅醋淬后，煎液中的<u>钙含量显著增高</u>。

166. 煅石膏具有<u>收敛、生肌、敛疮、止血</u>的功能。用于溃疡不敛，湿疹瘙痒，水火烫伤，外伤出血。

167. 煅淬的主要目的：①使药物质地酥脆，易于粉碎，利于<u>有效成分煎出</u>；②改变药物的理化性质，减少副作用，<u>增强疗效</u>；③清除药物中夹杂的杂质，<u>洁净药物</u>。

168. 煅赭石降低了苦寒之性，增强了平肝止血作用。用于吐血、衄血及崩漏等。

169. 自然铜味辛，性平，归肝经。具有散瘀、接骨、止痛的功能。

170. 自然铜经煅淬后，可增强散瘀止痛作用。多用于跌打肿痛，筋骨折伤。

171. 炉甘石经煅淬水飞后，质地纯洁细腻，适宜于眼科及外敷用。

172. 采用黄连及三黄汤煅淬或拌制炉甘石，可增强清热明目，敛疮收湿的功效。用于目赤肿痛，眼缘赤烂，翳膜胬肉，溃疡不敛，脓水淋沥，湿疮，皮肤瘙痒。

173. 煅炭的主要目的：①改变药物性能，产生或增强止血作用；②降低毒性。

174. 扣锅煅炮制能改变药物性能，产生或增强止血作用的中药饮片是血余炭等。

175. 血余炭为人头发制成的炭化物。

176. 扣锅煅炮制能降低毒性的中药饮片是干漆等。

177. 血余炭不能生用，入药必须煅制成炭。

178. 血余炭具有止血作用。用于吐血、咯血、衄血、尿血、崩漏下血、外伤出血。

179. 蒸制的目的：①改变药物性能，扩大用药范围；②增强疗效；③缓和药性；④减少副作用；⑤保存药效，利于贮存；⑥便于**软化切制**。

180. 蒸制能改变药物性能，扩大用药范围的中药饮片有**何首乌**、**地黄**等。

181. 蒸制能增强疗效的中药饮片是**肉苁蓉**、**山茱萸**等。

182. 蒸制能缓和药性的中药饮片是**大黄**、**女贞子**等。

183. 蒸制能减少副作用的中药饮片是**大黄**、**黄精**等。

184. 蒸制能保存药效，利于贮存的中药饮片是**黄芩**、**桑螵蛸**等。

185. 蒸制便于软化切制的中药饮片是**木瓜**、**天麻**等。

186. 黄芩炭以**清热止血**为主，用于崩漏下血，吐血衄血。

187. 蒸制黄精后**补脾润肺**、**益肾**功能增强，并可除去麻味，以免刺激咽喉。用于肺虚燥咳，脾胃虚弱，肾虚精亏。

188. 煮制的目的：①清除或**降低药物的毒副作用**。如川乌、附子等。②**清洁药物**。如珍珠等。

189. 煮川乌毒性降低，可供内服。用于**风寒湿痹**，肢体疼痛，麻木不仁，心腹冷痛，疝痛，跌打肿痛。

190. 附子产地加工成盐附子的目的是防止**药物腐烂，利于贮藏**。

191. 炮附片以**温肾暖脾**为主，用于心腹冷痛，虚寒吐泻。

192. 决定附子毒性大小的主要因素是**双酯型生物碱的含量**。

193. 盐制吴茱萸宜用于**疝气疼痛**。

194. 制远志：取甘草，加适量水煎煮2次，去渣，煎液浓缩至甘草量的10倍，加入净远志段，用文火煮至汤液吸尽，取出，干燥。每100kg净远志段，用甘草**6kg**。

195. 远志味苦、辛，性温。归心、肾、肺经。具有**安神益智，交通心肾，祛痰，消肿**的功效。

196. 以甘草汤制远志，既缓其苦燥之性，又能消除刺喉麻感，以安神益智为主。用于**心悸，失眠，健忘，精神不安**。

197. 蜜炙后的远志，增强润肺化痰止咳的作用，用于**寒痰咳逆，咳嗽痰多，咳吐不爽等症**。

198. 燀苦杏仁便于有效成分煎出，**提高药效**。

199. 炒扁豆性微温，偏于健脾止泻。用于**脾虚泄泻，白带过多**。

200. 复制法主要用于**天南星、半夏**等有毒中药的炮制。

201. 复制的主要目的包括：**①降低或消除药物毒性或刺激性；②改变药性；③增强疗效；④矫臭矫味**。

202. 复制能降低或消除药物毒性或刺激性的中药饮片是**半夏**等。

203. 复制能改变药性的中药饮片是**天南星**等。

204. 复制能增强疗效的中药饮片是**白附子**等。

205. 复制能矫臭矫味的中药饮片是**紫河车**等。

206. 清半夏长于化痰,以**燥湿化痰为主**,用于湿痰咳嗽,痰热内结,风痰吐逆,痰涎凝聚,咳吐不出。

207. 姜半夏增强了降逆止呕作用,以**温中化痰、降逆止呕为主**,用于痰饮呕吐,胃脘痞满。

208. 发酵的主要目的:①改变原有性能,产生新的治疗作用,扩大**用药品种**;②**增强疗效**。

209. 发酵能改变原有性能,产生新的治疗作用,扩大用药品种的中药饮片是**六神曲、建神曲、淡豆豉**等。

210. 发酵能增强疗效的中药饮片是**半夏曲**等。

211. 药料与面粉混合发酵法炮制的如**六神曲、建神曲、半夏曲、沉香曲**等。

212. 直接用药料进行发酵法炮制的如**淡豆豉、百药煎**等。

213. 一般发酵的最佳温度为**30~37℃**。

214. 一般发酵的相对湿度应控制在**70%~80%**。

215. 炒神曲**健脾悦胃功能增强**,发散作用减少。

216. 麸炒六神曲具有甘香气,以**醒脾和胃**为主。用于食积不化，脘腹胀满，不思饮食，肠鸣泄泻。

217. 焦六神曲消食化积力强，以**治食积泄泻**为主。

218. 发芽温度一般以**18～25℃**为宜，浸渍后含水量控制在42%～45%为宜。

219. 炒麦芽偏温而气香，具有**行气、消食、回乳**之功。

220. 焦麦芽性偏温而味微甘微涩，增强了**消食化滞、止泻**的作用。

221. 制霜法根据操作方法不同分为**去油制霜、渗析制霜、升华制霜**等。

222. 去油制霜的目的：①**降低毒性**，缓和药性；②**降低副作用**。

223. 巴豆有大毒，泻下作用猛烈，去油制霜后**可降低毒性，缓和泻下作用**，保证临床用药安全有效。

224. 柏子仁，其内含柏子仁油，具有**滑肠通便**之功，体虚便溏患者不宜用，制成霜后，除去了大部分油分，可降低滑肠的副作用。

225. 渗析制霜法目的是制造新药，扩大用药品种，**增强疗效**，如西瓜霜。

226. 升华制霜法的目的是**纯净药物**，如砒霜。

227. 炒巴豆毒性稍减，可用于**疮痈肿毒，腹水鼓胀，泻痢**。

228. 巴豆霜毒性降低，泻下作用得到缓和，多用于**寒积便秘**，乳食停滞，腹水，二便不通，喉风，喉痹。

229. 煨法的目的：①除去药物中部分挥发性及刺激性成分，从而**降低副作用**；**②增强疗效**；**③缓和药性**。

230. 用煨法能除去药物中部分挥发性及刺激性成分，从而降低副作用、增强疗效的中药饮片是**肉豆蔻**。

231. 用煨法能缓和药性的中药饮片是**诃子、葛根**。

232. 煨肉豆蔻可除去部分油质，免于滑肠，刺激性减小，增强了固肠止泻的功能。用于**心腹胀痛，虚弱冷痢，呕吐，宿食不消**。

233. 煨木香除去部分油质，实肠止泻作用增强。多用于**脾虚泄泻，肠鸣腹痛**等。

234. 提净的目的：**①使药物纯净，提高疗效**；**②缓和药性**；**③降低毒性**。

235. 宜用提净法炮制的中药饮片是**芒硝、硇砂**。

236. 水飞法炮制的目的：①去除杂质，**洁净药物**；②使药物质地细腻，便于内服和外用，提高其**生物利用度**；③**防止药物在研磨过程中粉尘飞扬**，污染环境；④**除去药物中可溶于水的毒性物质**，如砷、汞等。

237. 朱砂为三方晶系矿物辰砂，主含**硫化汞**。

238. 水飞朱砂可使药物达到纯净，极细，便于制剂及服用。内服多用于**心悸易惊，失眠多梦，癫痫肿毒**等。

239. 雄黄为单斜晶系矿物雄黄,主含**二硫化二砷**。

240. 水飞雄黄使药粉达到极细和纯净,毒性降低,便于制剂。用于**疮疖疔毒,疥癣,蛇虫咬伤,疟疾**等。

241. 干馏法温度一般较高,多在**120～450℃**进行,但由于原料不同,各干馏物裂解温度也不一样,如蛋黄油在**280℃**左右,竹沥油在**350～400℃**,豆类的干馏物一般在**400～450℃**制成。

242. 干馏法制备方法因药而异,有的以砂浴加热,在干馏器上部收集冷凝的液状物,如黑豆馏油。有的在容器周围加热,在下面收集液状物,如**竹沥油**。有的直接烧制,如**竹沥、荆沥**。有的用武火炒制制备油状物,如**蛋黄油**。

243. 干馏的注意事项:**干馏时温度较高,应注意控制炮制温度和时间。干馏时可能产生大量的浓烟或刺鼻的气味,应注意通风排风**。

244. 竹沥味甘、苦,性寒。归心、胃经。具有**清热豁痰、镇惊利窍**的功效。

245. 竹沥对热咳痰稠最具卓效。用于**肺热痰壅,咳逆胸闷**,亦可用于**痰热蒙蔽清窍诸证,中风痰迷,惊痫癫狂**等,为痰家之圣剂。

246. 竹沥中分离出的**氨基酸**成分具有镇咳作用。

247. 抑菌试验显示,竹沥对各种腐败菌均具较强的抑制作用，表明其具有广谱的抗菌活性，其中对**金黄色葡萄球菌、枯草芽孢杆菌、大肠杆菌和黑曲霉**的抑制效果最为明显。

248. 取鸡蛋煮熟后，剥取蛋黄置炒制容器内，以文火加热，除尽水分后用武火炒熬，至**蛋黄油出尽为止**，滤尽蛋黄油装瓶备用。在操作中主要掌握**先文火使水分蒸发，后武火（280℃）煎出油**为度。

249. 蛋黄油味甘，性平。归心、肾经。具有清热解毒的功效。蛋黄油用于**烧伤，湿疹，耳脓，疮疡已溃**等症。

250. 药理研究表明，蛋黄油具有**抗过敏、抗真菌**的作用。

251. 某些纤维性药材，经捶打、推碾成绒絮状，筛去粉末的炮制方法，称为**制绒**。

252. 制绒的炮制目的：**缓和药性或便于应用。如麻黄碾成绒，则发汗作用缓和，适用于老年、儿童和体弱者服用；艾叶制绒，便于配制"灸"法所用的艾条或艾炷**。

253. 醋艾叶：取净艾叶，加入定量的醋拌匀，闷润至醋被吸尽，置预热的炒制容器内，用文火加热，炒干，取出，晾凉。每100kg艾叶，用醋**15kg**。

254. 艾叶味辛、苦，性温；有小毒。归肝、脾、肾经。具有**散寒止痛、温经止血**的功效。

255. 艾绒为制备艾条、艾炷的原料。功用与艾叶相似，药力较优。因其质地绵软，性温走窜，气味芳香，可装入布袋中，以袋兜腹，治**老人丹田气弱，脐腹畏寒，小儿受寒，腹痛作泻**。

256. 艾叶炭辛散之性大减，对胃的刺激性缓和，温经止血的作用增强。可用于**崩漏下血，月经过多或妊娠下血**。

257. 艾叶经炒炭法炮制成醋艾炭或艾炭后，产生新的化合物——**间羟基安息香酸**，具有杀菌、防腐作用，可以作为醋艾炭含量测定的指标物质。

258. 动物实验表明，艾叶制炭后可增强**止血**作用。

259. 将净制或切制后的药物，表面用水湿润，加入定量的辅料使之黏于药物上晾干的炮制方法，称为**拌衣**。

260. 拌衣法的目的：增强疗效或起到一定的治疗作用。如**朱砂拌茯神、茯苓、远志**等，增强宁心安神的作用；**青黛拌灯心草**，有清热凉血的作用。

261. 朱砂拌灯心：取净灯心段，置适宜容器内，喷淋少许清水，微润，均匀撒入朱砂细粉，搅拌至表面均匀挂上朱砂粉为度，取出晾干。每100kg灯心草，用朱砂粉**6.25kg**。

262. 青黛拌灯心：取净灯心段，置适宜容器内，喷淋少许清水，微润，均匀撒入青黛粉，搅拌至表面均匀挂上青黛粉为度，取出晾干。每 100kg 灯心草，用青黛**15kg**。

263. 灯心草味甘、淡，性微寒。归心、肺、小肠经。具有**清心火、利小便**的功效。

264. 朱砂拌灯心以降火安神力强。多用于心烦失眠，小儿夜啼。不宜**入煎剂**。

265. 青黛拌灯心偏于清热凉血。多用于**尿血**。

266. 灯心炭凉血止血，青热敛疮。外用治咽痹，乳蛾，阴疳。灯心草炭能缩短**出血和凝血**时间。

历年考题

【A 型题】1. 泻下作用极微，并有凉血化瘀止血作用的饮片是（　　）

A. 生大黄　　　　　　B. 熟大黄

C. 大黄炭　　　　　　D. 酒大黄

E. 醋大黄

【考点提示】C。大黄炭泻下作用极微，并有凉血化瘀止血作用。

【A 型题】2. 善清头目之火，治目赤肿痛、口舌生疮，宜选用的饮片是（　　）

A. 黄连 B. 酒黄连
C. 姜黄连 D. 萸黄连
E. 黄连炭

【考点提示】B。酒炙黄连能引药上行,缓其寒性,善清头目之火。

【A 型题】3. 炮制巴豆的常用方法是(　　)
A. 醋炙法 B. 姜炙法
C. 制霜法 D. 油炙法
E. 酒炙法

【考点提示】C。巴豆用去油制霜的方法炮制。

【A 型题】4. 为增强固肠止泻作用,宜用面裹煨的药材是(　　)
A. 黄芪 B. 肉豆蔻
C. 槟榔 D. 葛根
E. 丹参

【考点提示】B。煨肉豆蔻可除去部分油质,免于滑肠,刺激性减小,增强了固肠止泻的功能。有麦麸煨、滑石粉煨、面裹煨。

【A 型题】5. 清蒸后可消除刺激性,又能增强补脾润肺益肾作用的饮片是(　　)
A. 地黄 B. 女贞子
C. 黄精 D. 五味子

E. 肉苁蓉

【考点提示】C。黄精蒸后补脾润肺益肾功能增强，并可除去麻味，以免刺激咽喉。

【A型题】6. 提出雷公炮制十七法的是（　　）

A. 雷敩　　　　　　　B. 张仲景

C. 李时珍　　　　　　D. 缪希雍

E. 陈嘉谟

【考点提示】D。明代缪希雍在《炮炙大法》卷首将当时的炮制方法归纳为"雷公炮炙十七法"。即"炮、爁、煿、炙、煨、炒、煅、炼、制、度、飞、伏、镑、摋、䁔、曝、露"十七法。

【A型题】7. 经过蒸制使药材软化，还可以防止变绿的药是（　　）

A. 地黄　　　　　　　B. 川乌

C. 黄芩　　　　　　　D. 黄精

E. 何首乌

【考点提示】C。解析略。

【A型题】8. 醋炙柴胡的目的是（　　）

A. 助其发散，增强解表作用

B. 助其升浮，增强升阳作用

C. 缓其升散，增强疏肝作用

D. 抑制浮阳，增强清肝作用

E. 引药入肝，增强滋阴作用

【考点提示】C。醋柴胡的升散之性缓和，疏肝止痛的作用增强。

【A型题】9. 斑蝥因其有毒，为降低其毒性采用的炮制方法为（　　）

A. 土炒　　　　　　　B. 砂炒

C. 蛤粉炒　　　　　　D. 米炒

E. 滑石粉炒

【考点提示】D。米炒的目的：①增强药物的健脾止泻作用，如党参。②降低药物的毒性，如红娘子、斑蝥。③矫正不良气味，如昆虫类药物。

10. 炮制后酸寒之性降低，善于调经止血、柔肝止痛，主治肝郁血虚、胁痛腹痛、月经不调、四肢挛痛的饮片是（　　）

A. 酒白芍　　　　　　B. 米炒白芍

C. 炒白芍　　　　　　D. 土炒白芍

E. 醋白芍

【试题答案】A

【试题解析】酒白芍炮制后使白芍酸寒之性降低，善于调经止血、柔肝止痛，主治肝郁血虚、胁痛腹痛、月经不调、四肢挛痛。

【B型题】（11～12题共用备选答案）

A. 增强活血调经作用　　B. 增强滑润作用
C. 增强补血止血作用　　D. 增强破血作用
E. 既增强补血作用，又缓和滑润作用

11. 酒当归的炮制作用是(　　)
12. 土炒当归的炮制作用是(　　)

【考点提示】A、E。酒当归，活血通经、祛瘀止痛的作用增强。土炒当归，既能增强入脾补血作用，又能缓和油润而不滑肠。

【B型题】(13~15题共用备选答案)
A. 引药上行，增强活血通络作用
B. 引药入肝，增强活血止痛作用
C. 制其寒性，增强和胃止呕作用
D. 引药下行，增强滋阴降火作用
E. 缓和药性，增强润肺止咳作用

13. 蜜炙法炮制中药的目的是(　　)
14. 盐炙法炮制中药的目的是(　　)
15. 酒炙法炮制中药的目的是(　　)

【考点提示】E、D、A。蜜炙的主要目的：①增强润肺止咳的作用。②增强补脾益气的作用。③缓和药性。④矫味和消除副作用。盐炙法的主要目的：①引药下行，增强疗效。②缓和药物辛燥之性。③增强滋阴降火作用。酒炙法的主要目的：①改变药性，引药上行。

②增强活血通络作用。③矫臭去腥。

【B型题】（16~17题共用备选答案）

　　A. 煅石膏　　　　　　B. 煅牡蛎
　　C. 煅炉甘石　　　　　D. 煅石决明
　　E. 血余炭

16. 用煅淬法炮制的饮片是（　　）
17. 用扣锅煅法炮制的饮片是（　　）

【考点提示】C、E。将药物在高温有氧条件下煅烧至红透后，立即投入规定的液体辅料中骤然冷却的方法称为煅淬。用煅淬法炮制的有赭石、自然铜、炉甘石，煅炉甘石能清除药物中夹杂的杂质，洁净药物。药物在高温缺氧条件下煅烧成炭的方法称扣锅煅法，又称密闭煅、闷煅、暗煅。适用于煅制质地疏松、炒炭易灰化或有特殊需要及某些中成药在制备过程中需要综合制炭的药物。血余炭煅炭改变药物性能，产生或增强止血作用。

【C型题】（18~20题共用题干）

《中国药典》收载的生脉饮为口服液，处方为红参、麦冬和五味子。具有益气复脉、养阴生津的功效。

18. 处方中红参的产地加工方法为（　　）

　　A. 发酵法　　　　　　B. 煮法
　　C. 蜜炙法　　　　　　D. 蒸法
　　E. 复制法

【考点提示】 D。红参:取原药材,洗净,经蒸制干燥后即为红参。用时蒸软或稍浸后烤软,切薄片,干燥;或用时粉碎,捣碎。

19. 处方中五味子含五味子醇甲,其结构类型是( )

A. 木脂素 B. 黄酮
C. 香豆素 D. 萜类
E. 生物碱

【考点提示】 A。五味子中含木脂素较多,约5%,《中国药典》采用高效液相色谱法测定药材中五味子醇甲的含量,要求不得少于0.40%。

20. 制备生脉饮口服液时可加入适量防腐剂,可加入的防腐剂类型和用量是( )

A. 羟苯基乙酯,≤0.1%
B. 山梨酸,≤0.30%
C. 羟苯基丙酯,≤0.30%
D. 甲苯酸,≤0.35%
E. 羟苯基乙酯,≤0.35%

【考点提示】 B。制备生脉饮口服液时可加入适量防腐剂山梨酸。《中国药典》抑菌效力检查法的规定,山梨酸的用量不得超过0.3%(其钾盐、钠盐的用量分别按酸计),羟苯酯类的用量不得超过0.05%。

【X型题】 21. 宜用醋炙法炮制的中药有( )

A. 甘遂 B. 乳香
C. 柴胡 D. 五灵脂
E. 白术

【考点提示】ABCD。醋炙的操作方法：①先拌醋后炒药，如甘遂、商陆、芫花、柴胡、三棱等。②先炒药后喷醋，如乳香、没药、五灵脂等。

【X型题】22. 煅淬法炮制常用的淬液有（　　）

A. 酒 B. 醋
C. 麻油 D. 药汁
E. 蜜水

【考点提示】ABD。常用的淬液有醋、酒、药汁等。

第三章　中药化学成分与药理作用

第一节　生物碱

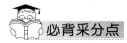

1. 生物碱存在的单子叶植物科属有**石蒜科、百合科（贝母属的川贝母、浙贝母）、兰科**等。

2. 裸子植物如麻黄科、红豆杉科、**三尖杉科**和松柏科也存在生物碱。

3. 烟碱存在于蕨类植物中，麦角生物碱存在于**菌类植物中**。

4. 金鸡纳生物碱主要分布在金鸡纳**树皮中**。

5. 麻黄生物碱在麻黄**髓部**含量高。

6. 黄柏生物碱主要集中在黄柏**树皮中**。

7. 三颗针生物碱主要集中在**根部**，尤以根皮中含量最高。

8. 黄连根茎中含生物碱**7%以上**。

9. 金鸡纳树皮中生物碱含量为**1.5%**。

10. 长春花中长春新碱的含量为**百万分之一**。

11. 抗癌成分美登素在卵叶美登木中仅为**千万分之二**。

12. 碱性极弱的生物碱以游离形式存在于植物体内的是**那可丁**。

13. 植物体内以有机酸盐形式存在的植物碱是**柠檬酸盐**、草酸盐、酒石酸盐、**琥珀酸盐**等。

14. 植物体内以无机盐形式存在的植物碱是**盐酸小檗碱**、**硫酸吗啡**等。

15. 生物碱可按植物来源、生源途径和基本母核的结构类型等分类，目前较新的分类方法是按**生源途径结合化学结构类型**分类。

16. 吡啶类生物碱多来源于**赖氨酸**，是由吡啶或哌啶衍生的生物碱。

17. 吡啶类生物碱分**简单吡啶类和双稠哌啶类**。

18. 分子较小，结构简单，很多呈液态，属于简单吡啶类的生物碱有槟榔中的**槟榔碱**、槟榔次碱，烟草中的烟碱，胡椒中的**胡椒碱**等。

19. 双稠哌啶类主要分布于**豆科、石松科和千屈菜科**。

20. 具喹喏里西啶基本母核的双稠哌啶类主要是苦

参中的**苦参碱、氧化苦参碱**，野决明中的金雀花碱等。

21. 莨菪烷类生物碱多来源于**鸟氨酸**，由莨菪烷环系的 C_3 - 醇羟基与有机酸缩合成酯。

22. 莨菪烷类生物碱主要存在于茄科的**颠茄属、曼陀罗属、莨菪属和天仙子属**。

23. 异喹啉类生物碱来源于**苯丙氨酸和酪氨酸系**，具有异喹啉或四氢异喹啉的基本母核。

24. 鹿尾草中的降血压成分**萨苏林**，是四氢异喹啉的衍生物。

25. 吲哚类生物碱来源于**色氨酸**。

26. 吲哚类生物碱主要分布于**马钱科、夹竹桃科、茜草科**等。

27. 生物碱多具**苦味**。

28. 绝大多数生物碱为**无色或白色**。

29. 小檗碱、蛇根碱呈**黄色**，药根碱、小檗红碱呈**红色**等。

30. 可见光下无色，而在紫外光下显荧光的生物碱是**利血平**。

31. 含有手性碳原子或本身为手性分子的生物碱都有旋光性，且多呈**左旋光性**。

32. 生物碱的旋光性受手性碳的构型、测定溶剂、pH、**温度及浓度**等的影响。

33. 麻黄碱在水中呈右旋性，在**三氯甲烷**中则呈左旋性。

34. **烟碱**在中性条件下呈左旋性，在酸性条件下则呈右旋性。

35. 北美黄连碱在**95％以上乙醇中呈左旋性**，在稀乙醇中呈右旋性，在中性条件下呈左旋性，在酸性条件下呈右旋性。

36. 可溶于水的含 N – 氧化物结构的生物碱是**氧化苦参碱**。

37. 既可溶于水，也可溶于三氯甲烷的小分子生物碱是**麻黄碱、烟碱**等。

38. 具有酚羟基、可溶于氢氧化钠等强碱性溶液的生物碱是**吗啡**。

39. 具有羧基、可溶于碳酸氢钠溶液的生物碱是**槟榔次碱**。

40. 常用的生物碱沉淀试剂有碘化铋钾试剂、碘化汞钾试剂、碘－碘化钾试剂、硅钨酸试剂、**饱和苦味酸试剂**、雷氏铵盐试剂。

41. 生物碱沉淀试剂碘化铋钾试剂的反应特征是黄色至橘红色**无定形沉淀**。

42. 生物碱沉淀试剂碘化汞钾试剂的反应特征是**类白色沉淀**。

43. 生物碱沉淀试剂碘-碘化钾试剂反应特征是**红棕色无定形沉淀**。

44. 生物碱沉淀试剂硅钨酸试剂反应特征是**淡黄色或灰白色无定形沉淀**。

45. 生物碱沉淀试剂饱和苦味酸试剂反应特征是**黄色沉淀或结晶**。

46. 生物碱沉淀试剂雷氏铵盐试剂反应特征是**红色沉淀或结晶**。

47. 生物碱沉淀反应一般在**酸性水溶液中**进行（苦味酸试剂可在中性条件下进行）。

48. 中药苦参为**豆科植物**苦参的干燥根。

49. 《中国药典》以苦参碱和氧化苦参碱为指标成分进行鉴别和含量测定的中药是**苦参、山豆根**。

50. 苦参所含主要生物碱是苦参碱和氧化苦参碱，《中国药典》以其为指标成分进行鉴别和含量测定，含量测定要求苦参碱和氧化苦参碱总量不得少于**1.2%**。

51. 苦参碱的极性大小顺序：**氧化苦参碱＞羟基苦参碱＞苦参碱**。

52. 苦参总生物碱具有**消肿利尿**、抗肿瘤、抗病原体、抗心律失常、正性肌力、抗缺氧、扩张血管、降血脂、抗柯萨奇病毒和调节免疫等作用。

53. 静脉滴注苦参碱引起**胆碱酯酶活性下降**，产生倦怠、乏力、纳差等不良反应。

54. 苦参栓可致**外阴过敏**，苦参素胶囊致**乙肝加重**。

55. 生物碱是山豆根的主要活性成分，其生物碱大多属于喹诺里西啶类，其中以苦参碱和氧化苦参碱为主。《中国药典》以苦参碱和氧化苦参碱为指标成分进行含量测定，要求药材两者总量不得少于**0.70%**，饮片两者总量不得少于**0.60%**。

56. 山豆根中毒的主要原因是超剂量用药（大于10g），应用时应严格掌握剂量，一般以**3~6g**为宜。

57. 《中国药典》中，麻黄以**盐酸麻黄碱和盐酸伪麻黄碱**为指标成分进行含量测定，要求药材和饮片含盐酸麻黄碱和盐酸伪麻黄碱的总量不得少于0.80%。

58. 麻黄的药理作用：**发汗；平喘、镇咳、祛痰；利尿；解热、镇痛、抗炎**。

59. **麻黄唑酮**是麻黄中新分离出的具有抗炎活性的成分。

60. 《中国药典》中，以盐酸小檗碱为指标成分进行含量测定的中药是**黄连**，要求含小檗碱不得少于**5.5%**。

61. 黄连的抗菌有效成分主要是**小檗碱**。

62. **黄连及小檗碱**对多种致热物质如牛奶、酵母引起的动物发热有解热作用。

63. **黄连煎剂及小檗碱**能降低肾上腺素、四氧嘧啶和自发性糖尿病动物的血糖水平，并改善葡萄糖耐量。

64.《中国药典》以延胡索乙素为指标成分进行含量测定，要求含量不得少于**0.050%**。

65. 延胡索乙素镇痛强度较吗啡弱，但无成瘾性，也无**呼吸抑制、便秘**等副作用。

66. 延胡索总碱、去氢延胡索甲素、延胡索乙素可明显**扩张冠状血管、增加冠脉流量**，降低心肌耗氧量，改善心肌血氧供需平衡，减小心肌梗死范围。

67. **延胡索乙素**对大鼠局灶性脑缺血再灌注损伤有保护作用，能减轻缺血在灌注脑电活动的抑制，明显减轻脑水肿造成的神经功能障碍及脑组织的病理损害。

68. 防己的有效成分为生物碱，总生物碱含量可达**2.3%～5%**。

69.《中国药典》以粉防己碱和防己诺林碱为指标成分进行鉴别和含量测定的中药是**防己**。

70. 防己生物碱具有**抗炎镇痛、降压、抗肿瘤**作用等，同时具有调节免疫力和耐缺氧的作用等。

71. 川乌为**毛茛科植物**乌头的干燥母根，附子则为乌头子根的加工品，同属植物北乌头的块根为草乌。

72. 乌头和附子主要含**二萜类生物碱**，属于四环或五环二萜类衍生物。

73. 二萜双酯型生物碱有很强的毒性，人口服**4mg**即可导致死亡。

74. 乌头及附子经**水浸、加热**等炮制后毒性变小。

75. 川乌具有**镇痛、抗炎、免疫抑制、降血压及强心**作用。

76. 川乌、草乌和附子的毒性作用主要表现为对**心脏和神经系统**的损害。

77. 洋金花为茄科植物**白花曼陀罗的花**。

78. 洋金花主要化学成分为**莨菪烷类生物碱**。

79. 《中国药典》中，以硫酸阿托品、氢溴酸东莨菪碱为指标成分进行鉴别和含量测定的中药是**洋金花**。

80. 莨菪碱及其外消旋体阿托品有**解痉镇痛**、解有机磷中毒和散瞳作用。

81. 东莨菪碱除具有莨菪碱的生理活性外，还有**镇静、麻醉**作用。

82. 天仙子为**茄科植物莨菪**的干燥成熟种子。

83. 天仙子主要的生物碱有**莨菪碱和东莨菪碱**等。

84. 《中国药典》以东莨菪碱和莨菪碱为指标成分进行含量测定，要求两者总量不得少于**0.080%**。

85. 天仙子主要含有东莨菪碱，具有**加快心率、改善微循环、解痉、平喘**等作用。

86. 心脏病患者及孕妇忌用天仙子，用量控制在

0.06~0.6g。

87. 马钱子成熟种子中生物碱含量为1.5%~5%，主要生物碱是**士的宁（又称番木鳖碱）**、马钱子碱及其氮氧化物。

88. 马钱子中士的宁含量居首，占总碱量的**35%~50%**。

89. 《中国药典》以士的宁和马钱子碱为指标成分进行鉴别和含量测定的中药是**马钱子**要求士的宁的含量应为1.20%~2.20%，马钱子碱的含量不得少于0.80%。

90. 马钱子碱通过中枢和外周两种途径发挥镇痛作用，并具有免疫调节、抗肿瘤和抗心律失常作用，可治疗**风湿性关节炎、强直性脊柱炎**等。

91. 马钱子成人用量5~10mg可发生中毒现象，**30mg**可致死。

92. 千里光为**菊科植物**千里光干燥地上部分。

93. 千里光中所含有的生物碱主要为**吡咯里西啶类生物碱**。

94. 千里光具有较强的广谱抗菌活性，其药理作用主要体现在**抗病原微生物和抗炎**等方面。

95. 《中国药典》中，千里光以**阿多尼弗林碱**为指标成分进行定量测定，其中阿多尼弗林碱的含量不得过0.004%。

96. 雷公藤为**卫矛科植物**雷公藤的根。

97. 雷公藤中主要化学成分为**雷公藤甲素、雷公藤乙素和雷公藤红素**等。

98. 雷公藤生物碱类化合物中**雷公藤次碱、雷公藤春碱、雷公藤新碱、异雷公藤春碱**等具有明显的免疫抑制作用。

99. 雷公藤红素具有**抗炎和抗肿瘤**作用。

100. 雷公藤的主要毒性为**生殖毒性**，也可引起肝、肾、心脏和局部刺激等毒性反应。

历年考题

【A 型题】1. 按《中国药典》规定，作为洋金花含量测定指标成分的是(　　)

　　A. 大黄素　　　　　　B. 苦杏仁苷
　　C. 杜鹃素　　　　　　D. 盐酸麻黄碱
　　E. 东莨菪碱

【考点提示】E。《中国药典》以东莨菪碱为指标成分对洋金花进行含量测定，要求东莨菪碱不得少于 0.15%。

【A 型题】2. 天仙子含有的主要生物碱是(　　)

　　A. 东莨菪碱　　　　　B. 汉防己甲素
　　C. 乌头碱　　　　　　D. 巴马汀
　　E. 药根碱

【考点提示】A。天仙子主要的生物碱有莨菪碱和东莨菪碱等。《中国药典》以东莨菪碱和莨菪碱为指标成分进行鉴别和含量测定。

【A型题】3. 主要化学成分为苦参碱和氧化苦参碱的中药是(　　)

A. 黄连　　　　　　B. 防己
C. 马钱子　　　　　D. 天仙子
E. 山豆根

【考点提示】E。生物碱是山豆根的主要活性成分,其生物碱大多属于喹喏里西啶类。其中以苦参碱和氧化苦参碱为主。

【A型题】4. 宜用酸水提取,加碱调至碱性后可从水中沉淀析出的成分是(　　)

A. 香豆素类　　　　B. 黄酮类
C. 生物碱类　　　　D. 蒽醌类
E. 木脂素类

【考点提示】C。生物碱盐一般易溶于水,可溶于甲醇、乙醇,难溶或不溶于亲脂性有机溶剂。生物碱在酸水中成盐溶解,调碱性后又游离析出沉淀,可利用此性质提取分离生物碱。

【B型题】(5~6题共用备选答案)

A. [结构式：阿魏酸类,带甲氧基、羟基和丙烯酸的苯环结构]

B. [结构式：萘醌类,带两个羟基和异戊烯基侧链 R]

C. [结构式：单萜类,带羟基的双环结构]

D. [结构式：香豆素类,呋喃并香豆素结构]

E. [结构式：生物碱类,N-甲基托烷环与苯基乙醇酸酯]

5. 属于生物碱的是（　　）

6. 属于醌类化合物的是（　　）

【考点提示】E、B。A 为苯丙酸类，B 为萘醌类，C 为单萜类，D 为香豆素类，E 为生物碱类。

【B 型题】（7~9 题共用备选答案）

A. 莨菪碱 B. 苦参碱
C. 麻黄碱 D. 去甲乌药碱
E. 汉防己甲素

7. 具有中枢兴奋作用的有机胺类生物碱是(　　)
8. 具有抗肿瘤作用的双稠哌啶类生物碱是(　　)
9. 具有解痉镇痛,解有机磷中毒和散瞳作用的生物碱是(　　)

【考点提示】C、B、A。麻黄碱有收缩血管、兴奋中枢神经作用,能兴奋大脑、中脑、延髓和呼吸循环中枢。苦参总生物碱具有消肿利尿、抗肿瘤、抗病原体、抗心律失常等作用。莨菪碱及其外消旋体阿托品有解痉镇痛、解有机磷中毒和散瞳作用。

【B型题】(10～11题共用备选答案)
A. 山豆根 B. 黄连
C. 洋金花 D. 千里光
E. 决明子

10.《中国药典》中,以小檗碱为质量控制成分之一的中药是(　　)

11.《中国药典》中,以苦参碱为质量控制成分之一的中药是(　　)

【考点提示】B、A。黄连主要含小檗碱,《中国药典》中以盐酸小檗碱为指标成分进行含量测定;山豆根主要含苦参碱和氧化苦参碱,《中国药典》中以苦参碱为质量控制成分进行测定。

【B型题】(12~13题共用备选答案)

A. 麻黄 B. 延胡索
C. 洋金花 D. 千里光
E. 雷公藤

12. 含有莨菪烷类生物碱的中药是(　　)

13. 含有吡咯里西啶类生物碱的中药是(　　)

【考点提示】C、D。洋金花主要化学成分为莨菪烷类生物碱,是由莨菪醇类和芳香族有机酸结合生成的一元酯类化合物。千里光中所含有的生物碱主要为吡咯里西啶类生物碱,主要化学成分有千里光宁碱、千里光菲宁碱及痕量的阿多尼弗林碱等;还有黄酮苷等成分。

【B型题】(14~15题共用备选答案)

A. 防己 B. 雷公藤
C. 洋金花 D. 山豆根
E. 延胡索

14.《中国药典》规定,以阿托品为质量控制成分之一的中药是(　　)

15.《中国药典》规定,以东莨菪碱为质量控制成分之一的中药是(　　)

【考点提示】C、C。《中国药典》以硫酸阿托品、氢溴酸东莨菪碱为指标成分对洋金花进行鉴别和含量测定。

第二节 糖和苷

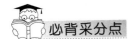

1. 淀粉由直链的**糖淀粉**和支链的**胶淀粉**组成。

2. 苷类多是固体,其中糖基少的可为结晶,糖基多的如皂苷,则多为具吸湿性的**无定形粉末**。

3. 苷类一般是无味的,少数如**穿心莲新苷**是苦味的。

4. 根据苷键原子的不同,可分为**O-苷、S-苷、N-苷和C-苷**,这是最常见的苷类分类方式。

5. 具有致适应原作用的红景天苷、杀虫抗菌作用的毛茛苷、解痉止痛作用的獐牙菜苦苷等都属于**醇苷**。

6. 天麻中的镇静有效成分天麻苷,存在于柳树和杨树皮中的水杨苷,都属于**酚苷**。

7. 苷键的裂解方法有**酸催化水解、碱催化水解、酶催化水解**。

8. 苷键具有缩醛结构,易为稀酸催化水解,常用的酸有**盐酸、硫酸、乙酸、甲酸**等。

9. 含氰苷类化合物的常用中药有**苦杏仁、桃仁、郁李仁**。

10. 《中国药典》中，以苦杏仁苷为指标成分进行含量测定的中药有**苦杏仁、桃仁、郁李仁**。

11. 《中国药典》规定，苦杏仁中苦杏仁苷含量不低于**3.0%**。

12. 苦杏仁苷易被酸、酶水解，故贮存和运输中应注意**通风、干燥、杀酶**，并避免与酸接触。

13. 苦杏仁炮制品水煎液对豚鼠有显著的**镇咳和平喘**作用，苦杏仁水煎液对小鼠有显著的**祛痰**作用。

14. **苦杏仁苷**既是苦杏仁止咳祛痰的药效物质基础，又是其毒性产生的主要原因。

15. 由于**苦杏仁苷的药效依赖于肠道菌群β-糖苷酶的催化**，因此，服用抗生素药物时，同时服用苦杏仁苷对疾病治疗会有影响。

16. 《中国药典》规定，桃仁、郁李仁苦杏仁苷含量不低于**2.0%**。

历年考题

【A型题】按《中国药典》规定，作为桃仁含量测定指标成分的是（　　）

A. 大黄素　　　　　　B. 苦杏仁苷

C. 杜鹃素　　　　　　D. 盐酸麻黄碱

E. 东莨菪碱

【考点提示】B。《中国药典》以苦杏仁苷为指标成分对桃仁进行含量测定，规定苦杏仁苷的含量不得少于2.0%。

第三节　醌类化合物

必背采分点

1. 醌类化合物从结构上分主要有**苯醌**、**萘醌**、**菲醌**、**蒽醌**四类。

2. 游离醌类多溶于**乙醇**、**乙醚**、**苯**、**三氯甲烷**等有机溶剂，微溶或不溶于水。

3. 醌类成苷后，极性增大，易溶于**甲醇**、**乙醇**、**热水**，几乎不溶于苯、乙醚等非极性溶剂。

4. 含醌类化合物的常用中药有**大黄**、**虎杖**、**何首乌**、**芦荟**、**决明子**、**丹参**、**紫草**。

5.《中国药典》以总蒽醌和游离蒽醌为指标成分，采用高效液相色谱法测定药材和饮片中芦荟大黄素、大黄酸、大黄素、大黄酚和大黄素甲醚等总蒽醌的含量，要求药材总蒽醌不得少于**1.5%**，游离蒽醌不得少于

0.20%；而对于不同饮片，总蒽醌和游离蒽醌要求不同。

6. 大黄泻下明确，致泻的主要成分为结合型蒽醌苷，其中以二蒽酮苷中的**番泻苷**泻下作用最强。

7. 《中国药典》采用高效液相色谱法测定虎杖中大黄素和虎杖苷含量，大黄素不得少于**0.60%**，虎杖苷不得少于 0.15%。

8. 《中国药典》以大黄素和大黄素甲醚为指标成分进行含量测定的中药是**何首乌**。

9. **何首乌**可降低 **TC**、**TG** 水平，提高 HDL/TC 的比值。

10. 芦荟为**百合科**植物库拉索芦荟叶汁经浓缩的干燥品。

11. 《中国药典》中，**决明子**以大黄酚、橙黄决明素为指标成分进行鉴别和含量测定，含量分别不得少于 0.20% 和 0.80%。

12. 决明子具有缓泻作用，也具有抗菌作用，对**金黄色葡萄球菌、白色葡萄球菌、白喉杆菌、伤寒杆菌**等都有较好的抗菌作用。

13. **决明子**还有降脂和抗动脉粥样硬化作用。

14. 丹参为**唇形科**植物丹参的干燥根和根茎。

15. 丹参的药理作用有：**抗心肌缺血、抗脑缺血**；

改善微循环；改善血液流变性、抗血栓；降血脂、抗动脉粥样硬化。

16. 紫草的主要化学成分为**萘醌类化合物**。

17. 《中国药典》采用紫外分光光度法测定紫草中羟基萘醌总含量，以左旋紫草素计，不得少于**0.80%**。

18. 紫草常用于**麻疹和外阴部湿疹**、阴道炎、子宫颈炎及婴儿皮炎等疾病的治疗。

历年考题

【A型题】1. 按《中国药典》规定，作为虎杖含量测定指标成分的是（　　）

A. 大黄素　　　　　　B. 苦杏仁苷
C. 杜鹃素　　　　　　D. 盐酸麻黄碱
E. 东莨菪碱

【考点提示】A。《中国药典》规定虎杖含量测定指标成分为大黄素和虎杖苷。

【A型题】2. 丹参中的脂溶性有效成分是（　　）

A. 丹参素　　　　　　B. 丹参酸甲
C. 原儿茶酸　　　　　D. 原儿茶醛
E. 丹参酮ⅡA

【考点提示】E。丹参的化学成分主要包括脂溶性成分和水溶性成分两大部分。脂溶性成分大多为共轭醌、酮类化合物。如丹参酮Ⅰ、丹参酮ⅡA、丹参酮ⅡB、隐丹参酮等。《中国药典》采用高效液相色谱法测定丹参中丹参酮类和丹酚酸B含量。

【B型题】(3~5题共用备选答案)

A. 苯醌　　　　　　　B. 萘醌
C. 菲醌　　　　　　　D. 蒽醌
E. 三萜

3. 紫草素属于(　　)
4. 丹参醌ⅡA属于(　　)
5. 羟基茜草素属于(　　)

【考点提示】B、C、D。紫草的主要化学成分为萘醌类化合物，包括紫草素等；从中药丹参根中提取得到多种菲醌衍生物，包括丹参醌Ⅰ、丹参醌ⅡA、丹参醌ⅡB、丹参新醌甲、丹参新醌乙等；茜草素型蒽醌其羟基分布在一侧苯环上，如中药茜草中的茜草素及其苷、羟基茜草素、伪羟基茜草素。

【B型题】(6~7题共用备选答案)

A. 紫草　　　　　　　B. 银杏叶
C. 葛根　　　　　　　D. 满山红
E. 陈皮

6. 主要含有醌类成分的中药是(　　)
7. 主要含有黄酮醇及其苷类成分的中药是(　　)

【考点提示】 A、B。含有醌类化合物的中药如大黄、虎杖、丹参、紫草等。紫草的主要化学成分为萘醌类化合物。银杏叶中的黄酮类化合物有黄酮、黄酮醇及其苷类、双黄酮和儿茶素类等。

第四节 苯丙素类化合物

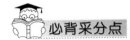

1. 香豆素分为简单香豆素类、**呋喃香豆素类**、吡喃香豆素类、异香豆素类及其他香豆素类。

2. 游离的香豆素能溶于沸水，难溶于冷水，易溶于**甲醇、乙醇、三氯甲烷和乙醚**。

3. 香豆素苷类能溶于**水、甲醇和乙醇**，难溶于乙醚等极性小的有机溶剂。

4. 秦皮的原植物主要有两种，即**木犀科植物大叶白蜡树及白蜡树**。

5. 前胡为**伞形科植物**白花前胡的干燥根。

6. 白花前胡以**角型二氢吡喃香豆素类**为主，紫花前胡以**线型二氢呋喃和二氢吡喃香豆素类**为主。

7. 肿节风为**金粟兰科植物**草珊瑚的干燥全草。

8. 肿节风主要含有**酚类、鞣质、黄酮苷、香豆素和内酯类化合物。

9. 《中国药典》采用高效液相色谱法测定药材肿节风中异嗪皮啶和迷迭香酸含量，其中异嗪皮啶含量不少于**0.02%**，迷迭香酸含量不少于 0.02%，药材储藏于通风干燥处。

10. 《中国药典》采用高效液相色谱法测定药材补骨脂中补骨脂素和异补骨脂素含量，两者总含量不得少于**0.70%**。

11. 含木脂素类化合物的常用中药有**五味子、厚朴、连翘、细辛**。

12. 五味子为木兰科植物五味子的干燥成熟果实，习称**北五味子**。

13. 五味子中含木脂素较多，约**5%**。

14. 《中国药典》采用高效液相色谱法测定药材五味子中**五味子醇甲**的含量，要求不得少于 0.40%。

15. 《中国药典》采用高效液相色谱法测定药材厚朴中厚朴酚与和厚朴酚含量，两者总含量不得少于**2.0%**。

16. 《中国药典》以挥发油、连翘苷和连翘酯苷 A 为指标成分对连翘进行含量测定，要求青翘的挥发油含量不得少于**2.0%（mL/g）**，青翘的连翘酯苷 A 含量不得少于**3.5%**，老翘含连翘酯苷 A 不得少于**0.25%**；对连翘苷含量要求不得少于**0.15%**。

17.《中国药典》以细辛脂素为指标成分进行细辛的鉴别和含量测定，同时规定挥发油不得少于**2.0%**（mL/g）。

18.《中国药典》对细辛中马兜铃酸Ⅰ进行限量检查，要求其含量不得过**0.001%**。

历年考题

【A型题】《中国药典》规定肿节风含量指标成分是（　　）

A. 异嗪皮啶　　　　　B. 阿魏酸

C. 莪术醇　　　　　　D. 柴胡皂苷d

E. 葛根素

【考点提示】A。《中国药典》采用高效液相色谱法测定药材肿节风中异嗪皮啶和迷迭香酸含量，其中异嗪皮啶含量不少于0.02%，迷迭香酸含量不少于0.02%，药材储藏于通风干燥处。

第五节　黄酮类化合物

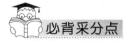
必背采分点

1. 黄酮类化合物的主要生理活性表现在：①对心血

管系统的作用；②抗肝脏毒作用；③抗炎作用；④雌性激素样作用；⑤抗菌及抗病毒作用；⑥泻下作用；⑦解痉作用等。

2. 鉴定黄酮类化合物最常用的颜色反应是**盐酸-镁粉（或锌粉）反应**。

3. 黄酮类化合分子常可与**铝盐、铅盐、锆盐、镁盐**等试剂反应，生成有色络合物。

4. 黄酮类化合分子与**1%三氯化铝或硝酸铝溶液试剂**反应，生成的络合物多为黄色，并有荧光，可用于定性及定量分析。

5. 黄酮类化合分子与1%乙酸铅及碱式乙酸铅水溶液试剂反应，可生成**黄色至红色沉淀**。

6. 黄酮类化合分子与2%二氯氧化锆甲醇溶液试剂反应，生成**黄色的锆络合物**。

7. **三氯化铁水溶液或醇溶液**为常用的酚类显色剂。

8. 黄酮醇类在碱液中先呈黄色，通入空气后变为**棕色**。

9. 黄芩苷是黄芩的主要有效成分，具有**抗菌、消炎**作用，是中成药"注射用双黄连（冻干）"的主要成分。

10. 含黄酮类化合物的常用中药有**黄芩、葛根、银杏叶、槐花、陈皮、满山红**。

11. 《中国药典》以**黄芩苷**为指标成分进行黄芩鉴别和含量测定，要求药材含量不得少于9.0%，饮片含量不得少于8.0%。

12. 黄芩对常见致病菌包括细菌、真菌等具有广谱的抗菌作用，对某些病毒如流感病毒等也有抑制效果。其活性成分主要是**黄芩素与黄芩苷**。

13. **黄芩素、黄芩苷**是黄芩抗炎的有效成分。

14. **黄芩素在小肠上皮细胞受到葡萄糖醛酸转移酶催化，可重新转化为葡萄糖醛酸的苷形式，即又可重新生成黄芩苷**，这是黄芩苷肝肠循环的主要原因。

15. 葛根为**豆科植物**野葛的干燥根。

16. 《中国药典》以葛根素为指标成分进行鉴别和含量测定的中药材是**葛根**，要求含葛根素不得少于2.4%。

17. **葛根素**是葛根解热作用的主要有效成分。

18. 葛根总黄酮有**增加冠状动脉血流量及降低心肌耗氧量**等作用。

19. 葛根中含有葛根素及大量黄酮类物质，葛根素有**α-受体阻断**作用。

20. **槲皮素及其苷、山柰酚及其苷、木犀草素及其苷类**作为银杏黄酮质量的控制标准。

21. 《中国药典》以**总黄酮醇苷和萜类内酯**为指标成分进行银杏叶的鉴别和含量测定。

22. 从银杏叶中分离出的黄酮类化合物有**扩张冠状血管和增加脑血流量**的作用。

23. 槐花为豆科植物槐的干燥花及花蕾，花部分习称**槐花**，花蕾部分习称**槐米**。

24. 槐米的有效成分是**芦丁**，可用于治疗毛细血管脆性引起的出血症，并用作高血压的辅助治疗剂。

25. 槐米中芦丁的含量高达**23.5%**，槐花开放后降至13.0%。

26. 《中国药典》以**总黄酮**为指标成分对槐米或槐花进行鉴别和含量测定。

27. 芦丁溶解度在冷水中1:10000，沸水中1:200，沸乙醇中1:60，沸甲醇中1:7，可溶于**乙醇、吡啶、甲酰胺、甘油、丙酮、冰醋酸和乙酸乙酯**中，不溶于苯、乙醚、三氯甲烷和石油醚。

28. 陈皮为**芸香科植物**橘及其同属植物的干燥成熟果皮。

29. **陈皮**是治疗冠心病药物"脉通"的重要原料之一。

30. 《中国药典》以橙皮苷为指标成分对陈皮进行鉴别和含量测定，要求橙皮苷含量不少于**3.5%**；广陈皮中橙皮苷含量不得少于**2.0%**。对广陈皮，另外要求测定川陈皮素和橘皮素的总量，总量不得少

于 **0.42%**。

31. 橙皮苷几乎不溶于冷水，在乙醇或热水中溶解度较大，可溶于吡啶、甘油、乙酸或稀碱溶液，不溶于**稀矿酸、三氯甲烷、丙酮、乙醚或苯中**。

32. 橙皮苷与三氯化铁、金属盐类反应显色或生成沉淀，与盐酸－镁粉反应呈**紫红色**。

33. 满山红为**杜鹃花科植物**兴安杜鹃的干燥叶。

34. 《中国药典》以杜鹃素为对照品对满山红进行含量测定，要求杜鹃素含量不少于**0.08%**。

35. 杜鹃素可溶于**甲醇、乙醚和稀碱液**，难溶于水。

36. 杜鹃素与盐酸－镁粉反应呈**粉红色**，加热后变为**玫瑰红色**，与 $FeCl_3$ 反应呈草绿色。

历年考题

【A 型题】《中国药典》规定，以总黄酮为含量测定成分的中药是( )

A. 三七 B. 槐花
C. 五味子 D. 细辛
E. 天仙子

【考点提示】B。《中国药典》以总黄酮为指标成分对槐米或槐花进行鉴别和含量测定。

第六节 萜类和挥发油

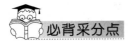

必背采分点

1. 穿心莲、青蒿、龙胆、紫杉等众多中药的有效成分均为**萜类化合物**。

2. 单萜多具有较强的**香气和生物活性**，是医药、食品及化妆品工业的重要原料。

3. 无环单萜的代表化合物**香叶醇**，又称牻牛儿醇，是玫瑰油、香叶天竺葵油、柠檬草油和香茅油等的主要成分，具有似玫瑰香气，是香料工业不可缺少的原料。

4. 香叶醇具有**抗菌、驱虫**等作用。

5. 单环单萜的代表化合物**薄荷醇**，其左旋体习称薄荷脑，是薄荷挥发油中的主要成分，一般占薄荷油的50%以上，最高可达85%。

6. 薄荷醇具有弱的**镇痛、止痒和局麻**作用，亦有防腐、杀菌和清凉作用。

7. 双环单萜龙脑即中药冰片，具升华性，有清凉气味，具有**发汗、兴奋、镇痛及抗氧化**的药理作用。

8. 环烯醚萜类具有**保肝、利胆、降血糖、降血脂、抗炎**等作用。

9. 存在于清热泻火中药栀子中的主要有效成分**栀子苷、京尼平苷和京尼平苷酸**等属于环烯醚萜苷。

10. 鸡屎藤中的主要成分鸡屎藤苷属于 C-4 位有取代基的**环烯醚萜苷**。

11. 裂环环烯醚萜苷在**龙胆科、睡菜科、茜草科、忍冬科、木犀科**等植物中分布较广。

12. 龙胆中主要有效成分和苦味成分**龙胆苦苷**，獐牙菜中的苦味成分**獐牙菜苷及獐牙菜苦苷**等属于裂环环烯醚萜苷。

13. 链状倍半萜金合欢醇又称**法尼醇**，存在于香茅草、橙花、玫瑰等多种芳香植物的挥发油中，为无色油状液体，是一种名贵香料。

14. 单环倍半萜青蒿素是从中药青蒿（黄花蒿）中分离得到的具有过氧结构的倍半萜内酯，有很好的**抗恶性疟疾活性**。

15. 双环倍半萜马桑毒素和羟基马桑毒素用于治疗**精神分裂症**。

16. 薁类化合物也属于**双环倍半萜**。

17. 薁类化合物沸点一般在**250~300℃**。

18. 薁类化合物溶于有机溶剂，不溶于水，可溶于强酸，加水稀释又可析出，故可用**60%~65%硫酸或磷酸**提取。

19. 莪术根挥发油中分得的**莪术醇为薁类衍生物**，具有抗肿瘤活性作用。

20. 三环倍半萜环桉醇有很强的**抗金黄色葡萄球菌作用和抗白色念珠球菌活性**。

21. 挥发油存在于植物的**腺毛、油室、油管、分泌细胞或树脂道**等各种组织和器官中。

22. 薄荷油存在于薄荷叶的**腺鳞中**。

23. 桉叶油存在于桉叶的**油腔中**。

24. 茴香油存在于小茴香果实的**油管中**。

25. 玫瑰油存在于玫瑰花瓣**表皮分泌细胞中**。

26. 姜油存在于**生姜根茎的油细胞中**。

27. 松节油存在于**松树的树脂道中**。

28. 薄荷、紫苏的**叶**，荆芥的**全草**，檀香的**树干**，桂树的**皮**，当归的**根**，茴香的**果实**，柠檬的**果皮**，丁香的**花**，白豆蔻的**种子**等部位含挥发油量都较高。

29. 樟属植物树皮多含**桂皮醛**，叶则主要含**丁香酚**，而根含**樟脑**。

30. 芫荽的果实称胡荽子，当果实未成熟时主要含**癸醛**，成熟时癸醛则转化为**芳樟醇**。

31. 柑橘的绿色果皮以**芳樟醇含量较多**，而成熟的果皮则以**柠檬烯含量较多**。

32. 丁香含挥发油达**14%**以上。

33. 挥发油多具有**止咳**、**平喘**、**祛痰**、**消炎**、**祛风**、**健胃**、**解热**、**镇痛**、**解痉**、**杀虫**、**抗癌**、**利尿**、**降压**和**强心**等药理作用。

34. 薄荷油含薄荷醇约**80%**,山苍子油含柠檬醛80%等。

35. 挥发油因挥发而**不留油迹**,脂肪油则留下**永久性油迹**,据此可区别二者。

36. 挥发油不溶于水,易溶于**石油醚**、**乙醚**、**二硫化碳**、**油脂**等亲脂性有机溶剂,在高浓度的乙醇中能溶解。

37. 挥发油相对密度一般在 **0.85~1.065** 之间。

38. 挥发油几乎均有光学活性,比旋度在 **+97°~+117°** 范围内。

39. 挥发油多具有强的折光性,折光率在 **1.43~1.61** 之间。

40. 挥发油的沸点一般在 **70~300℃** 之间。

41. 制备挥发油方法的选择要合适,产品也要装入**棕色瓶内**密塞并低温保存。

42. **酸值、酯值和皂化值**是不同来源挥发油所具有的重要化学常数,也是衡量其质量的重要指标。

43. 含萜类化合物的常用中药有**穿心莲**、**青蒿**、**龙胆**。

44. 穿心莲为**爵床科植物**穿心莲的干燥地上部分。

45. 穿心莲中**穿心莲内酯**含量最高,为其主要活性成分。

46. 《中国药典》以穿心莲内酯、新穿心莲内酯、14-去氧穿心莲内酯、脱水穿心莲内酯为指标成分对穿心莲进行含量测定，总量不得少于**1.5%**。

47. 穿心莲内酯又称穿心莲乙素，为无色方形或长方形结晶，<u>味极苦</u>。

48. 穿心莲内酯熔点**230~232℃**，易溶于丙酮、甲醇、乙醇，微溶于三氯甲烷、乙醚，难溶于水、石油醚、苯。

49. 穿心莲内酯为穿心莲抗炎作用的主要活性成分，临床已用于治疗<u>急性菌痢、胃肠炎、咽喉炎、感冒发热</u>等。

50. 青蒿为<u>菊科植物</u>黄花蒿的干燥地上部分。

51. **青蒿素**是青蒿中的主要抗疟成分，**青蒿素**及其衍生物对疟原虫红细胞内期有杀灭作用，但对红细胞外期和红细胞前期无效。

52. <u>**青蒿琥酯钠**</u>可供静脉注射以抢救血栓型恶性疟疾，蒿甲醚不仅是一种高效的抗疟药，而且对急性上感高热有较好的退热作用。

53. 《中国药典》以龙胆苦苷为指标成分对龙胆进行含量测定，龙胆中含量不得少于**3.0%**；坚龙胆中含量不得少于**1.5%**。

54. 含挥发油的常用中药有**薄荷、莪术、艾叶、肉桂**。

55. 薄荷油的质量优劣主要依据其中**薄荷醇（薄荷脑）含量的高低**而定。

56. 《中国药典》以挥发油作为薄荷质量控制指标，要求其含量不得少于**0.8%（mL/g）**，同时规定，薄荷脑也作为指标成分，采用气相色谱法测定，含量不得少0.2%。

57. 薄荷超量服用后不良反应主要可引起**中枢麻痹**。

58. 莪术为**姜科植物**蓬莪术、广西莪术或温郁金的干燥根茎。

59. 莪术含挥发油**1.0%~2.5%**。

60. 莪术可显著**扩张外周血管**，使股动脉血管阻力降低，血流量增加。

61. 莪术可降低**全血黏度**，加快**血流速度**，改善**血液循环**，抑制**血栓形成**。

62. 莪术油注射液禁忌与**头孢曲松、头孢拉定、头孢哌酮、庆大霉素、呋塞米**配伍使用。

63. 艾叶为**菊科植物艾**的干燥叶。

64. 艾叶的化学成分主要有**挥发油、黄酮和三萜类**成分。

65. 艾叶含挥发油**0.45%~1.00%**。

66. 《中国药典》以**桉油精（桉叶素）和龙脑**为指

标成分,采用气相色谱法对艾叶进行含量测定,要求含桉油精不得少于0.050%,含龙脑不得少于0.020%。

67. 艾叶有**抗菌**作用,艾叶油对链球菌、金黄色葡萄球菌等有抑制作用。

68. 肉桂为**樟科植物**肉桂的干燥树皮。

69. 肉桂皮含挥发油**1%~2%**。

70. 《中国药典》以**桂皮醛**为指标成分对肉桂进行含量测定,并以挥发油作为质量控制指标,要求其含量不得少于1.2%(mL/g)。

71. 肉桂具有**降血糖、降血脂、抗炎、抗补体、抗肿瘤、抗菌**等方面的作用。

72. 肉桂中**原花青素成分**具有抗糖尿病的药理作用。

73. 肉桂醛占肉桂挥发油总量的**80%**左右,具有很强的杀菌作用。

历年考题

【A型题】1. 具过氧桥结构,属倍半萜内酯类的化合物是(　　)

A. 青藤碱　　　　　　　B. 天麻素
C. 常山碱　　　　　　　D. 小檗碱
E. 青蒿素

【考点提示】E。单环倍半萜青蒿素是从中药青蒿

（黄花蒿）中分离得到的具有过氧结构的倍半萜内酯，有很好的抗恶性疟疾活性。

【B型题】（2~4题共用备选答案）

A. 艾叶　　　　　　　B. 五味子
C. 黄芩　　　　　　　D. 黄连
E. 葛根

2. 按《中国药典》规定，含量测定的指标成分为桉油精的中药是（　　）

3. 按《中国药典》规定，含量测定的指标成分为木脂素类的中药是（　　）

4. 按《中国药典》规定，含量测定的指标成分为小檗碱的中药是（　　）

【考点提示】A、B、D。艾叶的化学成分主要有挥发油、黄酮和三萜类成分。《中国药典》以桉油精（桉叶素）为指标成分，采用气相色谱法进行含量测定。五味子含木脂素较多。《中国药典》采用高效液相色谱测定药材中五味子醇甲的含量，要求不得少于0.40%。黄连的有效成分主要是生物碱，已经分离出来的生物碱有小檗碱、巴马汀、黄连碱、甲基黄连碱、药根碱和木兰碱等。《中国药典》以盐酸小檗碱为指标成分进行含量测定。

【X型题】5. 中药挥发油中萜类化合物的结构类型主要有（　　）

A. 单萜 B. 倍半萜
C. 二倍半萜 D. 三萜
E. 四萜

【考点提示】AB。萜类在挥发油的组成成分中所占比例最大，主要是单萜、倍半萜及其含氧衍生物。

【X型题】6. 评价挥发油质量的物理常数有（　　）
A. 比旋度 B. 折光率
C. 相对密度 D. 熔点
E. 闪点

【考点提示】ABC。挥发油相对密度一般在0.85～1.065之间。挥发油几乎均有光学活性。多具有强的折光性，沸点一般在70～300℃之间。

【X型题】7. 属于环烯醚萜类的化合物有（　　）
A. 黄芪甲苷 B. 栀子苷
C. 苦杏仁苷 D. 甜菊苷
E. 京尼平苷

【考点提示】BE。C-4位有取代基的环烯醚萜苷：C-4位取代基多为甲基或羧基、羧酸甲酯、羟甲基。如存在于清热泻火中药栀子中的主要有效成分栀子苷、京尼平苷和京尼平苷酸等。

第七节 三萜与甾体化合物

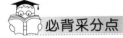

1. <u>皂苷</u>在薯蓣科、百合科、毛茛科、五加科、伞形科和豆科等中分布最为广泛。

2. 皂苷的结构可分为<u>苷元和糖</u>两个部分。

3. 苷元为三萜类化合物则称为<u>三萜皂苷</u>，苷元为螺甾烷类化合物，则称为甾体皂苷。

4. 苷元的一个羟基或羧基与糖形成的苷称为<u>单糖链皂苷</u>，由两个羟基或羧基与糖形成的苷称为<u>双糖链皂苷</u>。

5. 四环三萜包括<u>羊毛甾烷型、达玛烷型</u>。

6. 五环三萜主要类型包括<u>齐墩果烷型、乌苏烷型和羽扇豆烷型</u>等。

7. 齐墩果烷型又称<u>β-香树脂烷型</u>。

8. 乌苏烷型又称α-香树脂烷型或熊果烷型，此类三萜大多是<u>乌苏酸</u>（又称熊果酸）的衍生物。

9. 羽扇豆烷型的结构特点是E环为<u>五元碳环</u>。

10. 甾体皂苷分类主要有<u>螺旋甾烷醇类、异螺旋甾烷醇类、呋甾烷醇类和变形螺旋甾烷醇类</u>等。

11. 甾体皂苷分子中不含羧基，呈中性，故又称<u>中</u>

性皂苷。

12. 常见的甾体皂苷元如**薯蓣皂苷元和海可皂苷元**是异螺旋甾烷醇型衍生物。

13. **剑麻皂苷元和菝葜皂苷元**是螺旋甾烷醇型衍生物。

14. 强心苷是存在于生物界中的一类对心脏有显著生理活性的**甾体苷类**。

15. 强心苷主要分布于**夹竹桃科**、玄参科、百合科、萝藦科、十字花科、毛茛科和**桑科**等。

16. 中药蟾酥是一类具有强心作用的**甾体化合物**，但不属于苷类，属于蟾毒配基的脂肪酸酯类。

17. 强心苷由**强心苷元与糖**缩合而成。

18. 天然存在的**强心苷元**是 C_{17} 侧链为不饱和内酯环的甾体化合物。

19. 强心苷元分为**甲型强心苷元（强心甾烯类）和乙型强心苷元（海葱甾二烯或蟾蜍甾二烯类）**。

20. 常春藤皂苷为**针状结晶**。

21. 大多数皂苷极性较大，易溶于水、热甲醇和乙醇等极性较大的溶剂，难溶于**丙酮、乙醚**等有机溶剂。

22. 皂苷在含水正丁醇中有较大的溶解度，因此**正丁醇**常作为提取皂苷的溶剂。

23. 皂苷的水溶液大多能破坏红细胞，产生**溶血**现象。

24. 甘草皂苷的溶血指数为**1∶4000**。

25. 人参总皂苷没有溶血现象，但是经过分离后的以**人参三醇及齐墩果酸为苷元的人参皂苷**却有显著的溶血作用，而以**人参二醇为苷元的人参皂苷**则有抗溶血作用。

26. 皂苷显色反应有**Liebermann 反应、三氯乙酸反应、五氯化锑反应、芳香醛－硫酸或高氯酸反应**。

27. **芳香醛**常作为甾体皂苷的显色剂。

28. 研究强心苷组成、改造强心苷结构的重要方法是**水解反应**。

29. 常用碱的水溶液提取**胆汁酸**。

30. 含三萜皂苷类化合物的常用中药有**人参、三七、甘草、黄芪、合欢皮、商陆、柴胡**。

31. 人参为**五加科植物**人参的干燥根和根茎，是传统名贵中药。

32. 人参皂苷为人参的主要有效成分之一。《中国药典》以**人参皂苷**为指标成分对人参、红参和人参叶进行含量测定。

33. 人参皂苷可以分为三类，分别是**人参皂苷二醇型 (A 型)、人参皂苷三醇型（B 型）和齐墩果酸型（C 型）**。

34. **人参皂苷、人参多糖**是人参提高免疫功能的有效成分。

35. 人参对血压有双向调节作用，小剂量可使**血压升高**，大剂量使**血压下降**。

36. 人参还具有调节胃肠功能、保护胃黏膜、促进**胃溃疡愈合**的作用。

37. 长期服用人参或剂量过大，可引起**兴奋、失眠、心悸、口干舌燥和口舌生疮**等症状。

38. 人在内服 3% 人参酊剂 100mL 后，仅感到轻度不安和兴奋；超过 200mL 可出现**全身玫瑰疹、瘙痒、眩晕、头痛、体温升高及出血**等中毒现象。

39. 三七中主要化学成分是三萜皂苷类，含量高达 **12%**。

40. 《中国药典》以**人参皂苷 Rg_1、人参皂苷 Rb_1 及三七皂苷 R_1** 为指标成分对三七进行含量测定。

41. 三七具有较强的**止血**作用。

42. 三七、三七总皂苷可**抑制血小板聚集，激活尿激酶，促进纤维蛋白溶解**。

43. **三七皂苷**可舒张血管，其中对冠状动脉的血管舒张作用最强，并具有一定的血管内皮依赖性。

44. 甘草所含的三萜皂苷以**甘草皂苷**含量最高。

45. 甘草皂苷又称**甘草酸**，为甘草中的甜味成分，无色柱状结晶。

46. 甘草皂苷易溶于**稀热乙醇**，几乎不溶于无水乙醇或乙醚，但极易溶于稀氨水中，通常利用该性质提取甘草皂苷。

47. 甘草皂苷水溶液有微弱的**起泡性和溶血性**。

48. 甘草能促进**咽喉和支气管黏膜的分泌**，呈现祛痰镇咳的作用。

49. 甘草对药物、动物毒素、细菌毒素等多种因素中毒均有一定的解毒作用，其解毒作用的有效成分主要为**甘草酸和甘草次酸**。

50. 黄芪具有**补气固表、利尿托毒、排脓、敛疮生肌**等功效。

51. 黄芪甲苷是黄芪中主要生理活性成分，具有**抗炎、降压、镇痛、镇静**作用，并能促进再生肝脏 DNA 合成和调节机体免疫力。

52. 《中国药典》以**黄芪甲苷和毛蕊异黄酮葡萄糖苷**为指标成分对黄芪进行药材和饮片的含量测定，要求药材含**黄芪甲苷**不得少于 0.080%，饮片含**黄芪甲苷**不得少于 0.60%；要求药材和饮片含**毛蕊异黄酮葡萄糖苷**不得少于 0.020%。

53. 黄芪具有**增强免疫功能，强心，扩张外周血管、冠状血管及肾血管，改善微循环，抑制血小板聚集**等作用。

54. 黄芪煎液、黄芪注射液等对机体免疫功能有显著促进作用，主要成分为**黄芪多糖和黄芪甲苷**。

55. 合欢皮为**豆科植物**合欢的干燥树皮。

56. 合欢皮极性部分的主要成分是**三萜皂苷**。

57. 合欢皮属**养心安神药**。

58.《中国药典》以**商陆皂苷甲（商陆皂苷 A）**为指标成分对商陆进行含量测定，含量不得少于 0.15%。

59. 柴胡为**伞形科植物**狭叶柴胡或柴胡的干燥根。

60. 柴胡中含有的总皂苷为 **1.6%~3.8%**。

61. 柴胡中所含皂苷均为三萜皂苷，柴胡的主要有效成分是**柴胡皂苷**。

62. **柴胡皂苷、皂苷元 A 和挥发油**是柴胡解热的主要有效成分。

63. 柴胡水提物、柴胡粗皂苷、柴胡皂苷和柴胡挥发油有**抗炎**作用。

64. 含甾体皂苷类化合物的常用中药有**麦冬、知母**。

65. 麦冬为**百合科植物**麦冬的干燥块根。

66.《中国药典》以鲁斯可皂苷元为对照品，测定麦冬总皂苷含量，要求含量不得少于 **0.12%**。

67. 麦冬所含的甾体皂苷元主要为**螺旋甾烷醇型**。

68. 麦冬提取物具有**抗心肌缺血**的作用。

69. 知母为**百合科植物**知母的干燥根茎。

70. 知母中的化学成分主要为**甾体皂苷和芒果苷**，还含有木脂素、甾醇、鞣质、胆碱等成分。

71.《中国药典》将知母皂苷 BⅡ 和芒果苷定为知母药材的质量控制成分，要求知母皂苷 BⅡ 含量不少于

3.0%,芒果苷的含量不少于**0.7%**。饮片指标低于原药材,如盐知母要求知母皂苷BⅡ含量不得少于**2.0%**,芒果苷含量不得少于**0.40%**。

72. 知母解热的主要有效成分是**菝葜皂苷元和知母皂苷**。

73. **知母皂苷**能够抑制α-葡萄糖苷酶。

74. 含强心苷类化合物的常用中药有**香加皮、罗布麻叶**。

75. 香加皮为**萝藦科植物**杠柳的干燥根皮。

76. 香加皮中含有强心苷类化合物为**甲型强心苷**,其中杠柳毒苷和杠柳次苷为主要成分。

77. 香加皮有一定毒性,香加皮毒性的主要来源是**杠柳毒苷**。

78. 香加皮中毒后**血压先升而后下降**,心收缩力增强,继而减弱,心律不齐,乃至心肌纤颤而死亡。

79. 香加皮的临床不良反应主要是恶心、呕吐、腹泻等**胃肠道症状**及心率减慢、早搏、房室传导阻滞等**心律失常**表现。

80. 罗布麻叶为**夹竹桃科植物**罗布麻的干燥叶。

81. 罗布麻叶中所含强心苷主要是**甲型强心苷**。

82. 强心苷是治疗心力衰竭的重要药物,用于治疗充血性**心力衰竭**。

83. 洋地黄中毒可导致**心律失常**。

84. 含胆汁酸类成分的常用中药包括**牛黄、熊胆**。

85. 牛黄为**解痉、镇静、解热、解毒**中药。

86. 牛黄约含**8%胆汁酸**，主要成分为胆酸、去氧胆酸和石胆酸。

87. 《中国药典》以胆酸和胆红素为牛黄的质量控制成分，要求胆酸含量不少于**4.0%**，胆红素含量不得少于**25.0%**。

88. 熊胆具有**清热、解痉、明目和杀虫**等功效。

89. 熊胆主要有效成分为**牛磺熊去氧胆酸**。

90. 含强心苷元成分的常用动物药是**蟾酥**。

91. 《中国药典》以**蟾酥灵、华蟾酥毒基和脂蟾酥配基**为指标成分对蟾酥进行含量测定，要求总量不得少于7.0%。

92. 《中国药典》以**β-蜕皮甾酮**为指标成分对牛膝进行含量测定，要求其含量不得少于0.030%。

93. 牛膝具有**抗凝血、延缓衰老、调脂、增强免疫、抗肿瘤**等作用。

历年考题

【A 型题】1. 含强心苷类成分杠柳毒苷的中药是(　　)

A. 柴胡 B. 香加皮
C. 甘草 D. 知母
E. 合欢皮

【考点提示】B。香加皮中含有的强心苷类化合物为甲型强心苷，其中杠柳毒苷和杠柳次苷为主要成分，该类强心苷的苷元主要有两类：periplogenin 和 xysmalogenin。

【A型题】2. 我国药物学家屠呦呦受《肘后备急方》"取青蒿一握，以水二升，渍，绞取汁，尽服之"治疗疟疾的启发，进而使用乙醚冷浸提取青蒿，经分离、筛选出抗疟成分青蒿素，最终获得诺贝尔生理学或医学奖。青蒿素的结构类型是（　　）

A. 三萜 B. 二萜内酯
C. 单内酯 D. 倍半萜内酯
E. 裂环环烯醚萜

【考点提示】D。青蒿所含萜类化合物有蒿酮、异蒿酮（isoartemisia ketone）、桉油精（cineole）、樟脑等单萜，青蒿素、青蒿甲素（qinghaosu A）、青蒿乙素（qinghaosu B）、青蒿丙素（qinghaosu C）及青蒿酸等倍半萜以及 β-香树脂醋酸酯等三萜化合物，其中倍半萜内酯化合物研究得最为深入。

【A型题】3. 含有强心苷的中药是（　　）
A. 知母 B. 香加皮

C. 白术　　　　　　　　D. 淫羊藿

E. 合欢皮

【考点提示】B。香加皮、罗布麻叶主要含强心苷类化合物。

【A型题】4. 含胆酸的中药是(　　)

A. 蟾酥　　　　　　　　B. 牛黄

C. 水蛭　　　　　　　　D. 地龙

E. 僵蚕

【考点提示】B。牛黄约含8%胆汁酸，主要成分为胆酸、去氧胆酸和石胆酸。

【B型题】(5~6题共用备选答案)

A. 乌苏烷型　　　　　　B. 羊毛甾烷型

C. 齐墩果烷型　　　　　D. 达玛烷型

E. 羽扇豆烷型

5. 熊果酸的结构类型是(　　)

6. 柴胡皂苷a的结构类型是(　　)

【考点提示】A、C。乌苏烷型又称α-香树脂烷型或熊果烷型，此类三萜大多是乌苏酸（又称熊果酸）的衍生物。柴胡皂苷元为齐墩果烷衍生物。

【X型题】7. 主要化学成分为三萜皂苷的中药有(　　)

A. 甘草　　　　　　　　B. 黄芪

C. 人参　　　　　　　　D. 三七

E. 合欢皮

【考点提示】ABCDE。含三萜皂苷类化合物的常用中药有人参、三七、甘草、黄芪、合欢皮、商陆、柴胡。

第八节 其他化学成分

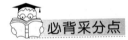

必背采分点

1. 有机酸是一类**含羧基**的化合物。

2. 鸦胆子的抗癌活性成分为**油酸**。

3. 地龙止咳平喘的活性成分为**丁二酸**。

4. 巴豆的致泻成分为**巴豆油酸**。

5. 丹参扩张冠状动脉的活性成分之一为**乳酸**。

6. 有机酸按其结构特点可分为**芳香族、脂肪族和萜类有机酸**三大类。

7. 桂皮酸类衍生物的结构特点是基本结构为**苯丙酸**，取代基多为羟基、甲氧基等。

8. 含有马兜铃酸的中药有**马兜铃、关木通、广防己、细辛、天仙藤、青木香、寻骨风**等。

9. 甘草次酸、齐墩果酸等属于萜类化合物，是**萜类有机酸**。

10. 低级脂肪酸和不饱和脂肪酸大多为**液体**，高级脂肪酸、脂肪二羧酸、脂肪三羧酸和芳香酸大多为**固体**。

11. 低分子脂肪酸和含极性基团较多的脂肪酸**易溶于水**，难溶于亲脂性有机溶剂。

12. 高分子脂肪酸和芳香酸大多为**亲脂性化合物**，易溶于亲脂性有机溶剂而难溶于水。

13. 有机酸均能溶于**碱水**。

14. 含有机酸的常用中药有**金银花、当归、丹参、马兜铃**。

15. 金银花为**忍冬科植物**忍冬的干燥花蕾或带初开的花，为常用中药。

16. 绿原酸呈较强的酸性，能使**石蕊试纸变红**，可与碳酸氢钠形成有机酸盐。

17. 金银花的主要抗菌有效成分是**绿原酸和异绿原酸**。

18. 当归为**伞形科植物**当归的干燥根。

19. 当归有机酸类成分主要包括**阿魏酸、香草酸、烟酸和琥珀酸**等。

20. 《**中国药典**》以**阿魏酸**为指标成分对当归进行鉴别和含量测定。

21. 当归具有**促进造血**，调节血压，抑制子宫平滑肌收缩，抗肝损伤，抗炎镇痛，**提高免疫力**，抗凝血，改善微循环，降血脂等作用。

22. 丹参为**唇形科植物**丹参的干燥根和根茎。

23. 丹参中的化学成分主要分为脂溶性的**二萜醌类化合物**和水溶性的**酚酸类**成分。

24. 丹参中酚性酸的主要成分是**丹酚酸 B**。

25. 果实中鞣质含量随其逐渐成熟而**下降**。

26. 鞣质生物活性包括：①收敛作用；**②抗菌、抗病毒作用**；③解毒作用；④降压作用；⑤驱虫作用；⑥清除体内自由基和对神经系统的抑制作用及降低血清中尿素氮的含量和抗变态反应、抗炎作用等。

27. 中药诃子含 20%～40% 的鞣质，但经酸水解后可缩合成为不溶于水的高分子鞣酐，又称**鞣红**。

28. 鞣质是多元酚类化合物，易被氧化，具有较强的还原性，能还原**多伦试剂和费林试剂**。

29. 除去鞣质的方法有**冷热处理法、石灰法、铅盐法、明胶法、聚酰胺吸附法、溶剂法**。

30. 含可水解鞣质的中药是**五倍子**。

31. 五倍子中的主要有效成分为**鞣质**。

32. 《中国药典》收载的五倍子鞣质，称为鞣酸，又叫**单宁酸**。

33. 天花粉蛋白有**引产**作用。

34. 半夏鲜汁中的半夏蛋白具有**抑制早期妊娠**作用。

35. 中药制剂生产中常用**水煮醇沉法**除去蛋白质。

36. 蛋白质由于存在大量肽键，将其溶于碱性水溶液中，加入少量硫酸铜溶液，即显紫色或深紫红色，称为**双缩脲反应**，是鉴别蛋白质的常用方法。

37. **加热、加入电解质或重金属盐**等均能使酶失去活性。

38. 水蛭主含蛋白质，含有 **17** 种氨基酸。

39. 不同种水蛭分离出的活性成分是不相同的，大致可以分为两大类：一类是直接作用于凝血系统的成分，包括凝血酶抑制剂以及其他一些血液凝固的物质，如**水蛭素、菲牛蛭素、森林山蛭素**等；第二类是其他蛋白酶抑制剂及其他活性成分，如**溶纤素、待可森**等。

40. **水蛭素**是水蛭的主要有效成分。

41. 水蛭素的二级和三级结构对其抗凝活性起决定性作用，**二硫键**是决定其分子结构的稳定性，保持高抗凝活性的关键。

42. 水蛭具有**抗凝血、抗血栓形成、改善血液流变性、脑保护、抗脑缺血、抗炎、保护肾脏、抗组织纤维化**等作用。

43. 香菇多糖、灵芝多糖、猪苓多糖等均具有**抗肿瘤**作用。

44. 昆布中的昆布素有**治疗动脉粥样硬化**作用。

45. 黄芪多糖和人参多糖具有**免疫调节**作用。

46. 银耳多糖能有效地**保护肝细胞**。

47. 中药中常见的多糖为**淀粉、菊糖、黏液质、果胶、树胶、纤维素和甲壳质**等。

48. 《中国药典》以**麝香酮**为指标成分对麝香进行含量测定。

49. 麝香酮为油状液体,沸点**328℃**。

50. 麝香酮难溶于水,易溶于**乙醇**。

51. 斑蝥中主要含单萜类成分**斑蝥素**。

52. 斑蝥中主要有效成分是**斑蝥素**,也是毒性成分。

53. 斑蝥中斑蝥素具有**抗癌**作用。

历年考题

【A型题】试卷附图中,原植物属于忍冬科的药材是( )

A. 图1

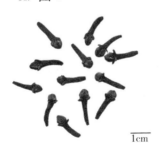

1cm

B. 图2

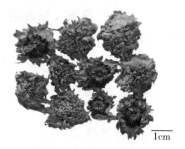

C. 图3

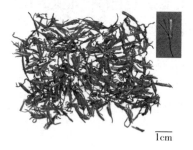

D. 图4

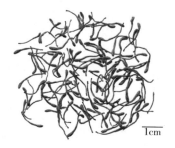

E. 图5

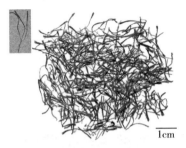

1cm

【考点提示】D。金银花为忍冬科植物忍冬的干燥花蕾或带初开的花,为常用中药。

第四章　常用中药的鉴别

第一节　常用植物类中药的鉴别

必背采分点

1. 双子叶植物的根表面常为**栓皮，较粗糙**。

2. 单子叶植物的根表面常无栓皮而为**表皮**，有的仅具较薄的栓化组织。

3. 鳞茎的地下茎呈扁平皿状，节间极短，称鳞茎盘，上面有肉质肥厚的鳞叶，如**百合、川贝母**等。

4. 块茎常呈不规则块状或类球形，如**天麻、半夏**等。

5. 蕨类植物的根茎表面常有**鳞片或鳞毛**，有的根茎上密布叶柄残基。

6. 狗脊为**蚌壳蕨科植物**金毛狗脊的干燥根茎。

7. 狗脊主产于**福建、四川**等省。

8. 狗脊适宜**秋、冬**二季采挖。

9. 狗脊药材性状呈**不规则的长块状**，长 10~30cm，直径 2~10cm。

10. 表面深棕色，残留金黄色绒毛，上面有数个红棕色的木质叶柄，下面残存黑色细根。质坚硬，不易折断；无臭，味淡、微涩的药材是**狗脊**。

11. 熟狗脊片呈黑棕色，质坚硬，**木质部环纹明显**。

12. 狗脊药材以**肥大、质坚硬、无空心者**为佳；饮片以厚薄均匀、外表无绒毛、质坚实、无空心者为佳。

13. 绵马贯众为**鳞毛蕨科植物**粗茎鳞毛蕨的干燥根茎和叶柄残基。

14. 绵马贯众主产于**黑龙江、吉林、辽宁**等省。

15. 绵马贯众适宜**秋季采挖**。

16. 表面有纵棱线，质硬而脆，断面略平坦，棕色，有黄白色维管束 5~13 个，环列。气特异，味初淡而微涩，后渐苦、辛的药材是**绵马贯众**。

17. 绵马贯众炭呈不规则厚片或碎片。表面**焦黑色，内部焦褐色**。味涩。

18. 细辛为马兜铃科植物北细辛、汉城细辛或华细辛的干燥根和根茎。前两种习称"**辽细辛**"。

19. 北细辛和汉城细辛主产于**吉林、辽宁、黑龙江**等地。

20. 华细辛主产于陕西、四川、湖北、江西、安徽等省。一般以东北所产"**辽细辛**"为道地药材。

21. 北细辛表面**灰黄色**，平滑或具纵皱纹；有须根及须根痕；质脆，易折断，断面平坦，黄白色或白色。气辛香，味辛辣、麻舌。

22. 大黄为**蓼科植物**掌叶大黄、唐古特大黄或药用大黄的干燥根及根茎。

23. 商品中以**掌叶大黄产量大**，唐古特大黄次之，药用大黄产量较少。

24. 大黄适宜**秋末茎叶枯萎或次春植株发芽前**采挖。

25. 多具绳孔及粗皱纹，质坚实，断面淡红棕色或黄棕色，显颗粒性；**根茎髓部宽广，有"星点"环列或散在**；根木部发达，具放射状纹理，形成层环明显，无"星点"。气清香，味苦而微涩，嚼之黏牙，有沙粒感的药材是**大黄**。

26. 药材大黄以**个大、身干、质坚实、气清香、味苦而微涩**者为佳。

27. 饮片大黄呈类圆形或不规则形厚片或块，大小不等。外表皮黄棕色或棕褐色，有纵皱纹及疙瘩状隆起。**切面黄棕色至淡红棕色**，较平坦，有明显散在或排列成环的星点，有空隙。

28. 酒大黄：形如大黄片，表皮**深棕黄色**，有的可见焦斑。微有酒香气。

29. 熟大黄：呈不规则块片，表面**黑色**。断面中间隐约可见放射状纹理，质坚硬，气微香。

30. 大黄、酒大黄、熟大黄、大黄炭的显微鉴别：草酸钙簇晶**大而多，直径 20～160 μm，有的至 190 μm**。大黄粉末微量升华，可见菱状针晶或羽状结晶。

31. 虎杖主产于**江苏、浙江、安徽、广东、广西、四川**等地。

32. 虎杖适宜**春、秋**二季采挖。

33. 外皮棕褐色，有**纵皱纹及须根痕**，切面皮部较薄，木部宽广，棕黄色，射线呈放射状，皮部与木部较易分离。根茎髓中有隔或呈空洞状。质坚硬。气微，味微苦、涩的药材为**虎杖**。

34. 何首乌为**蓼科植物**何首乌的干燥块根。

35. 何首乌主产于**河南、湖北、广西、广东、贵州、四川、江苏**等地。

36. 何首乌适宜**秋、冬二季叶枯萎时**采挖。

37. 何首乌体重，质坚实，不易折断，切断面浅黄棕色或浅红棕色，显粉性，皮部有 4～11 个类圆形异型维管束环列，形成**云锦状花纹**，中央木部较大，有的呈木心。气微，味微苦而甘涩。

38. 药材何首乌以**个大、身干、表面红褐色、断面显云锦状花纹、质坚粉性**足者为佳。

39. 牛膝为**苋科植物**牛膝的干燥根。

40. 牛膝主要栽培于河南省武陟、沁阳等地，为"**四大怀药**"**之一**，河北、山东、辽宁等地亦产。

41. 牛膝适宜**冬季茎叶枯萎时**采挖。

42. 牛膝外表皮灰黄色或淡棕色，有**微细的纵皱纹及横长皮孔样凸起**。

43. 牛膝质硬脆，**易折断，受潮变软**。切面平坦，淡棕色或棕色，略呈角质样而油润，中心维管束木部较大，黄白色，其外围散有多数黄白色点状维管束，断续排列成 2~4 轮。气微，味微甜而稍苦涩。以**根粗长、肉肥、皮细、黄白色**者为佳。

44. 酒牛膝形如牛膝段。表面**颜色略深，偶有焦斑**。微有酒香气。

45. 川牛膝主产于四川，以**四川天全县、宝兴县所产**质量最佳。云南、贵州、西藏、湖北、湖南等地亦有栽培。

46. 川牛膝质韧，**不易折断，断面浅黄色或棕黄色**，维管束点状，排列成数轮同心环。气微，味甜。

47. 商陆为**商陆科植物**商陆或垂序商陆的干燥根。

48. 商陆主产于**湖南、湖北、安徽、陕西**等地。

49. 商陆适宜**秋季至次春**采挖。

50. 切面浅黄棕色或黄白色，木部隆起，形成数个凸起的同心性环轮，俗称"**罗盘纹**"，质硬；气微，味稍甜，久嚼麻舌的药材是**商陆**。

51. 银柴胡为**石竹科植物**银柴胡的干燥根。

52. 银柴胡主产于**宁夏、陕西、甘肃及内蒙古**等地。

53. 银柴胡适宜**春、夏间植株萌发或秋后茎叶枯萎**时采挖，栽培品于种植后第三年 9 月中旬或第四年 4 月中旬采挖。

54. 银柴胡表面浅棕黄色至浅棕色，有扭曲的纵皱纹及支根痕，多具孔穴状或盘状凹陷，习称"**砂眼**"，从砂眼处折断可见棕色裂隙中有细砂散出。

55. 根头部略膨大，有密集的呈疣状凸起的芽孢、茎或根茎的残基，习称"**珍珠盘**"。质硬而脆，易折断，断面不平坦，较疏松，有裂隙，皮部甚薄，木部有黄、白色相间的放射状纹理的药材是**银柴胡**。

56. 银柴胡以**根长均匀、外皮淡棕黄色、断面黄白色、质较疏松**者为佳。

57. 太子参主产于**江苏、山东、安徽、贵州**等地。

58. 太子参适宜**夏季茎叶大部分枯萎**时采挖。

59. 表面灰黄色至黄棕色，较光滑，微有纵皱纹，凹陷处有须根痕。顶端有茎痕。质硬而脆，断面较平坦，周边淡黄棕色，中心淡黄白色，角质样的药材是**太子参**。

60. 威灵仙为**毛茛科植物**威灵仙、棉团铁线莲或东北铁线莲的干燥根和根茎。

61. 威灵仙主产于**江苏、浙江、江西、湖南**等地；棉团铁线莲主产于东北及山东省；东北铁线莲主产于东北地区。

62. 威灵仙适宜**秋季采挖**，除去泥沙，晒干。

63. 药材威灵仙，根茎呈柱状，**长 1.5～10cm，直径 0.3～1.5cm**；表面淡棕黄色；顶端残留茎基；质较坚韧，断面纤维性；下侧着生多数细根。根呈细长圆柱形，稍弯曲，长 7～15cm，直径 0.1～0.3cm；表面黑褐色，有细纵纹，有的皮部脱落，露出黄白色木部；质硬脆，易折断，断面皮部较广，木部淡黄色，略呈方形，皮部与木部常有裂隙。气微，味淡。

64. 东北铁线莲：根茎呈柱状，长 1～11cm，直径 0.5～2.5cm。根较密集，长 5～23cm，直径 0.1～0.4cm，表面**棕黑色**，断面**木部近圆形**。味辛辣。

65. 川乌为**毛茛科植物**乌头的干燥母根。

66. 川乌适宜**6 月下旬至 8 月上旬**采挖。

67. 表面棕褐色或灰棕色，皱缩，有小瘤状侧根及子根脱离后的痕迹；质坚实，断面类白色或浅灰黄色，形成层环纹呈多角形；气微，味辛辣、麻舌的药材是**川乌**。

常用中药的鉴别 第四章

68. 药材川乌以**饱满、质坚实、断面白色、有粉性**者为佳。

69. 草乌为**毛茛科植物**北乌头的干燥块根。

70. 草乌主产于东北、华北各省，为**野生品**。

71. 草乌适宜**秋季茎叶枯萎**时采挖。

72. 草乌顶端常有残茎和少数不定根残基，有的顶端一侧有一枯萎的芽，一侧有一圆形或扁圆形不定根残基（习称"**钉角**"）。

73. 草乌表面灰褐色或黑棕褐色，皱缩，有纵皱纹、点状须根痕和数个瘤状侧根。质硬，断面灰白色或暗灰色，有裂隙，形成层环纹多角形或类圆形，**髓部较大或中空**。

74. 附子适宜**6月下旬至8月上旬**采挖。

75. 盐附子以**个大、坚实、灰黑色、表面起盐霜**者为佳。黑顺片以**片大、厚薄均匀、表面油润光泽**者为佳。白附片以**片大、色白、半透明**者为佳。

76. 白芍主产于**浙江、安徽、四川、贵州、山东**等省，均系栽培。

77. 白芍适宜**夏、秋**二季采挖。

78. 白芍质坚实，不易折断，断面较平坦，类白色或略带棕红色，**形成层环明显，射线放射状**。

79. 白芍、炒白芍、酒白芍的显微鉴别：糊化淀粉团块甚多。草酸钙簇晶**直径11～35μm，存在于薄壁细胞中，常排列成行或一个细胞中含数个簇晶。纤维长棱形，直径 15~40μm，壁厚，微木化，具大的圆形纹孔。

80. 赤芍主产于**内蒙古和东北**等地；川赤芍主产于四川、甘肃、陕西等省。

81. 赤芍适宜**春、秋**二季采挖。

82. 赤芍表面棕褐色，粗糙，有**纵沟及皱纹**，并有须根痕及横长的皮孔样凸起，有的外皮易脱落。

83. 赤芍质硬而脆，易折断，断面粉白色或粉红色，皮部窄，**木部放射状纹理明显，有的有裂隙**。气微香，味微苦、酸涩。以根粗壮、断面粉白色、粉性大者为佳。

84. 表面灰黄色或黄褐色，粗糙，有不规则结节状隆起及须根、须根残基，有的节间表面平滑如茎秆，习称"**过桥**"。

85. 黄连、黄连片、酒黄连、姜黄连、萸黄连的显微鉴别：中柱鞘纤维束鲜黄色，纤维壁稍厚，纺锤形或梭形，纹孔明显。石细胞**类方形、类圆形、类长方形或近多角形**，直径 25~64μm，长至 102μm，黄色、壁厚，壁孔明显。鳞片表皮细胞绿黄色或黄棕色，细胞长方形或长多角形，壁微波状弯曲或作连珠状增厚。

86. 升麻主产于**黑龙江、吉林、辽宁**；河北、山西、陕西等省亦产。

87. 升麻**秋季**采挖，除去泥沙。

88. 升麻表面黑褐色或棕褐色，粗糙不平，有坚硬的细须根残留，上面有数个圆形空洞的茎基痕，**洞内壁显网状沟纹**；下面凹凸不平，具须根痕。

89. 升麻体轻，质坚硬，不易折断，**断面不平坦，有裂隙，纤维性，黄绿色或淡黄白色**。气微，味微苦而涩。

90. 药材升麻以**个大、质坚、表面色黑褐**者为佳。

91. 防己主产于**浙江、安徽、湖北、湖南、江西**等地。

92. 防己适宜**秋季**采挖。

93. 防己表面淡灰黄色，在弯曲处常有**深陷横沟而呈结节状的瘤块样**。

94. 防己体重，质坚实，断面平坦，灰白色，富粉性，有**排列较稀疏的放射状纹理**。气微，味苦。

95. 药材防己以**质坚实、粉性足、去净外皮**者为佳。

96. 北豆根为**防己科植物**蝙蝠葛的干燥根茎。

97. 北豆根主产于**东北及河北、山东、山西**等地。

98. 北豆根表面黄棕色至暗棕色，多有弯曲的细根，并可见**凸起的根痕和纵皱纹**，外皮易剥落。

99. 北豆根质韧，不易折断，断面不整齐，纤维细，**木部淡黄色，呈放射状排列，中心有髓**；气微，味苦。

100. 延胡索（元胡）为**罂粟科植物**延胡索的干燥块茎。

101. 延胡索（元胡）主产于**浙江东阳、磐安**；湖北、湖南、江苏等省亦产。多为栽培。

102. 延胡索（元胡）适宜**夏初茎叶枯萎**时采挖。

103. 延胡索（元胡）表面黄色或黄褐色，有不规则网状皱纹，顶端有略凹陷的茎痕，底部常有**疙瘩状凸起**。

104. 延胡索（元胡）质硬而脆，断面黄色，角质样，有**蜡样光泽**。气微，味苦。

105. 延胡索（元胡）以**个大、饱满、质坚实、断面色黄**者为佳。

106. 板蓝根为**十字花科植物**菘蓝的干燥根。

107. 板蓝根主产于**河北、江苏、河南、安徽**。

108. 板蓝根**秋季**采挖，除去泥沙，晒干。

109. 板蓝根表面淡灰黄色或淡棕黄色，有**纵皱纹、横长皮孔样凸起及支根痕**。

110. 板蓝根根头略膨大，可见暗绿色或暗棕色轮状排列的叶柄残基和密集的疣状凸起。体实，质略软，**断面皮部黄白色，木部黄色**。气微，味微甜后苦涩。

111. 南板蓝根为**爵床科植物马蓝**的干燥根茎及根。

112. 南板蓝根主产于**西南、华南**地区。

113. 南板蓝根适宜**夏、秋两季**采挖。

114. 南板蓝根根茎呈类圆形，多弯曲，有分枝，长

10~30cm，直径**0.1~1cm**。表面灰棕色，具细纵纹，节膨大，节上长有细根或茎残基；外皮易剥落，呈蓝灰色。

115. 南板蓝根质硬而脆，易折断，断面不平坦，皮部**蓝灰色**，木部**灰蓝色至淡黄褐色**，中央有髓。根粗细不一，弯曲有分枝，细根细长而柔软。气微，味淡。

116. 南板蓝根饮片呈类圆形的厚片。外表皮灰棕色或暗棕色。切面灰蓝色至淡黄褐色，中央有**类白色或灰蓝色海绵状的髓**。气微，味淡。

117. 地榆为**蔷薇科植物**地榆或长叶地榆的干燥根，后者习称"绵地榆"。

118. 地榆主产于**东北及内蒙古、山西、陕西**等地。

119. 地榆适宜**春季将发芽时或秋季植株枯萎后**采挖。

120. 地榆表面灰褐色至暗棕色，**具纵皱纹，粗糙**。

121. 地榆质硬，折断面较平坦，略显粉质，皮部淡黄色，**木部粉红色或淡黄色，有放射状纹理**。气微，味微苦而涩。

122. 苦参为**豆科植物**苦参的干燥根。

123. 苦参主产于**山西、河南、河北**等省。

124. 苦参表面灰棕色或棕黄色，**具纵皱纹及横长皮孔样凸起**，外皮薄，多破裂反卷，易剥落，剥落处显黄色，光滑。

125. 苦参质硬，不易折断，断面纤维性；切片厚3～6mm；切面黄白色，具**放射状纹理及裂隙**，有的具异型维管束，呈同心性环列或不规则散在。气微，味极苦。

126. 苦参饮片加氢氧化钠试液数滴，栓皮部即**呈橙红色**，渐变为**血红色**，久置不消失。

127. 山豆根为**豆科植物越南槐**的干燥根及根茎。

128. 山豆根主产于广西、广东，习称**"广豆根"**。

129. 山豆根表面棕色至棕褐色，有不规则的**纵皱纹及横长皮孔样凸起**；质坚硬，难折断，断面皮部浅棕色，木部淡黄色。有豆腥气，味极苦。

130. 葛根为豆科植物野葛的干燥根，习称**野葛**。

131. 葛根主产于**湖南、河南、广东、浙江**等地。

132. 葛根适宜**秋、冬**二季采挖。

133. 葛根外皮淡棕色至棕色，**有纵皱纹，粗糙**；切面黄白色至淡黄棕色，有的纹理不明显；质韧，纤维性强。气微，味微甜。

134. 粉葛为**豆科植物**甘葛藤的干燥根。

135. 粉葛主产于**广东、广西**等地，多为栽培。

136. 粉葛适宜**秋、冬**二季采挖。

137. 粉葛表面黄白色或淡棕色，未去外皮的呈**灰**

棕色。

138. 粉葛体重质硬，富粉性；横切面可见**由纤维形成的浅棕色同心性环纹**，纵切面可见**由纤维形成的数条纵纹**。气微，味微甜。

139. 甘草为**豆科植物**甘草、胀果甘草或光果甘草的干燥根及根茎。

140. 甘草主产于**内蒙古、甘肃、新疆**等省区。

141. 甘草适宜春、秋两季采挖，以**春季产者**为佳。

142. 甘草外皮松紧不一，红棕色、暗棕色或灰褐色，有显著的**纵皱纹、沟纹、皮孔及稀疏的细根痕**。

143. 甘草质坚实而重，断面略显纤维性，黄白色，有粉性，形成层环明显，射线放射状，至皮部偏弯，常有裂隙，显"**菊花心**"。

144. 甘草根茎呈圆柱形，表面有**芽痕**，横切面中央有髓。气微，味甜而特殊。

145. 甘草、甘草片、炙甘草的显微鉴别：纤维成束，直径 8～14μm，壁厚，微木化，周围薄壁细胞含草酸钙方晶，形成晶纤维。草酸钙方晶多见。木栓细胞**红棕色，多角形，微木化**。具缘孔导管较大。

146. 以栽培的**蒙古黄芪**质量为佳。

147. 黄芪适宜**春、秋二季**采挖。

148. 黄芪表面淡棕黄色或淡棕褐色，有**不整齐的纵**

皱纹或纵沟。

149. 黄芪质硬而韧，不易折断，断面纤维性强，并显粉性，皮部黄白色，木部淡黄色，具**放射状纹理及裂隙**。

150. 黄芪、黄芪片、炙黄芪的显微鉴别：纤维成束或散离，直径 8～30μm，壁厚，表面有纵裂纹，初生壁常与次生壁分离，两端断裂成**帚状或较平截**。**具缘纹孔导管无色或橙黄色**，具缘纹孔排列紧密。木栓细胞表面观为类多角形或类方形，垂周壁薄，有的呈细波状弯曲。

151. 远志为**远志科植物**远志或卵叶远志的干燥根。

152. 远志主产于**山西、陕西、吉林、河南**等地。

153. 远志适宜**春、秋二季**采挖。

154. 远志表面灰黄色至灰棕色，有**较密并深陷的横皱纹、纵皱纹及裂纹**，老根的横皱纹更密更深陷，略呈结节状。

155. 远志质硬而脆，易折断，断面皮部棕黄色，木部黄白色，**皮部易与木部剥离**。气微，味苦、微辛，嚼之有**刺喉感**。

156. 远志以**筒粗、皮细、肉厚、去净木心**者为佳。

157. 人参为**五加科植物**人参的干燥根和根茎。

158. 人参栽培者为"园参"；播种在山林野生状态

下自然生长的称"林下山参",习称**"籽海"**。

159. 人参主产于**吉林、辽宁、黑龙江**等省,主为栽培品。

160. 人参适宜**秋季**采挖。

161. 人参以**条粗、质硬、完整者**为佳。

162. 人参、人参片的显微鉴别:**树脂道碎片易见,含黄色块状分泌物。草酸钙簇晶棱角锐尖,直径 20～68μm**。木栓细胞表面观为类方形或多角形,壁细波状弯曲。

163. 红参表面**半透明,红棕色**,偶有不透明的暗黄褐色斑块,具有纵沟、皱纹及细根痕。

164. 红参上部有时具断续的不明显环纹;质硬而脆,**断面平坦,角质样**。气微香而特异,味甘、微苦。

165. 西洋参表面浅黄褐色或黄白色,可见**横向环纹及线形皮孔状凸起**,并有细密浅纵皱纹及须根痕。

166. 西洋参体重,质坚实,不易折断,断面平坦,浅黄白色,略显粉性,皮部可见**黄棕色点状树脂道**,形成层环纹棕黄色,木部略呈放射状纹理。气微而特异,味微苦、甘。

167. 西洋参以**体轻质硬、表面横纹紧密、气清香、味浓**者为佳。

168. 三七为**五加科植物**三七的干燥根和根茎。

169. 三七主产于**云南文山,广西田阳、靖西、百色等地**。多系栽培。

170. 三七适宜种后**第3~4年,秋季花开前**采挖,主根习称"三七",支根习称"筋条",根茎习称"剪口",须根习称"绒根"。

171. 三七表面灰褐色或灰黄色,有断续的纵皱纹和支根痕。顶端有**茎痕,周围有瘤状凸起**。

172. 三七体重,质坚实,断面灰绿色、黄绿色或灰白色,**木部微呈放射状排列**。气微,味苦回甜。

173. 三七以**个大、体重、质坚、表面光滑、断面色灰绿或黄绿者**为佳。

174. 白芷为**伞形科植物**白芷或杭白芷的干燥根。

175. 白芷产于河南长葛、禹县者习称"**禹白芷**"。

176. 白芷产于河北安国者习称"**祁白芷**"。

177. 白芷适宜**夏、秋间叶黄**时采挖。

178. 白芷根头部钝四棱形或近圆形;表面灰黄色至黄棕色,有多数纵皱纹、支根痕及皮孔样横向凸起,习称"**疙瘩丁**",或排列成四纵行。

179. 白芷质坚实,断面白色或灰白色,显粉性,皮部散有**多数棕色油点(分泌腔),形成层环棕色**,近方形或近圆形。气芳香,味辛、微苦。

180. 当归主产于**甘肃岷县、武都、漳县、成县、文**

县等地；湖北、云南、四川等省也产。主为栽培。

181. 当归适宜**栽培至第二年秋末**采挖。

182. 当归质柔韧，断面黄白色或淡棕黄色，皮部厚，有**裂隙及多数棕色点状分泌腔，木部色较淡，形成层环黄棕色**。有浓郁的香气，味甘、辛、微苦。

183. 当归以**主根粗长、细润及外皮色黄棕、断面色黄白、气味浓郁**者为佳。

184. **柴性大、干枯无油或断面呈绿褐色**当归不可供药用。

185. 当归、酒当归的显微鉴别：韧皮**薄壁细胞纺锤形，壁略厚，表面有极细微的斜向交错纹理**。有时可见菲薄的横隔。梯纹导管和网纹导管多见。有时可见油室碎片。

186. 羌活为**伞形科植物**羌活或宽叶羌活的干燥根茎及根。

187. 羌活主产于**四川、云南、青海、甘肃**等地；宽叶羌活主产于四川、青海、陕西、河南等地。

188. 羌活适宜**春、秋二季**采挖。

189. 羌活表面棕褐色至黑褐色，外皮脱落处**呈黄色**。节间缩短，呈紧密隆起的环状，形似蚕，习称"蚕羌"；节间延长，形如竹节状，习称"竹节羌"。节上有多数点状或瘤状凸起的根痕及棕色破碎鳞片。

190. 羌活体轻，质脆，易折断，断面不平整，有多数裂隙，皮部黄棕色至暗棕色，油润，有**棕色油点，木部黄白色，射线明显，髓部黄色至黄棕色**。气香，味微苦而辛。

191. 川芎为**伞形科植物**川芎的干燥根茎。

192. 川芎主产于**四川省都江堰市、彭州市、崇州市**。

193. 川芎适宜**夏季当茎上的节盘显著凸出，并略带紫色**时采挖。

194. 川芎表面黄褐色或褐色，粗糙皱缩，有**多数平行隆起的轮节**，顶端有凹陷的类圆形茎痕，下侧及轮节上有多数小瘤状根痕。

195. 川芎质坚实，不易折断，断面黄白色或灰黄色，可见**波状环纹（形成层）及错综纹理，散有黄棕色小油点（油室）**。气浓香，味苦、辛，稍有麻舌感，微回甜。

196. 川芎以**个大、质坚实、断面黄白、油性大、香气浓**者为佳。

197. 川芎饮片横切片切面黄白色或灰黄色，散有黄棕色小油点，可见明显波状环纹或多角形纹理。纵切片边缘不整齐，呈蝴蝶状，习称"**蝴蝶片**"，切面灰白色或黄白色，散有黄棕色小油点。

198. 藁本为**伞形科植物**藁本或辽藁本的干燥根茎及根。

199. 藁本表面棕褐色或暗棕色，粗糙，有纵皱纹，**上侧残留数个凹陷的圆形茎基，下侧有多数点状凸起的根痕及残根**。

200. 藁本体轻，质较硬，易折断，**断面黄色或黄白色，纤维状**。气浓香，味辛、苦、微麻。

201. 防风为**伞形科植物**防风的干燥根。

202. 防风主产于东北及内蒙古东部，药材习称"**关防风**"。

203. 防风适宜**春、秋二季**挖未抽花茎植株的根。

204. 防风已抽花茎的植株其根老、质硬，称为"**公防风**"，质次不能药用。

205. 防风根头部有明显密集的环纹，习称"**蚯蚓头**"，环纹上有的有棕褐色毛状残存叶基。

206. 防风表面灰棕色或棕褐色，粗糙，有**纵皱纹、多数横长皮孔及点状凸起的细根痕**。

207. 防风体轻、质松，易折断，断面不平坦，皮部棕黄色至棕色，有裂隙，散生黄棕色油点，木质部浅黄色。气特异，味微甘。

208. 防风以**条粗壮，断面皮部色浅棕，木部浅黄色**者为佳。

209. 柴胡为**伞形科植物**柴胡或狭叶柴胡的干燥根，分别习称"北柴胡"及"南柴胡"。

210. 柴胡适宜**春、秋二季**采挖。

211. 北柴胡表面**黑褐色或浅棕色**，具纵皱纹、支根痕及皮孔。

212. 北柴胡质硬而韧，不易折断，断面呈**片状纤维性**，皮部浅棕色，木部黄白色。气微香，味微苦。

213. 醋北柴胡，**形如北柴胡片，表面淡棕黄色**，微有醋香气，味微苦。

214. 北沙参为**伞形科植物**珊瑚菜的干燥根。

215. 北沙参主产于**山东、河北、辽宁、江苏**等地。

216. 北沙参适宜**夏、秋二季**采挖。

217. 北沙参药材呈**细长圆柱形**，偶有分枝，长 15～45cm，直径 0.4～1.2cm。

218. 北沙参表面淡黄白色，略粗糙，偶有残存外皮。不去外皮的表面黄棕色，全体有**细纵皱纹及纵沟，并有棕黄色点状细根痕**；顶端常留有黄棕色根茎残基；上端稍细，中部略粗，下部渐细。

219. 北沙参质脆，易折断，**断面皮部浅黄白色，木部黄色**。气特异，味微甘。

220. 龙胆为**龙胆科植物**条叶龙胆、龙胆、三花龙胆或坚龙胆的干燥根及根茎，前三种习称"龙胆"，后一种习称"坚龙胆"。

221. 条叶龙胆主产于**东北地区**，江苏、浙江、安徽等省亦产。

222. 龙胆、三花龙胆主产于**黑龙江、辽宁、吉林及内蒙古**等省区。

223. 坚龙胆主产于**云南、四川、贵州**等省。

224. 龙胆适宜**春、秋二季**采挖。

225. 龙胆质脆，易折断，断面略平坦，皮部黄白色或淡黄棕色，木部色较浅，呈**点状环列**。气微，味甚苦。

226. 秦艽为**龙胆科植物**秦艽、麻花秦艽、粗茎秦艽或小秦艽的干燥根。前三种按性状不同分别习称"秦艽"和"麻花艽"，后一种习称"小秦艽"。

227. 秦艽以**甘肃**产量最大、质量最好。

228. 秦艽适宜**春、秋二季**采挖。

229. 秦艽呈类圆柱形，**上粗下细，扭曲不直**，长 7~30cm，直径 1~3cm。

230. 秦艽表面黄棕色或灰黄色，有纵向或扭曲的纵皱纹，顶端有**残存的茎基及纤维状叶鞘**。

231. 秦艽质硬而脆，易折断，**切断面略显油性**，皮部黄色或棕黄色，木部黄色。气特异，味苦、微涩。

232. 徐长卿为**萝藦科植物**徐长卿的干燥根及根茎。

233. 徐长卿适宜**秋季**采挖,除去杂质,阴干。

234. 徐长卿表面淡黄白色至淡棕黄色或棕色;具**微细的纵皱纹**,并有纤细的须根。

235. 徐长卿质脆,易折断,断面粉性,切断面皮部类白色或黄白色,**形成层环淡棕色,木部细小**。气香,味微辛凉。

236. 白前为**萝藦科植物**柳叶白前或芫花叶白前的干燥根茎和根。

237. 白前主产于**浙江、江苏、安徽**等地。

238. 白前适宜**秋季**采挖,洗净,晒干。

239. 柳叶白前表面黄白色或黄棕色,**节明显**,节间长1.5~4.5cm,顶端有残茎。

240. 柳叶白前质脆,断面中空,习称"**鹅管白前**"。气微,味微甜。

241. 白薇为**萝藦科植物**白薇或蔓生白薇的干燥根和根茎。

242. 白薇主产于**山东、安徽、辽宁、湖北**等地。

243. 白薇适宜**春、秋二季**采挖,洗净,干燥。

244. 白薇**根茎粗短,有结节,多弯曲**。上面有圆形的茎痕,下面及两侧簇生多数细长的根,根长10~25cm,直径0.1~0.2cm。

245. 白薇表面棕黄色。质脆,易折断,**断面皮部黄**

白色,木部黄色。气微,味微苦。

246. 紫草为紫草科植物新疆紫草或内蒙古紫草的干燥根。药材分别习称**"软紫草""内蒙紫草"**。

247. 紫草适宜**春、秋二季**采挖根部,除去泥沙,干燥。

248. 丹参为**唇形科植物**丹参的干燥根及根茎。

249. 丹参主产于四川、安徽、江苏、陕西、河南及山东等省。主为栽培品。以**四川栽培品**产量最大,习称"川丹参"。

250. 丹参适宜**春、秋二季**采挖,除去茎叶、泥沙,干燥。

251. 丹参表面棕红色或暗棕红色,粗糙,具纵皱纹。老根外皮疏松,多显紫棕色,常呈**鳞片状剥落**。

252. 丹参质硬而脆,断面疏松,有裂隙或略平整而致密,皮部棕红色,木部灰黄色或紫褑色,导管束黄白色,**呈放射状排列**。气微,味微苦、涩。

253. 丹参栽培品较粗壮,直径 0.5~1.5cm。表面红棕色,具**纵皱纹**,外皮紧贴不易剥落,质坚实,断面较平整,略呈角质样。

254. 黄芩主产于**河北、山西、内蒙古、辽宁**等省区。

255. 黄芩适宜**春、秋二季**采挖。

256. 黄芩野生品呈**圆锥形**,扭曲,长 8~25cm,直径 1~3cm。

257. 黄芩野生品表面棕黄色或深黄色，有**稀疏的疣状细根痕**，上部较粗糙，有扭曲的纵皱纹或不规则的网纹，下部有顺纹和细皱纹。

258. 黄芩野生品质硬而脆，易折断，断面黄色，中心**红棕色**；老根中心呈枯朽状或中空，暗棕色或棕黑色。气微，味苦。

259. 黄芩栽培品较细长，多有分枝。表面浅黄棕色，外皮紧贴，**纵皱纹较细腻**。断面黄色或浅黄色，略呈角质样。味微苦。

260. 黄芩片为类圆形或不规则形薄片，外表皮黄棕色至棕褐色，切面黄棕色或黄绿色，具有**放射状纹理**。

261. 黄芩、黄芩片、酒黄芩的显微鉴别：韧皮纤维多单个散在，淡黄色，梭形，壁厚，孔沟细，长 60~250μm，直径 9~33μm。石细胞**类圆形、类方形或长方形**，壁较厚或甚厚。木薄壁细胞纺锤形，有的中部有横隔。木纤维多碎断，有稀疏斜孔纹。

262. 玄参为**玄参科植物**玄参的干燥根。

263. 玄参主产于**浙江省**。

264. 玄参适宜**冬季茎叶枯萎时**采挖根。除去根茎、幼芽（供留种栽培用）、须根及泥沙，晒或烘至半干，堆放**3~6天**"发汗"，反复数次至干燥。

常用中药的鉴别 第四章

265. 玄参呈类圆柱形,中部略粗或上粗下细,有的**微弯曲**,长6~20cm,直径1~3cm。

266. 玄参表面灰黄色或灰褐色,有**不规则的纵沟、横长皮孔样凸起及稀疏的横裂纹和须根痕**。

267. 玄参质坚实,不易折断,**断面黑色,微有光泽**。气特异似焦糖,味甘、微苦。

268. 玄参以**条粗壮、坚实,断面乌黑色**者为佳。

269. 地黄为**玄参科植物**地黄的新鲜或干燥块根。

270. 地黄主产于**河南省武陟、温县、博爱**等县。

271. 地黄适宜**秋季**采挖,除去芦头、须根及泥沙,洗净,鲜用者习称"**鲜地黄**"。将鲜生地黄缓缓烘焙,至内部变黑,约八成干,捏成团块,习称"**生地黄**"。

272. 鲜地黄呈**纺锤形或条状**,长8~24cm,直径2~9cm。

273. 鲜地黄外皮薄,表面浅红黄色,具**弯曲的纵皱纹、芽痕、横长皮孔样凸起及不规则疤痕**。

274. 鲜地黄肉质、易断,断面皮部淡黄白色,可见**橘红色油点**,木部黄白色,导管呈放射状排列。气微,味微甜、微苦。

275. 生地黄多呈**不规则的团块状或长圆形**,中间膨大,两端稍细,有的细小,长条形,稍扁而扭曲,长6~12cm,直径2~6cm。

276. 生地黄表面棕黑色或棕灰色，**极皱缩**，具不规则横曲纹。

277. 生地黄体重，质较软而韧，不易折断，**断面棕黑色或乌黑色**，有光泽，具**黏性**。气微，味微甜。

278. 鲜地黄以**粗壮、色黄红**者为佳；生地黄以**块大、体重、断面乌黑色**者为佳。

279. 饮片生地黄呈类圆形或不规则的厚片，外表皮棕黑色或棕灰色，极皱缩，具**不规则的横曲纹**，切面**棕黑色或乌黑色**，有光泽，具黏性。气微，味微甜。

280. 熟地黄为不规则的块片、碎块，大小、厚薄不一。表面乌黑色，有光泽，黏性大。**质柔软而带韧性**，不易折断，断面乌黑色，有光泽。气微，味甜。

281. 生地黄、熟地黄显微鉴别：薄壁组织**灰棕色至黑棕色**，细胞多皱缩，内含棕色核状物。分泌细胞形状与一般薄壁细胞相似，内含橙黄色或橙红色油滴状物。具有缘纹孔导管和网纹导管，直径约至 92μm。

282. 胡黄连主产于**西藏南部、云南西北部、四川西部**。

283. 胡黄连适宜**秋季**采挖，除去须根和混沙，晒干。

284. 胡黄连呈**圆柱形，略弯曲**，有的偶有分枝，长 3~12cm，直径 0.3~1cm。

285. 胡黄连表面灰棕色至暗棕色，粗糙，有较密的环状节，**具稍隆起的芽痕或根痕**，上端密被暗棕色鳞片状的叶柄残基。

286. 胡黄连体轻，质硬而脆，易折断，断面略平坦，淡棕色至暗棕色，木部有**4~10个类白色点状维管束排列成环**。气微，味极苦。

287. 巴戟天为**茜草科植物**巴戟天的干燥根。

288. 巴戟天主产于**广东、广西、福建**等省区。

289. 巴戟天为**扁圆柱形**，略弯曲，长短不等，直径0.5~2cm。

290. 巴戟天表面灰黄色或暗灰色，具**纵纹及横裂纹**，有的皮部横向断离露出木部，形似连珠。

291. 巴戟天质坚韧，断面皮部厚，紫色或淡紫色，**易与木部剥离**；木部坚硬，黄棕色或黄白色，直径0.1~0.5cm。气微，味甘而微涩。

292. 药材巴戟天以**粗壮、断面紫色**者为佳。

293. 茜草**主产于陕西、山西、河南**等地。

294. 茜草适宜春、秋二季采挖，以**8月中旬至9月中旬采者质优**，除去泥沙，干燥。

295. 茜草根呈圆柱形略弯曲或扭曲，长10~25cm，直径0.2~1cm；表面红棕色或暗棕色，具**细纵皱纹及少数细根痕**；皮部易剥落，露出黄红色木部。

296. 茜草质脆，易折断，断面平坦，**横切面皮部狭，紫红色，木部宽广，浅黄红色，导管孔多数**。气微，味微苦，久嚼刺舌。

297. 茜草炭形同茜草段或片，**表面黑褐色，内部棕褐色**。气微，味苦、涩。

298. 续断为**川续断科植物**川续断的干燥根。

299. 续断主产于**四川、湖北、云南、贵州**等地。

300. 续断适宜**秋季**采挖，除去根头和须根，用微火烘至半干，堆置"发汗"至**内部变绿色**时，再烘干。

301. 续断呈长圆柱形，略扁，有的微弯曲，**长5~15cm，直径0.5~2cm**。

302. 续断表面灰褐色或黄褐色，有稍扭曲或明显扭曲的纵皱及沟纹，可见**横裂的皮孔样斑痕及少数须根痕**。

303. 续断质软，久置后变硬，易折断，断面不平坦，皮部墨绿色或棕色，横切面外缘褐色或淡褐色，木部黄褐色，导管束呈**放射状排列**。气微香，味苦、微甜而后涩。

304. 酒续断形同续断片，表面**浅黑色或灰褐色**，略有酒香气。

305. 盐续断形同续断片，表面**黑褐色**，味微咸。

306. 天花粉为**葫芦科植物**栝楼或双边栝楼的干

燥根。

307. 天花粉原料栝楼根主产于**河南、山东、江苏、安徽、河北**等省。双边栝楼根主产于四川省。

308. 天花粉适宜**秋、冬二季**采挖，洗净，除去外皮，切段或纵剖成瓣，干燥。

309. 天花粉呈**不规则圆柱形、纺锤形或瓣块状**，长8~16cm，直径1.5~5.5cm。

310. 天花粉表面黄白色或淡棕黄色，有**纵皱纹、细根痕及略凹陷的横长皮孔**；有的有黄棕色外皮残留。

311. 天花粉质坚实，断面白色或淡黄色，富粉性，横切面可见黄色木质部，略呈放射状排列，**纵切面可见黄色条纹状木质部**。气微，味微苦。

312. 药材天花粉以**色白、质坚实、粉性足**者为佳。

313. 桔梗为**桔梗科植物**桔梗的干燥根。

314. 桔梗全国大部分地区均产，以东北、华北产量较大，称"**北桔梗**"；华东地区质量较好，称"南桔梗"。

315. 桔梗适宜**春、秋二季**采挖，洗净，除去须根，趁鲜刮去外皮或不去外皮，干燥。

316. 桔梗呈**圆柱形或略呈纺锤形**，下部渐细，有的有分枝，略扭曲，长7~20cm，直径0.7~2cm。

317. 桔梗表面白色或淡黄白色，不去外皮的表面黄棕色至灰棕色，**具纵扭皱沟，并有横长的皮孔样斑痕及**

支根痕，上部有横纹。有的顶端有较短的根茎或不明显，其上有数个半月形茎痕。

318. 桔梗质脆，断面不平坦，横切面可见<u>放射状裂隙</u>，皮部黄白色，形成层环棕色，木部淡黄色。气微，味微甜后苦。

319. 药材桔梗以<u>根肥大、色白、质坚实、味苦</u>者为佳。

320. 桔梗饮片呈椭圆形或不规则厚片，外皮多已除去或偶有残留。切面皮部黄白色，较窄；<u>形成层环纹明显，棕色；木部宽，有较多裂隙</u>。气微，味微甜后苦。

321. 党参为<u>桔梗科植物</u>党参、素花党参或川党参的干燥根。

322. 党参主产于<u>山西、陕西、甘肃、四川</u>等省及东北各地。

323. 党参适宜<u>秋季</u>采挖，除去地上部分及须根，洗净泥土，晒至半干，反复搓揉3～4次，晒至七八成干时，捆成小把，晒干。

324. 党参以<u>条粗壮、质柔润、气味浓、嚼之无渣</u>者为佳。

325. 党参片呈类圆形的厚片，外表皮灰黄色、黄棕色至灰棕色，有时可见根头部有<u>多数疣状凸起的茎痕和芽</u>。

326. 党参片切面皮部淡棕黄色至黄棕色，木部淡黄色至黄色，**有裂隙或放射状纹理**。有特殊香气，味微甜。

327. 南沙参为**桔梗科植物**轮叶沙参或沙参的干燥根。

328. 南沙参主产于**安徽、江苏、浙江、贵州**等地。

329. 南沙参适宜**春、秋二季**采挖，除去须根，洗后趁鲜刮去粗皮，洗净，干燥。

330. 南沙参呈圆锥形或圆柱形，略弯曲，**长7~27cm，直径0.8~3cm**。

331. 南沙参表面黄白色或淡棕黄色，凹陷处常有残留粗皮，上部多有深陷横纹，呈断续的环纹，下部有纵纹及纵沟。顶端具1或2个根茎。**体轻，质松泡，易折断，断面不平坦，黄白色，多裂隙**。气微，味微甘。

332. 药材南沙参以**色白、根粗细均匀、肥壮、味甘淡**者为佳。

333. 木香为**菊科植物**木香的干燥根。

334. 木香主产于**云南**。

335. 木香适宜**秋、冬二季采挖2~3年生的根**，除去须根及泥土，切段，大的再纵剖为瓣，干燥后撞去粗皮。

336. 木香呈**圆柱形或半圆柱形**，长5~10cm，直径

0.5~5cm。

337. 木香表面黄棕色至灰褐色，有**明显的皱纹、纵沟及侧根痕**。

338. 木香质坚，不易折断，断面灰褐色至暗褐色，周边灰黄色或浅棕黄色，形成层环棕色，有**放射状纹理及散在的褐色点状油室**。气香特异，味微苦。

339. 药材木香以**质坚实、香气浓、油性大**者为佳。

340. 木香片呈类圆形或不规则的厚片，外表皮黄棕色至灰褐色，有纵皱纹。切面棕黄色至棕褐色，**中部有明显菊花心状的放射纹理**，形成层环棕色，褐色油点（油室）散在。气香特异，味微苦。

341. 煨木香形如木香片，**棕黄色**，气微香，味微苦。

342. 川木香为**菊科植物川木香或灰毛川木香**的干燥根。

343. 川木香主产于**四川省及西藏自治区**，灰毛川木香产于**四川省**。

344. 川木香适宜**秋季**采挖，除去须根、泥沙及根头上的胶状物，干燥。

345. 川木香呈圆柱形或有纵槽的半圆柱形，稍弯曲，长**10~30cm**，直径**1~3cm**。

346. 川木香表面黄褐色或棕褐色，具纵皱纹，外皮

脱落处可见丝瓜状细筋脉；根头偶有黑色发黏的胶状物，习称"油头"。

347. 川木香体较轻，质硬脆，易折断，断面黄白色或黄色，有深黄色**稀疏油点及裂痕**，木部宽广，有放射状纹理；有的中心呈枯朽状。气微香，味苦，嚼之粘牙。

348. 川木香饮片切面黄白色至黄棕色，有深棕色稀疏油点及裂痕，木部**显菊花心状的放射纹理**，有的中心呈枯朽状，形成层环明显。

349. 煨川木香形如**川木香片，气微香，味苦，嚼之黏牙**。

350. 白术**为菊科植物**白术的干燥根茎。

351. 白术主产**于浙江、安徽、湖南、湖北**等省。

352. 白术适宜**冬季下部叶枯黄、上部叶变脆时，挖取2~3年生的根茎**，除去泥沙，烘干，称烘术；或晒干，称晒术；再除去须根。

353. 白术呈**不规则的肥厚团块**，长3~13cm，直径1.5~7cm。

354. 白术表面灰黄色或灰棕色，有**瘤状凸起及断续的纵皱和沟纹**，并有须根痕，顶端有残留茎基和芽痕。

355. 白术质坚硬，不易折断，断面不平坦，黄白色至淡棕色，有**棕黄色的点状油室散在**；烘干者断面角质样，色较深或有裂隙。气清香，味甘、微辛，**嚼之略带黏性**。

356. 白术片表面灰黄色或灰棕色，切面黄白色或淡黄棕色，散生棕黄色的点状油室，**木部具放射状纹理**，烘干者切面角质样，色较深或有裂隙。质坚实。气清香，味甘、微辛，嚼之略带黏性。

357. 麸炒白术形如白术片，表面**黄棕色，偶见焦斑**。略有焦香气。

358. 白术显微鉴别：草酸钙针晶细小，长 10～32μm，不规则地充塞于薄壁细胞中。纤维长梭形，大多成束，壁甚厚，木化，孔沟明显。石细胞**淡黄色，类圆形、多角形、长方形或少数纺锤形**。薄壁细胞含菊糖，表面显放射状纹理。

359. 苍术为**菊科植物**茅苍术或北苍术的干燥根茎。

360. 茅苍术主产于**江苏、湖北、河南**等省。北苍术主产于华北及西北地区。

361. 苍术适宜**春、秋二季**挖取根茎，除去泥沙，晒干，撞去须根。

362. 茅苍术呈**不规则连珠状或结节状圆柱形**，略弯曲，偶有分枝，长 3～10cm，直径 1～2cm。

363. 茅苍术表面**灰棕色**，有皱纹、横曲纹及残留的须根，顶端具茎痕或残留的茎基。

364. 茅苍术质坚实,断面黄白色或灰白色,散有多数橙黄色或棕红色油室,暴露稍久,可析出**白色细针状结晶**。气香特异,味微甘、辛、苦。

365. 北苍术呈**疙瘩块状或结节状圆柱形**,长4~9cm,直径1~4cm。

366. 北苍术表面**黑棕色**,除去外皮者黄棕色。质较疏松,断面散有黄棕色油室。香气较淡,味辛、苦。

367. 苍术以**个大、质坚实、断面朱砂点多、香气浓**者为佳。

368. 苍术片呈不规则类圆形或条形厚片,外表皮灰棕色至黄棕色,有皱纹,有时可见**根痕**。

369. 苍术片切面黄白色或灰白色,散有多数橙黄色或棕红色的油室,有的可析出白色细针状结晶,习称"**起霜**"。气香特异,味微甘、辛、苦。

370. 麸炒苍术形如苍术片,表面**深黄色**,散有多数**棕褐色油室**。有焦香气。

371. 紫菀为**菊科植物**紫菀的干燥根及根茎。

372. 紫菀主产于**河北、安徽、河南、黑龙江**等地。

373. 紫菀适宜**春、秋二季**采挖,除去有节的根茎(习称"母根")和泥沙,编成辫状晒干,或直接晒干。

374. 紫菀表面**紫红色或灰红色,有纵皱纹**。质较柔韧。气微香,味甜、微苦。

375. 紫菀片切面淡棕色，中心具**棕黄色的木心**。

376. 蜜紫菀形如紫菀片（段），表面**棕褐色或紫棕色**，有蜜香气，味甜。

377. 三棱为**黑三棱科植物**黑三棱削去外皮的干燥块茎。药材商品称**"荆三棱"**。

378. 三棱主产于**江苏、河南、山东、江西**等地。

379. 三棱适宜**冬季至次年春**采挖，洗净，削去外皮，晒干。

380. 三棱呈**圆锥形，略扁**，长2~6cm，直径2~4cm。

381. 三棱表面黄白色或灰黄色，有**刀削痕**，须根痕小点状，略呈横向环状排列。

382. 三棱**体重，质坚实**。气微，味淡，嚼之微有麻辣感。

383. 三棱以**体重、质坚、去净外皮、表面黄白色**者为佳。

384. 三棱片呈类圆形的薄片。外表皮灰棕色。切面灰白色或黄白色，粗糙，有**多数明显的细筋脉点**。

385. 醋三棱形如三棱片，切面**黄色至黄棕色**，偶见焦黄斑，微有醋香气。

386. 泽泻为**泽泻科植物**泽泻的干燥块茎。

387. 泽泻主产于**福建、四川、江西**等省。

388. 泽泻适宜**冬季茎叶开始枯萎**时采挖。

389. 泽泻呈类球形、椭圆形或卵圆形，**长2~7cm，直径2~6cm**。

390. 泽泻表面淡黄色至淡黄棕色，有**不规则的横向环状浅沟纹和多数细小凸起的须根痕**，底部有的有瘤状芽痕。

391. 泽泻质坚实，断面黄白色，粉性，有多数**细孔**。气微，味微苦。

392. 药材泽泻以**个大、色黄白、光滑、粉性足**者为佳，习惯认为**福建泽泻**质为佳。

393. 香附为**莎草科植物**莎草的干燥根茎。

394. 香附主产于**山东、浙江、湖南**等地。

395. 香附适宜**秋季**采挖，燎去毛须，置沸水中略煮或蒸透后晒干，或燎后直接晒干。

396. 香附多呈**纺锤形**，有的略弯曲，长2~3.5cm，直径0.5~1cm。

397. 香附表面**棕褐色或黑褐色，有纵皱纹**，并有6~10个略隆起的环节，节上有未除净的棕色毛须及须根断痕；去净毛须者较光滑，环节不明显。

398. 香附质硬，经蒸煮者断面黄棕色或红棕色，角质样；生晒者断面色白而显粉性，内皮层环纹明显，中柱色较深，**点状维管束散在**。气香，味微苦。

399. 天南星为**天南星科植物**天南星、异叶天南星或东北天南星的干燥块茎。

400. 天南星适宜**秋、冬二季茎叶枯萎**时采挖,除去须根及外皮,干燥。

401. 天南星呈**扁球形**,高1~2cm,直径1.5~6.5cm。

402. 天南星表面类白色或淡棕色,较光滑,顶端有凹陷的茎痕,周围有**麻点状根痕**,有的块茎周边具小扁球状侧芽。

403. 天南星质坚硬,不易破碎,**断面不平坦,色白,粉性**。气微辛,味麻辣。

404. 药材天南星以**个大、色白、粉性**足者为佳。

405. 制天南星呈类圆形或不规则形薄片,黄色或淡棕色。质脆易碎,**断面角质状**。气微,味涩、微麻。

406. 胆南星呈方块状或圆柱状,棕黄色、灰棕色或棕黑色。质硬。**气微腥**,味苦。

407. 半夏为**天南星科植物**半夏的干燥块茎。

408. 半夏主产于**四川、湖北、河南、江苏、贵州**等省。

409. 半夏**夏、秋二季均可采挖**,洗净泥土,除去外皮及须根,晒干。

410. 半夏呈类球形,有的稍偏斜,直径**1~1.5cm**。

411. 半夏表面白色或浅黄色,顶端有凹陷的茎痕,周围**密布麻点状根痕**;下面钝圆,较光滑。

412. 半夏质坚实，**断面洁白，富粉性**。气微，味辛辣、麻舌而刺喉。

413. 药材半夏以**外皮色白，上端圆平、中心凹陷，质坚实，断面洁白或白色、粉质细腻，气微，味辛辣、麻舌而刺喉**者为佳。

414. 清半夏片呈椭圆形、类圆形或不规则片。切面**淡灰色至灰白色，可见灰白色点状或短线状维管束迹**，有的残留外皮处下方显淡紫红色斑纹。

415. 清半夏片**质脆，易折断**，断面略呈角质样。气微，味微涩、微有麻舌感。

416. 姜半夏呈片状、不规则颗粒状或类球形。表面**棕色至棕褐色**。

417. 姜半夏质硬脆，断面淡黄棕色，常具**角质光泽**。气微香，味淡，微有麻舌感，嚼之略黏牙。

418. 法半夏呈类球形或破碎成不规则颗粒状，表面淡黄白色、黄色或棕黄色。质较松脆或硬脆，断面**黄色或淡黄色**，颗粒者质稍硬脆。气微，味淡略甘、微有麻舌感。

419. 石菖蒲为**天南星科植物**石菖蒲的干燥根茎。

420. 石菖蒲主产于**四川、浙江、江苏**等省。

421. 石菖蒲适宜**秋、冬二季挖取根茎**，除去叶及须根，洗净泥土，晒干。

422. 药材石菖蒲以**条粗、断面色类白、香气浓郁**者为佳。

423. 百部表面灰白色、棕黄色,有**深纵皱纹**。

424. 百部切面灰白色、淡黄棕色或黄白色,角质样;皮部较厚,**中柱扁缩**。质韧软。气微,味甘、苦。

425. 川贝母适宜**夏、秋二季或积雪融化后**采挖。

426. 川贝母野生品松贝呈**类圆锥形或近球形**,高0.3~0.8cm,**直径0.3~0.9cm**。

427. 川贝母野生品松贝表面类白色。外层鳞叶2瓣,大小悬殊,大瓣紧抱小瓣,未抱部分呈新月形,习称**"怀中抱月"**;顶部闭合,内有类圆柱形、顶端稍尖的心芽和小鳞叶1~2枚;先端钝圆或稍尖,底部平,微凹入,中心有1灰褐色的鳞茎盘,偶有残存的须根。

428. 川贝母野生品松贝质硬而脆,**断面白色,富粉性**。气微,味微苦。

429. 药材松贝以**色白、外形呈"怀中包月"、质硬而脆、断面白色、富粉性、气微、味微苦**者为佳。

430. 浙贝母主产于**浙江宁波地区**。

431. 浙贝母适宜**初夏植株枯萎**时采挖,洗净。

432. 药材浙贝母以**色白、质脆、易折断、断面粉白色、富粉性**者为佳。

433. 浙贝母、浙贝片的显微鉴别：淀粉粒甚多，单粒卵形、广卵形，直径6~56μm，脐点点状、人字状或马蹄状，位于较小端，层纹不明显。表皮细胞**类多角形或长方形，垂周壁连珠状增厚**；气孔扁圆形，副卫细胞4~5个。草酸钙结晶细小，多呈颗粒状，有的呈梭形、方形或细杆状。

434. 黄精适宜**春、秋二季**采挖，除去须根，洗净，置沸水中略烫或蒸至透心，干燥。

435. 大黄精呈**肥厚肉质的结节块状**，结节长可达10cm以上，宽3~6cm，厚2~3cm。

436. 大黄精表面淡黄色至黄棕色，具环节，有**皱纹及须根痕**，结节上侧茎痕呈圆盘状，周围凹入，中部突出。

437. 大黄精质硬而韧，不易折断，断面角质，**淡黄色至黄棕色**。气微，味甜，嚼之有黏性。

438. 鸡头黄精呈**结节状弯柱形**，长3~10cm，直径0.5~1.5cm。结节长2~4cm，略呈圆锥形，常有分枝。

439. 鸡头黄精表面**黄白色或灰黄色，半透明**，有纵皱纹，茎痕圆形，直径0.5~0.8cm。

440. 姜形黄精呈**长条结节块状**，长短不等，常数个块状结节相连。

441. 姜形黄精表面**灰黄或黄褐色**，粗糙，结节上侧有突出的圆盘状茎痕，直径 0.8~1.5cm。

442. 黄精片外表皮淡黄色至黄棕色，切面略呈角质样，淡黄色至黄棕色，可见**多数淡黄色小筋脉点**。质稍硬而韧。气微，味甜，嚼之有黏性。

443. 黄精以**外形肥大、质硬而韧、切面略呈角质样、淡黄色至黄棕色、嚼之有黏性**者为佳。味苦者不可药用。

444. 酒黄精表面**棕褐色至黑色**，有光泽，中心棕色至浅褐色，可见小筋脉点。**质较柔软**。味甜，微有酒香气。

445. 玉竹为**百合科植物**玉竹的干燥根茎。

446. 玉竹主产于**湖南、河南、江苏、浙江**等地。

447. 玉竹适宜**秋季**采挖。

448. 玉竹呈**长圆柱形，略扁**，少有分枝，长 4~18cm，直径 0.3~1.6cm。

449. 玉竹表面黄白色或淡黄棕色，半透明，具**纵皱纹和微隆起的环节**，有白色圆点状须根痕和圆盘状茎痕。

450. 玉竹质硬而脆或稍软，易折断，**断面角质样或显颗粒性**。气微，味甘，嚼之发黏。

451. 重楼为**百合科植物**云南重楼或七叶一枝花的干

燥根茎。

452. 重楼主产于**云南、四川、广西、陕西**等地。

453. 重楼适宜**秋季**采挖,除去须根,洗净,晒干。

454. 重楼呈**结节状扁圆柱形**,略弯曲,长5~12cm,直径1.0~4.5cm。

455. 重楼表面黄棕色或灰棕色,**外皮脱落处呈白色**;密具层状凸起的粗环纹,一面结节明显,结节上具椭圆形凹陷茎痕,另一面有疏生的须根或疣状须根痕。顶端具鳞叶和茎的残基。

456. 重楼质坚实,**断面平坦,白色至浅棕色,粉性或角质样**。气微,味微苦、麻。

457. 土茯苓为**百合科植物**光叶菝葜的干燥根茎。

458. 土茯苓主产于**广东、湖南、湖北、浙江**等地。

459. 土茯苓适宜**夏、秋二季**采挖。

460. 土茯苓略呈圆柱形,稍扁或呈不规则条块,有**结节状隆起**,具短分枝,长5~22cm,直径2~5cm。

461. 土茯苓表面黄棕色或灰褐色,凹凸不平,有**坚硬的须根残基**,分枝顶端有圆形芽痕,有的外皮现不规则裂纹,并有残留的鳞叶。

462. 土茯苓片呈长圆形或不规则的薄片,**边缘不整齐**。

463. 土茯苓片切面类白色至淡红棕色,粉性,可见点状维管束及多数小亮点；以水湿润后有黏滑感。气微，**味微甘、涩**。

464. 天冬为**百合科植物**天冬的干燥块根。

465. 天冬主产于**贵州、四川、广西**等地。

466. 天冬适宜**秋、冬二季**采挖。

467. 天冬表面黄白色至淡黄棕色，半透明，光滑或**具深浅不等的纵皱纹**，偶有残存的灰棕色外皮。

468. 天冬质硬或柔润，有黏性，**断面角质样，中柱黄白色**。气微，味甜、微苦。

469. 药材天冬以**粗壮、色黄白、半透明**者为佳。

470. 麦冬主产于浙江省慈溪、余姚、杭州者称"**杭麦冬**"；主产于四川省三台县者称"**川麦冬**"。

471. 麦冬适宜**夏季**采挖，洗净，反复曝晒、堆置，至七八成干，除去须根，干燥。

472. 麦冬表面淡黄色或灰黄色，有**细纵皱纹**。质柔韧，断面黄白色，半透明，中柱细小。气微香，味甘、微苦。

473. 麦冬以**个肥大、身干、色黄白、半透明、质柔韧、味甜、嚼之发黏**者为佳。

474. 山麦冬主产于**四川、浙江、广西**等地。

475. 山麦冬适宜**夏初**采挖。

476. 湖北麦冬表面淡黄色至棕黄色，具**不规则纵**

皱纹。

477. 湖北麦冬质柔软,干后质硬脆,易折断,断面淡黄色至棕黄色,**角质样,中柱细小**。气微,味甜,嚼之发黏。

478. 短葶山麦冬稍扁,具**粗纵纹**。味甘、微苦。

479. 知母为**百合科植物**知母的干燥根茎。

480. 知母主产于**河北省**。

481. 知母适宜**春、秋二季**采挖,除去残基及须根,去掉泥土,晒干,习称"**毛知母**";或鲜时除去外皮,晒干,习称"**知母肉**"("光知母")。

482. 毛知母呈长条状,微弯曲,略扁,偶有分枝,长3～15cm,直径0.8～1.5cm,一端有**浅黄色的茎叶残痕**。

483. 毛知母表面黄棕色至棕色,上面有一凹沟,具**紧密排列的环状节**,节上密生黄棕色的残存叶基,由两侧向根茎上方生长;下面隆起略皱缩,并有凹陷或凸起的点状根痕。

484. 毛知母质硬,易折断,断面黄白色。气微,味微甜、略苦,**嚼之带黏性**。

485. 知母肉已去净外皮,表面黄白色,有**扭曲的沟纹**,有的可见叶痕及根痕。

486. 知母肉以**条肥大、质硬、断面黄白色**为佳。

487. 山药为**薯蓣科植物**薯蓣的干燥根茎。

488. 山药主产于**河南省的温县、武陟、博爱、沁阳**等地（旧怀庆府）。

489. 山药适宜**冬季茎叶枯萎后**采挖。

490. 山药切去根头，洗净，除去外皮及须根，干燥，即为"**毛山药**"。

491. 选择肥大顺直的毛山药，置清水中，浸至无干心，闷透，切齐两端，用木板搓成圆柱状，晒干，打光，习称"**光山药**"。

492. 毛山药表面黄白色或淡黄色，有**纵沟、纵皱纹及须根痕**，偶有浅棕色的外皮残留。

493. 毛山药体重，质坚实，**不易折断，断面白色，粉性**。气微，味淡，微酸，嚼之发黏。

494. 山药的显微鉴别：草酸钙针晶束存在于**黏液细胞中，长80～240μm，针晶直径2～5μm**。淀粉粒单粒扁卵形、类圆形、三角状卵形或矩圆形，直径8～40μm，脐点短缝状或人字状。

495. 射干为**鸢尾科植物**射干的干燥根茎。

496. 射干主产于**河南、湖北、江苏、安徽**等地。

497. 射干适宜**春初刚发芽或秋末茎叶枯萎**时采挖。

498. 射干表面黄褐色、棕褐色或黑褐色，皱缩，有**较密的环纹**。上面有数个圆盘状凹陷的茎痕，偶有茎基残存；下面有残留的细根及根痕。

499. 射干质硬，**断面黄色，颗粒性**。气微，味苦、微辛。

500. 射干饮片切面淡黄色或鲜黄色，具**散在小筋脉点或筋脉纹**，有的可见环纹。

501. 莪术为**姜科植物**蓬莪术、广西莪术或温郁金的干燥根茎。后者习称"温莪术"。

502. 蓬莪术主产于**四川、福建、广东**等地。

503. 广西莪术主产于**广西**。

504. 温莪术主产于**浙江、四川、台湾、江西**等地。

505. 莪术适宜**冬季茎叶枯萎后**采挖。

506. 蓬莪术表面灰黄色至灰棕色，体重，质坚实。**断面灰褐色至蓝褐色**，蜡样，常附有灰棕色粉末，皮层与中柱易分离，内皮层环纹棕褐色。气微香，味微苦而辛。

507. 广西莪术，环节稍凸起，断面**黄棕色至棕色**，常附有淡黄色粉末，内皮层环纹黄白色。

508. 温莪术断面**黄棕色至棕褐色**，常附有淡黄色至黄棕色粉末。气香或微香。

509. 莪术饮片切面黄绿色、黄棕色或棕褐色，内皮层环纹明显，**散在"筋脉"小点**。气微香，味微苦而辛。

510. 姜黄主产于**四川、福建**等省。

511. 姜黄适宜**冬季茎叶枯萎**时采挖。

512. 姜黄呈**不规则卵圆形、圆柱形或纺锤形**，常弯曲，有的具短叉状分枝，长2~5cm，直径1~3cm。

513. 姜黄表面深黄色，粗糙，有**皱缩纹理和明显环节**，并有圆形分枝痕及须根痕。

514. 姜黄质坚实，不易折断，断面**棕黄色至金黄色**，角质样，有蜡样光泽，内皮层环纹明显，维管束呈点状散在。气香特异，味苦、辛。

515. 姜黄以**质坚实、断面金黄、香气浓厚**者为佳。

516. 温郁金主产于**浙江、福建、四川**等省。

517. 黄丝郁金主产于**四川、福建、广东、江西**等省。

518. 桂郁金主产于**广西、云南**等省区。

519. 绿丝郁金主产于**四川、浙江、福建、广西**等省区。

520. 郁金适宜**冬季茎叶枯萎**后采挖。

521. 温郁金表面灰褐色或灰棕色，具**不规则纵皱纹，纵纹隆起处色较浅**。质坚实，横断面灰棕色，角质样；内皮层环明显。气微香，味微苦。

522. 黄丝郁金表面棕灰色或灰黄色，具细皱纹。断面**橙黄色**，外周棕黄色至棕红色。气芳香，味辛辣。

523. 桂郁金表面具**疏浅纵纹或较粗糙网状皱纹**。气微，味微辛、苦。

524. 药材郁金以**质坚实、外皮皱纹细、断面色黄者**为佳。传统认为**黄丝郁金**质量最佳。

525. 天麻为**兰科植物**天麻的干燥块茎。

526. 天麻主产于**四川、云南、贵州**等省。

527. 天麻适宜**立冬后至次年清明前**采挖。

528. 天麻表面黄白色至淡黄棕色，有**纵皱纹及由点状凸起（潜伏芽）排列而成的横环纹多轮**，有时可见鳞叶或棕褐色菌索。顶端有红棕色至深棕色鹦嘴状的芽苞或残留茎基；底部有圆脐形疤痕。

529. 天麻质坚硬，不易折断，**断面较平坦，黄白色至淡棕色**，角质样。气微，味甘。

530. 药材天麻以质地**坚实沉重、有鹦哥嘴、断面黄亮、无空心者（冬麻）**质佳；质地**轻泡、有残留茎基、断面色晦暗、空心者（春麻）**质次。

531. 白及为**兰科植物**白及的干燥块茎。

532. 白及主产于**贵州、四川、云南、湖北**等地。

533. 白及适宜**夏、秋二季**采挖。

534. 白及表面灰白色或黄白色，有**数圈同心环节和棕色点状须根痕**，上面有凸起的茎痕，下面有连接另一块茎的痕迹。

535. 白及质坚硬,不易折断,切面**类白色,角质样**。气微,味苦,嚼之有黏性。

536. 药材白及以**个大、饱满、色白、半透明、质坚实**者为佳。

537. 药用为木本植物茎藤的茎类中药,如**川木通、大血藤、鸡血藤**等。

538. 药用为茎枝的茎类中药,如**桂枝、桑枝、槲寄生**等。

539. 药用为茎刺的茎类中药,如**皂角刺**。

540. 药用为茎翅状附着物的茎类中药,如**鬼箭羽**。

541. 药用为茎髓部的茎类中药,如**通草、灯心草**。

542. 药用为草本植物茎藤的茎类中药,如**天仙藤**等。

543. 木类中药药用部位实际为木材。木材又可分**边材和心材**两部分。

544. 边材形成较晚,含水分较多,颜色较浅,亦称**液材**。

545. 心材形成较早,位于木质部内方,蓄积了较多的物质,如**树脂、树胶、单宁、挥发油**等,**颜色较深,质地较致密**。木类中药多采用心材部分,如沉香、降香、苏木等。

546. 川木通为**毛茛科植物小木通或绣球藤**的干燥

藤茎。

547. 小木通主产于**四川**、**湖南**，陕西、贵州、湖北等省亦产。

548. 绣球藤主产于**四川**，陕西、湖北、甘肃、安徽、广西、云南、贵州等省区亦产。

549. 川木通适宜**春、秋二季**采收，除去粗皮，晒干，或趁鲜切薄片，晒干。

550. 川木通呈长圆柱形，略扭曲，长**50～100cm**，直径**2～3.5cm**。

551. 川木通表面**黄棕色或黄褐色**，有纵向凹沟及棱线；节处多膨大，有叶痕及侧枝痕。残存皮部易撕裂。

552. 川木通质坚硬，不易折断。切片厚0.2～0.4cm，边缘不整齐，残存皮部黄棕色，木部**浅黄棕色或浅黄色，有黄白色放射状纹理及裂痕**，其间布满导管孔，髓部较小，类白色或黄棕色，偶有空腔。气微，味淡。

553. 木通为**木通科植物**木通、三叶木通或白木通的干燥藤茎。

554. 木通表面灰棕色至灰褐色，外皮粗糙而有许多不规则的裂纹或纵沟纹，具**凸起的皮孔**。节部膨大或不明显，具侧枝断痕。

555. 木通体轻，质坚实，不易折断，断面不整齐，皮部较厚,黄棕色,可见淡黄色颗粒状小点,**木部黄白色,射线呈放射状排列**,髓小或有时中空,黄白色或黄棕色。气微,味微苦而涩。

556. 药材木通以**条匀、断面色黄**者为佳。

557. 槲寄生为**桑寄生科植物**槲寄生的干燥带叶茎枝。

558. 槲寄生主产于**河北、辽宁、吉林、内蒙古**等省区。

559. 槲寄生适宜**冬季至次春采割**,除去粗茎,切段,干燥,或蒸后干燥。

560. 槲寄生**表面黄绿色、金黄色或黄棕色,有纵皱纹**;节膨大,节上有分枝或枝痕。

561. 槲寄生体轻,质脆,易折断,断面不平坦,皮部黄色,木部色较浅,有**放射状纹理**,髓部常偏向一边。叶对生于枝梢,易脱落,无柄。

562. 槲寄生叶片表面黄绿色,有细皱纹,**主脉5出,中间3条明显**;革质。气微,味微苦,嚼之有黏性。

563. 药材槲寄生以**枝嫩、色黄绿、叶多**者为佳。

564. 槲寄生饮片茎外皮黄绿色、黄棕色或棕褐色。切面皮部黄色,木部浅黄色,有放射状纹理,髓部常偏向一边。**叶片黄绿色或黄棕色,全缘,有细皱纹**;革质。气微，味微苦，嚼之有黏性。

565. 桑寄生为**桑寄生科植物**桑寄生的干燥带叶茎枝。

566. 桑寄生主产于<u>福建、广东、广西</u>等省区。

567. 桑寄生适宜<u>冬季至次春</u>采割。

568. 桑寄生表面红褐色或灰褐色，具细纵纹，并有**多数细小凸起的棕色皮孔，嫩枝有的可见棕褐色茸毛**；质坚硬，断面不整齐，皮部红棕色，木部色较浅。

569. 叶多卷曲，具短柄；叶片展平后呈卵形或椭圆形，长3~8cm，宽2~5cm；**表面黄褐色，幼叶被细茸毛，先端钝圆，基部圆形或宽楔形，全缘**；革质。气微，味涩。

570. 大血藤为**木通科植物**大血藤的干燥藤茎。

571. 大血藤主产于<u>湖北、四川、江西、河南、江苏</u>等地。

572. 大血藤适宜<u>秋、冬二季</u>采收。

573. 大血藤表面灰棕色，粗糙，**外皮常呈鳞片状剥落**，剥落处显暗红棕色，有的可见膨大的节及略凹陷的枝痕或叶痕。

574. 大血藤质硬，断面皮部红棕色，**有数处向内嵌入木部**，木部黄白色，有多数细孔状导管，射线呈放射状排列。气微，味微涩。

575. 大血藤以**条匀、粗如拇指**者为佳。

576. 苏木为**豆科植物**苏木的干燥心材。

577. 苏木主产于**广西、云南、台湾、广东**等地。

578. 苏木多于**秋季**采伐，除去白色边材，干燥。

579. 苏木表面黄红色至棕红色，具刀削痕，常见**纵向裂缝**。

580. 苏木质坚硬，断面略具光泽，年轮明显，有的可见**暗棕色、质松、带亮星的髓部**。气微，味微涩。

581. 苏木饮片表面红黄色或黄棕色，有的可见条形髓。质地致密，坚硬。气微，味微涩。粉末呈**黄红色**。

582. 取苏木碎片投入热水中，水染成红色，加酸变成**黄色**，再加碱液，仍变成**红色**。

583. 鸡血藤为**豆科植物**密花豆的干燥藤茎。

584. 鸡血藤主产于**广东、广西、云南**等地。

585. 鸡血藤适宜**秋、冬二季**采收，除去枝叶，切片，晒干。

586. 鸡血藤栓皮灰棕色，有的可见灰白色斑块，**栓皮脱落处显红棕色**。

587. 鸡血藤质坚硬。切面木部红棕色或棕色，导管孔多数；韧皮部有树胎状分泌物呈红棕色至黑棕色，与木部相间排列呈**数个同心性椭圆形环或偏心性半圆形环**；髓部偏向一侧。气微，味涩。

588. 鸡血藤以**树脂状分泌物多**者为佳。

589. 降香为**豆科植物**降香檀的树干和根的干燥心材。

590. 降香主产于**广东、海南**等地。

591. 降香呈类圆柱形或不规则形，红色或红褐色，切面**有致密的纹理**。质硬，有油性。气微香，味微苦。

592. 降香以**色紫红、质坚硬、富油性、香气浓**者为佳。

593. 沉香为**瑞香科植物**白木香含有树脂的木材。

594. 沉香主产于**广东、海南、广西、福建**等省区。

595. 沉香表面凹凸不平，有刀削痕，偶有孔洞，可见黑褐色树脂与黄白色木部相间的斑纹、孔洞及凹窝。表面多呈朽木状。

596. 沉香质较坚实，**断面刺状**。气芳香，味苦。

597. 沉香以**色黑、质坚硬、油性足、香气浓而持久、能沉水**者为佳。

598. 通草为**五加科植物**通脱木的干燥茎髓。

599. 通草主产于**贵州、云南、四川、湖北**等地。

600. 通草适宜**秋季**割取茎，截成段，趁鲜取出髓部，理直，晒干。

601. 通草表面白色或淡黄色，有浅纵沟纹。**体轻，质松软**，稍有弹性，易折断。

602. 通草断面平坦，显银白色光泽，中部有直径 0.3~1.5cm 的空心或半透明圆形的薄膜，<u>纵剖面薄膜呈梯状排列</u>，实心者少见。气微，味淡。

603. 钩藤为<u>茜草科植物钩藤、大叶钩藤、毛钩藤、华钩藤或无柄果钩藤</u>的干燥带钩茎枝。

604. 钩藤主产于<u>广西、广东、湖北、湖南</u>等省区。

605. 钩藤为带单钩或双钩的茎枝小段。茎枝<u>呈圆柱形或类方柱</u>形，长 2~3cm，直径 0.2~0.5cm。

606. 钩藤表面<u>红棕色至紫红色</u>者，具细纵纹，光滑无毛。

607. 钩藤表面<u>黄绿色至灰褐色</u>则有的可见白色点状皮孔，被黄褐色柔毛。

608. 钩藤质坚韧，断面<u>黄棕色</u>，皮部<u>纤维性</u>，髓部黄白色或中空。气微，味淡。

609. 钩藤以<u>双钩、茎细、钩结实、光滑、色紫红、无枯枝</u>者为佳。

610. 石斛主产于<u>广西、贵州、广东、云南、四川</u>等地。

611. 鲜石斛表面黄绿色，光滑或有纵纹，节明显，色较深，<u>节上有膜质叶鞘</u>。肉质多汁，易折断。气微，味微苦而回甜，嚼之有黏性。

612. 金钗石斛呈扁圆柱形，长 20~40cm，直径

0.4~0.6cm，节间长2.5~3cm。表面**金黄色或黄中带绿色，有深纵沟**。质硬而脆，断面较平坦而疏松。气微，味苦。

613. 鼓槌石斛呈粗纺锤形，中部直径1~3cm，具3~7节。表面光滑，金黄色，有明显凸起的棱。**质轻而松脆，断面海绵状**。气微，味淡，嚼之有黏性。

614. 流苏石斛呈长圆柱形，长20~150cm，直径0.4~1.2cm，节明显，节间长2~6cm。表面**黄色至暗黄色，有深纵槽**。质疏松，断面平坦或呈纤维性。味淡或微苦，嚼之有黏性。

615. 药材石斛干品以**色黄金、有光泽、质柔韧**者为佳。

616. 铁皮石斛为**兰科植物**铁皮石斛的干燥茎。

617. 铁皮石斛主产于**云南、浙江**等地。

618. 铁皮石斛适宜**11月至翌年3月采收**，除去杂质，剪去部分须根，边加热边扭成螺旋形或弹簧状，烘干；或切成段，干燥或低温烘干。前者习称"铁皮枫斗"，后者习称"铁皮石斛"。

619. 铁皮枫斗表面黄绿色或略带金黄色，有细纵皱纹，节明显，**节上有时可见残留的灰白色叶鞘**；一端可见茎基部留下的短须根。

620. 铁皮枫斗质坚实，易折断，**断面平坦，灰白色**

至灰绿色，略角质状。气微，味淡，嚼之有黏性。

621. 铁皮石斛为**圆柱形的段，长短不等**。

622. 皮类中药中皮片呈板片状，较平整的中药有**杜仲、黄柏**等。

623. 皮类中药中皮片向内弯曲呈半圆形槽状或半管状的中药是**企边桂**。

624. 加工时用抽心法抽去木心，片向内弯曲至两侧相接近呈管状的皮类中药是**牡丹皮**。

625. 皮片向一面卷曲，以至两侧重叠的皮类中药是**肉桂**。

626. 皮片两侧各自向内卷呈筒状的皮类中药是**厚朴**。

627. 几个单卷或双卷的皮重叠在一起呈筒状的皮类中药是**锡兰桂皮**。

628. 皮片向外表面略弯曲，皮的外层呈凹陷状的皮类中药是**石榴树皮**。

629. 外表面有刺的皮类中药是**红毛五加皮**。

630. 合欢皮的皮孔呈**红棕色，椭圆形**；牡丹皮的皮孔呈**灰褐色，横长略凹陷状**；杜仲的皮孔呈**斜方形**。

631. 组织中富有石细胞群的皮，折断面常呈颗粒状凸起的皮类中药是**肉桂**。

632. 组织中富含纤维的皮，折断面多显细的纤维状物或刺状物凸出的皮类中药是**合欢皮**。

633. 组织构造中的纤维束和薄壁组织呈环带状间隔排列，折断时形成明显层片状的皮类中药是**苦楝皮**、**黄柏**等。

634. 桑白皮主产于**安徽、河南、浙江、江苏、湖南**等地。

635. 桑白皮适宜**秋末叶落时至次春发芽前**采挖根部，刮去黄棕色粗皮，纵向剖开，剥取根皮，晒干。

636. 桑白皮饮片外表面白色或淡黄白色，较平坦；内表面**黄白色或灰黄色，有细纵纹**。

637. 药材桑白皮以**色白、皮厚、柔韧、粉性足者**为佳。

638. 桑白皮饮片质韧，纤维性强，**撕裂时有粉尘飞扬**。气微，味微甘。

639. 牡丹皮主产于**安徽、四川、河南及山东**等省。

640. 牡丹皮适宜秋季采挖根部，除去细根和泥沙，剥取根皮，晒干，习称"**连丹皮**"；或刮去粗皮，除去木心，晒干，习称"**刮丹皮**"。

641. 连丹皮外表面灰褐色或黄褐色，有多数横长皮孔样凸起及细根痕，栓皮脱落处粉红色；内表面淡灰黄色或浅棕色，有明显的细纵纹，常见**发亮的结晶**。

642. 连丹皮质硬而脆，**易折断**，断面较平坦，淡粉红色，粉性。气芳香，味微苦而涩。

643. 刮丹皮外表面有**刮刀削痕**，外表面红棕色或淡灰黄色，有时可见灰褐色斑点状残存外皮。

644. 药材牡丹皮以**条粗长、皮厚、无木心、断面粉白色、粉性足、结晶多、香气浓**者为佳。

645. 厚朴主产于**四川、湖北、浙江、福建**等省。

646. 厚朴适宜**4~6月剥取**，根皮及枝皮直接阴干；干皮置沸水中微煮后，堆置阴湿处，"发汗"至内表面变紫褐色或棕褐色时，再蒸软，取出，卷成筒状，干燥。

647. 厚朴干皮呈卷筒状或双卷筒状，长30~35cm，厚0.2~0.7cm，习称"**筒朴**"；近根部干皮一端展开如喇叭口，长13~25cm，厚0.3~0.8cm，习称"**靴筒朴**"。

648. 厚朴根皮（根朴）呈单筒状或不规则块片，有的弯曲似鸡肠，习称"**鸡肠朴**"。质硬，较易折断，断面纤维性。

649. 药材厚朴以**皮厚、肉细、油性足、内表面紫棕色、断面有发亮结晶物、香气浓、味苦辛微甜、嚼之残渣少**者为佳。

650. 厚朴、姜厚朴的显微鉴别：石细胞**类方形、椭圆形或不规则分枝状，直径11~65μm**，壁厚，有的可见层纹。油细胞椭圆形或类圆形，含黄棕色油状物。纤维甚多，壁甚厚，有的呈波浪形或一边呈锯齿状，木化，孔洞不明显。

651. 肉桂每年分两期采收，第一期于**4～5月间**，第二期于**9～10月间**，以第二期产量大，香气浓，质量佳。

652. 肉桂外表面灰棕色，稍粗糙，有不规则的细皱纹及横向凸起的皮孔，有的可见灰白色斑纹；内表面红棕色，较平坦，有细纵纹，划之显**油痕**。

653. 肉桂质硬而脆，易折断，断面不平坦，外层棕色而较粗糙，内层**红棕色而油润**，两层中间有1条黄棕色的线纹。

654. 药材肉桂以**不破碎、体重、外皮细、肉厚、断面紫红色、油性大、香气浓、味甜而辛、嚼之渣少**者为佳。

655. 肉桂的显微鉴别：纤维**大多单个散在，长梭形，直径约至50μm，壁厚，木化，纹孔不明显**。石细胞类圆形或类方形，壁厚，有的一面菲薄，直径32～88μm。油细胞类圆形或长圆形。

656. 杜仲主产于**四川、湖北、贵州及河南**等省。

657. 杜仲适宜**4～6月**剥取，趁新鲜刮去粗皮，将树皮内表面相对层层叠放，堆积"发汗"至内皮呈紫褐色时，取出晒干。

658. 杜仲饮片呈小方块或丝状。外表面浅棕色或灰褐色，有明显的**皱纹**。

659. 杜仲饮片内表面暗紫色，光滑。断面有**细密、银白色、富弹性橡胶丝相连**。气微，味稍苦。

660. 药材杜仲以**皮厚、块大、去净粗皮、内表面暗紫色、断面银白色橡胶丝多**者为佳。

661. 合欢皮适宜**夏、秋二季**剥取，晒干。

662. 合欢皮外表面灰棕色至灰褐色，稍有纵皱纹，有的呈浅裂纹，密生明显的椭圆形横向皮孔，棕色或棕红色，偶有凸起的横棱或较大的圆形枝痕，常附有**地衣斑**；内表面淡黄棕色或黄白色，平滑，有细密纵纹。

663. 合欢皮质硬而脆，易折断，断面呈**纤维性片状，淡黄棕色或黄白色**。气微香，味淡、微涩、稍刺舌，而后喉头有不适感。

664. 黄柏为芸香科植物黄皮树的干燥树皮，习称"**川黄柏**"。

665. 黄柏主产于**四川、贵州**等省。

666. 黄柏适宜**3～6月间采收**，选10年左右的树，剥取树皮，晒至半干，压平，刮净粗皮至显黄色，刷净晒干。

667. 药材黄柏以**皮厚、断面色黄**者为佳。

668. 黄柏饮片呈丝条状，外表黄褐色或黄棕色，内表面暗黄色或淡棕色，具**纵棱纹**。切面纤维性，呈裂片状分层，深黄色。味极苦。

669. 黄柏、盐黄柏、黄柏炭的显微鉴别：纤维**鲜黄色，常成束，周围细胞含草酸钙方晶，形成晶纤维，含晶细胞壁木化增厚**。石细胞鲜黄色，类圆形、纺锤形或呈分枝状，壁厚，层纹明显。草酸钙方晶众多。

670. 关黄柏为**芸香科植物**黄檗的干燥树皮，习称"关黄柏"。

671. 关黄柏主产于**辽宁、吉林**等省，以辽宁产量最大。

672. 关黄柏外表面黄绿色或淡棕黄色，较平坦，有不规则的**纵裂纹，皮孔痕小而少见**，偶有灰白色的粗皮残留；内表面黄色或黄棕色。

673. 关黄柏体轻，质较硬，断面纤维性，有的呈裂片状分层，**鲜黄色或黄绿色**。气微，味极苦，嚼之有黏性。

674. 关黄柏饮片呈丝状，外表面黄绿色或淡棕黄色，较平坦。内表面黄色或黄棕色。切面鲜黄色或黄绿色，有的呈**片状分层**。气微，味极苦。

675. 白鲜皮主产于**辽宁、河北、山东**等地。

676. 白鲜皮呈卷筒状，外表面灰白色或淡灰黄色，具细纵皱纹及细根痕，常有**凸起的颗粒状小点**；内表面类白色，有细纵纹。

677. 白鲜皮质脆，折断时有粉尘飞扬，断面不平坦，略呈层片状，剥去外层，迎光可见<u>有闪烁的小亮点</u>。有<u>羊膻气</u>，味微苦。

678. 苦楝皮为<u>楝科植物川楝或楝</u>的干燥树皮或根皮。

679. 川楝主产于<u>四川、云南、贵州、甘肃</u>等省。

680. 楝主产于<u>山西、甘肃、山东、江苏</u>等省。

681. 苦楝皮外表面<u>灰棕色或灰褐色，粗糙，有交织的纵皱纹和点状灰棕色皮孔，除去粗皮者淡黄色</u>；内表面类白色或淡黄色。

682. 苦楝皮质韧，不易折断，断面<u>纤维性，呈层片状，易剥离</u>。气微，味苦。

683. 秦皮产于<u>辽宁、吉林、陕西、四川</u>等省。

684. 秦皮适宜<u>春、秋季整枝</u>时采收，剥下干皮或枝皮，晒干。

685. 秦皮枝皮呈卷筒状或槽状，外表面灰白色、灰棕色至黑棕色或相间呈斑状，平坦或稍粗糙，并有<u>灰白色圆点状皮孔及细斜皱纹</u>，有的具分枝痕。

686. 秦皮枝皮内表面黄白色或棕色，平滑。<u>质硬而脆</u>，断面纤维性，黄白色。气微，味苦。

687. 秦皮以<u>条长、呈筒状、外皮薄而光滑、身干色</u>

灰绿者为佳。

688. 秦皮干皮为长条状块片，表面灰棕色，具**龟裂状沟纹及红棕色圆形或横长的皮孔**。质坚硬，断面纤维性较强。

689. 秦皮热水浸出液呈**黄绿色**，日光下显**碧蓝色荧光**。

690. 香加皮为**萝藦科植物**杠柳的干燥根皮。

691. 香加皮主产于**山西、河南、河北、山东**等地。

692. 香加皮呈卷筒状或槽状，外表面灰棕色或黄棕色，栓皮松软常呈**鳞片状**，易剥落。内表面黄色或淡黄棕色，较平滑，有细纵纹。

693. 香加皮体轻，质脆，易折断，断面**不整齐，黄白色**。有特异的香气，味苦。

694. 香加皮以**条粗、皮厚、呈卷筒状、香气浓、味苦**者为佳。

695. 地骨皮为**茄科植物**枸杞或宁夏枸杞的干燥根皮。

696. 地骨皮**春初或秋后**采挖根部，洗净，剥取根皮，晒干。

697. 地骨皮呈筒状或槽状，外表面灰黄色至棕黄色，粗糙，有不规则纵裂纹，易呈鳞片状剥落。内表面黄白色至灰黄色，较平坦，有**细纵纹**。

698. 地骨皮体轻，质脆，易折断，断面不平坦，**外层黄棕色，内层灰白色**。气微，味微甘而后苦。

699. 侧柏叶适宜**夏、秋二季**采收，阴干。

700. 侧柏叶多分枝，小枝扁平。**叶细小鳞片状，交互对生**，贴伏于枝上，深绿色或黄绿色。

701. 侧柏叶**质脆，易折断**。气清香，味苦涩、微辛。

702. 侧柏炭饮片形如侧柏叶，表面黑褐色。质脆，易折断，**断面焦黄色**。气香，味微苦、涩。

703. 淫羊藿适宜**夏、秋季茎叶茂盛**时采收、晒干或阴干。

704. 淫羊藿饮片呈丝片状。上表面绿色、黄绿色或浅黄色，下表面灰绿色，网脉明显，中脉及细脉凸出，边缘具**黄色刺毛状细锯齿**。近革质。气微，味微苦。

705. 大青叶主产于**河北、江苏、安徽、河南**等省。

706. 大青叶饮片叶片暗灰绿色，叶上表面有的可见**色较深稍凸起的小点**；叶柄碎片淡棕黄色。质脆。气微，味微酸、苦、涩。

707. 大青叶以**叶片完整、色暗灰绿**者为佳。

708. 蓼大青叶叶多皱缩、破碎。完整者展平后呈椭圆形，长 3~8cm，宽 2~5cm，蓝绿或蓝黑色，**先端钝，基部渐狭，全缘**。

709. 蓼大青叶叶脉浅黄棕色，于下表面略凸起。**叶柄扁平，偶带膜质托叶鞘**。质脆。气微，味微涩而稍苦。

710. 枇杷叶主产于广东、广西、江苏等地。以**江苏产量大，广东质量佳**。

711. 枇杷叶呈长椭圆形或倒卵形，先端尖，基部楔形，**边缘上部有疏锯齿，近基部全缘**。

712. 枇杷叶上表面灰绿色、黄棕色或红棕色，较光滑；下表面密被黄色绒毛，主脉**于下表面显著凸起，侧脉羽状**；叶柄极短，被棕黄色绒毛。

713. 枇杷叶革质而脆、易折断。**无臭、味微苦**。

714. 狭叶番泻叶呈长卵形或卵状披针形，叶端急尖，**叶基稍不对称，全缘**。

715. 狭叶番泻叶上表面黄绿色，下表面浅黄绿色，无毛或近无毛，**叶脉稍隆起**。革质。气微弱而特异，味微苦，稍有黏性。

716. 尖叶番泻叶呈披针形或长卵形，略卷曲，叶端短尖或微凸，叶基不对称，两面均有**细短毛茸**。

717. 番泻叶以**叶片大、完整、色绿、梗少、无泥沙杂质**者为佳。

718. 罗布麻叶为**夹竹桃科植物**罗布麻的干燥叶。

719. 罗布麻叶适宜**夏季**采收，除去杂质，干燥。

720. 罗布麻叶多皱缩卷曲，有的破碎，完整叶片展平后呈椭圆状披针形或卵圆状披针形，长2~5cm，宽0.5~2cm，淡绿色或灰绿色，先端钝，有小芒尖，**基部钝圆或楔形，边缘具细齿**，常反卷，两面无毛，叶脉于下表面凸起；叶柄细，长约4mm。质脆。气微，味淡。

721. 紫苏叶为**唇形科植物**紫苏的干燥叶（或带嫩枝）。

722. 紫苏叶主产于**江苏、浙江、河北**等地。

723. 紫苏叶适宜**夏季枝叶茂盛**时采收，除去杂质，晒干。

724. 紫苏叶饮片叶多皱缩卷曲、破碎，完整者展平后呈卵圆形。**边缘具圆锯齿**。

725. 紫苏叶饮片两面紫色或上表面绿色，下表面紫色，**疏生灰白色毛**。叶柄紫色或紫绿色。带嫩枝者，枝的直径0.2~0.5cm，紫绿色，**切面中部有髓**。气清香，味微辛。

726. 紫苏叶以**叶完整、色紫、气清香**者为佳。

727. 艾叶为**菊科植物**艾的干燥叶。

728. 艾叶主产于**山东、安徽、湖北、河北**等地。

729. 艾叶适宜**夏季花未开**时采摘，除去杂质，晒干。

730. 艾叶多皱缩、破碎，有短柄。完整叶片展平后呈卵状椭圆形，**羽状深裂**，裂片椭圆状披针形，边缘有不规则的粗锯齿；上表面灰绿色或深黄绿色，有**稀疏的柔毛和腺点**；下表面密生灰白色绒毛。

731. 艾叶质柔软。**气清香**，味苦。

732. 醋艾炭饮片呈不规则的碎片，表面**黑褐色**，有细条状叶柄。具醋香气。

733. 艾叶的显微鉴别：非腺毛有两种：一种**为T形毛，顶端细胞长而弯曲，两臂不等长，柄2~4个细胞**；另一种为单列性非腺毛，3~5个细胞，顶端细胞特长而扭曲，常断落。腺毛表面观鞋底形，由4或6个细胞相对叠合而成，无柄。

734. 用药部位是已开放的完整的花的中药是<u>洋金花、红花</u>等。

735. 用药部位是尚未开放的花蕾的完整花的中药是<u>丁香、金银花</u>等。

736. 用药部位是未开放的花序的中药是<u>款冬花</u>等。

737. 用药部位是已开放的花序的中药是<u>菊花、旋覆花</u>等。

738. 用药部位是带花的果穗的中药是<u>夏枯草</u>等。

739. 辛夷为<u>木兰科植物</u>望春花、玉兰或武当玉兰的干燥花蕾。

740. 辛夷适宜**冬末春初花未开放**时采收，除去枝梗及杂质，阴干。

741. 槐花为豆科植物槐的干燥花及艳蕾。前者习称"**槐花**"，后者习称"**槐米**"。

742. 槐花主产于**辽宁、河北、河南、山东**等地。

743. 槐花适宜在**夏季花开放或花蕾形成**时采收，及时干燥，除去枝、梗及杂质。

744. 槐花**皱缩而卷曲，花瓣多散落**。完整者花萼钟状，黄绿色，先端5浅裂；花瓣5，黄色或黄白色，1片较大，近圆形，先端微凹，其余4片长圆形。

745. 槐花雄蕊10，其中9个基部连合，花丝细长。**雌蕊圆柱形，弯曲**。体轻。气微，味微苦。

746. 槐米卵形或椭圆形，长 0.2～0.6cm，直径 0.2cm。**花萼下部有数条纵纹**。萼的上方为黄白色未开放的花瓣。花梗细小。体轻，质松脆，手捻即碎。气微，味微苦、涩。

747. 槐花以**干燥、色黄白、整齐不碎、无枝梗杂质**者为佳。槐米以**未开放**者为佳。

748. 丁香为**桃金娘科植物**丁香的干燥花蕾。

749. 丁香适宜**花蕾由绿色转红**时采摘，晒干。

750. 丁香略呈研棒状，长 1～2cm。花冠圆球形，直径0.3～0.5cm，花瓣4，复瓦状抱合，棕褐色至褐黄色，花瓣内为雄蕊和花柱，搓碎后可见**众多黄色细粒状**

的花药。

751. 丁香萼筒圆柱状，略扁，有的稍弯曲，长0.7～1.4cm，直径0.3～0.6cm，**红棕色或棕褐色**，上部有4枚三角状的萼片，十字状分开。质坚实，**富油性**。气芳香浓烈，味辛辣、有麻舌感。

752. 丁香以**个大、身干、色棕红、油性足、入水则萼管沉于水面下、香气浓郁**者为佳。

753. 丁香的显微鉴别：花粉粒众多，极面观三角形，赤道表面观双凸镜形，具3副合沟。纤维梭形，顶端钝圆，壁较厚。草酸钙**簇晶众多，直径4～26μm，存在于较小的薄壁细胞中，常数个排列成行**。油室多破碎，含油状物。

754. 洋金花为**茄科植物**白花曼陀罗的干燥花。

755. 洋金花主产于**江苏、浙江、福建、广东**等省。

756. 洋金花适宜**4～11月花初开**时采收，晒干或低温干燥。

757. 洋金花多皱缩呈条状，完整者长**9～15cm**。

758. 洋金花花萼呈筒状，长为花冠的2/5，灰绿色或灰黄色，先端5裂，基部具纵脉纹5条，表面微具毛茸；**花冠呈喇叭状，淡黄色或黄棕色**，顶端5浅裂，裂片先端有短尖，短尖下有明显的纵脉纹3条，两裂片之间微凹，雄蕊5，花丝贴生于花冠筒内，长为花冠的

3/4；雌蕊1，柱头棒状。

759. 洋金花烘干品**质柔韧，气特异**；晒干品质脆，气微，味微苦。

760. 洋金花以**朵大、不破碎、花冠肥厚**者为佳。

761. 洋金花的显微鉴别：花粉粒**类球形或长圆形，直径42～65μm，表面有条纹状雕纹**。花萼、花冠裂边缘、花丝基部均有非腺毛。花萼、花冠薄壁细胞中有草酸钙砂晶、方晶及簇晶。

762. 金银花为**忍冬科植物**忍冬的干燥花蕾或带初开的花。

763. 金银花适宜**夏初花开放前**采收，干燥。

764. 金银花呈棒状，**上粗下细，略弯曲**，长2～3cm，上部直径约0.3cm，下部直径约0.15cm。

765. 金银花表面黄白色或绿白色（贮久色渐深），**密被短柔毛**。偶见叶状苞片。

766. 金银花花萼绿色，先端5裂，裂片有毛，长约0.2cm。开放者，**花冠筒状，先端二唇形**；雄蕊5，附于筒壁，黄色；雌蕊1，子房无毛。气清香，味淡、微苦。

767. 金银花以**花蕾多、色绿白、质柔软、气清香**者为佳。

768. 金银花的显微鉴别：花粉粒**类球形，表面具细密短刺及细颗粒状雕纹，具3个萌发孔**。腺毛较多，头部倒圆锥形、类圆形或略扁圆形，多细胞，柄部亦为多细胞。非腺毛为单细胞，有一种甚长而稍弯曲，壁薄，有微细疣状凸起；一种较短，壁厚，具壁疣，有的可见螺纹。

769. 灰毡毛忍冬主产于**湖南、广西及贵州**等省区。

770. 红腺忍冬主产于**广西、四川、云南、湖南**等省区。

771. 华南忍冬主产于**广东、广西**等省区。

772. 山银花适宜**夏初花开放前**采收，干燥。

773. 灰毡毛忍冬呈棒状而稍弯曲，长3~4.5cm，上部直径约2mm，下部直径约1mm。表面绿棕色至黄白色。**总花梗集结成簇**，开放者花冠裂片不及全长之半。

774. 灰毡毛忍冬**质稍硬，多捏之稍有弹性**。气清香，味微苦、甘。

775. 红腺忍冬长2.5~4.5cm，直径0.8~2mm，表面黄白至黄棕色，**无毛或疏被毛**。萼筒无毛，先端5裂，裂片长三角形，被毛。开放者，**花冠下唇反转，花柱无毛**。

776. 华南忍冬长1.6~3.5cm，直径0.5~2mm。**萼筒和花冠密被灰白色毛**。

777. 黄褐毛忍冬长1~3.4cm，直径1.5~2mm。花冠表面淡黄棕色或黄棕色，**密被黄色茸毛**。

778. 款冬花为**菊科植物**款冬的干燥花蕾。

779. 款冬花主产于**河南、甘肃、山西、陕西**等地。

780. 款冬花适宜**12月或地冻前当花尚未出土**时采挖,除去花梗和泥沙,阴干。

781. 款冬花呈长圆棒状。**常单生或2~3个基部连生**,长1~2.5cm,直径0.5~1cm。

782. 款冬花上端较粗,下端渐细或带有短梗,外面被有多数鱼鳞状苞片。苞片外表面紫红色或淡红色,内表面密被白色絮状茸毛。体轻,撕开后可见**白色茸毛**。气清香,味微苦而辛。

783. 款冬花以**蕾大、肥壮、色紫红鲜艳、花梗短**者为佳。

784. 菊花按产地和加工方法不同,分为"**亳菊**""**滁菊**""**贡菊**""**杭菊**""**怀菊**"。

785. 菊花适宜**9~11月花盛开**时分批采收。阴干或焙干,或熏、蒸后晒干。

786. 亳菊呈**倒圆锥形或圆筒形**,有时稍压扁呈扇状。直径1.5~3cm,离散。总苞碟状;总苞片3~4层,卵形或椭圆形,草质,黄绿色或褐绿色,外面被柔毛,边缘膜质。花托半球形,无托片或托毛。

787. 亳菊舌状花数层,雌性,位于外围,类白色,劲直、上举,纵向折缩,**散生金黄色腺点**;管状花多数，两性，位于中央，为舌状花所隐藏，黄色，顶端5齿裂，瘦果不发育，无冠毛。体轻，质柔润，干时松脆。气清香，味甘、微苦。

788. 滁菊呈不规则球形或扁球形，直径1.5～2.5cm。舌状花类白色，不规则扭曲，内卷，边缘皱缩，有时可见**淡褐色腺点**；管状花大多隐藏。

789. 贡菊呈扁球形或不规则球形，直径1.5～2.5cm。舌状花白色或类白色，斜升，上部反折，边缘稍内卷而皱缩，通常无腺点；**管状花少，多外露**。

790. 杭菊碟形或扁球形，直径2.5～4cm，常数个相连成片。舌状花类白色或黄色，**平展或微折叠，彼此粘连**，通常无腺点；管状花多数，外露。

791. 怀药呈不规则球形或扁球形，直径1.5～2.5cm。多数为舌状花，**舌状花类白色或黄色**，不规则扭曲，内卷，边缘皱缩，有时可见腺点；管状花大多隐藏。

792. 菊花以**花朵完整、颜色鲜艳、气清香、梗叶少**者为佳。

793. 红花主产于**河南、浙江、四川、云南**等省。

794. 红花适宜**夏季花由黄变红时择晴天早晨露水未干**时采摘，阴干或晒干。

795. 红花为**不带子房的管状花**，长1～2cm。表面黄色或红色。

796. 红花花冠筒细长，先端5裂，**裂片呈狭条形**，长0.5~0.8cm；雄蕊5，花药聚合呈筒状，黄白色；柱头长圆柱形，顶端微分叉。质柔软。气微香，味微苦。

797. 红花以**花冠长、色红鲜艳、无枝刺、柔软如茸毛**者为佳。

798. 红花的显微鉴别：花粉粒**类圆球形或椭圆形，直径约至60μm，外壁有刺或具齿状凸起，具3个萌发孔**。花冠、花丝、柱头碎片多见，有长管状分泌细胞，常位于导管旁，直径66μm，含黄棕色至红棕色分泌物。

799. 西红花为**鸢尾科植物**番红花的干燥柱头。

800. 西红花适宜**开花期晴天的早晨**采花，摘取柱头，盖一张薄吸水纸后晒干，或40~50℃烘干，或在通风处晾干。

801. 西红花呈线形，三分枝，长约3cm。暗红色，上部较宽而略扁平，**顶端边缘显不整齐的齿状**，内侧有一短裂隙，下端有时残留一小段黄色花柱。

802. 西红花体轻，质松软，无油润光泽。干燥后质脆易断。**气特异**，微有刺激性，味微苦。

803. 茴香、蛇床子等伞形科植物的果实，表面具有**隆起的肋线**。

804. 地肤子**为藜科植物**地肤的干燥成熟果实。

805. 地肤子主产于**江苏、山东、河南、河北**等地。

806. 五味子为木兰科植物五味子的干燥成熟果实，习称"**北五味子**"。

807. 五味子主产于**吉林、辽宁、黑龙江**等省。

808. 五味子呈不规则的球形或扁球形，直径5～8mm。表面红色、紫红色或暗红色，皱缩，显油润；有的表面呈黑红色或出现"**白霜**"。

809. 五味子果肉柔软，种子1～2粒，肾形，**表面棕黄色**，有光泽，种皮硬而脆。果肉气微，味酸；种子破碎后，有香气，味辛、微苦。

810. 五味子以**粒大、果皮紫红、肉厚、柔润**者为佳。

811. 五味子的显微鉴别：种皮表皮石细胞淡黄棕色，表面观类多角形，直径18～50μm，壁较厚，孔沟细密，胞腔含暗棕色物。种皮内层石细胞**呈多角形、类圆形或不规则形，直径约至83μm，壁稍厚，纹孔较大**。果皮表皮细胞表面观类多角形，垂周壁略呈连珠状增厚，表面有角质线纹，表皮中散有油细胞。

812. 南五味子呈球形或扁球形，直径4～6mm，**表面棕红色至暗棕色**，干瘪，皱缩，果肉常贴于种子上。种子1～2粒，肾形，表面棕黄色，有光泽，种皮薄而脆。果肉气微，味微酸。

813. 肉豆蔻为**肉豆蔻科植物肉豆蔻**的干燥种仁。

814. 肉豆蔻主产于**马来西亚、印度尼西亚、斯里兰卡**等国。

815. 肉豆蔻的采收：采收成熟果实，**将肉质果皮纵剖开，内有红色网状假种皮包围的种子，将假种皮剥下（商品称为"肉豆蔻衣"）**，再除去种皮，取出种仁。

816. 肉豆蔻呈卵圆形或椭圆形，长**2～3cm**，直径**1.5～2.5cm**。

817. 肉豆蔻表面**灰棕色或灰黄色**，有时外被白粉（石灰粉末）。全体有浅色纵行沟纹和不规则网状沟纹。

818. 肉豆蔻种脐**位于宽端，呈浅色圆形凸起，合点呈暗凹陷**。种脊呈纵沟状，连接两端。

819. 肉豆蔻质坚，断面**显棕黄色相杂的大理石花纹**，宽端可见干燥皱缩的胚，富油性。气香浓烈，味辛。

820. 葶苈子为十字花科植物播娘蒿或独行菜的干燥成熟种子。前者习称**"南葶苈子"**，后者习称**"北葶苈子"**。

821. 葶苈子适宜**夏季果实成熟**时采割植株，晒干，搓出种子，除去杂质。

822. 南葶苈子呈长圆形，表面**棕色或红棕色，微有光泽**，具纵沟2条，其中1条较明显。

823. 南葶苈子一端钝圆，另端微凹或较平截，**种脐**

类白色，位于凹入端或平截处。气微，味微辛、苦，略带黏性。

824. 北葶苈子呈**扁卵形**，长 1~1.5mm，宽 0.5~1mm。一端钝圆，另一端渐尖而微凹，种脐位于凹入端。味微辛辣，黏性较强。

825. 葶苈子加水浸泡后，用放大镜观察，南葶苈子**透明状黏液层薄，厚度约为种子宽度的1/5**，北葶苈子**透明状黏液层较厚，厚度可超过种子宽度的1/2以上**。

826. 葶苈子以**身干、子粒饱满、无泥屑杂质**者为佳。

827. 木瓜为蔷薇科植物贴梗海棠的干燥近成熟果实，习称"**皱皮木瓜**"。

828. 木瓜主产于安徽、湖北、四川、浙江等省。以安徽宣城的**宣木瓜**质量最好。

829. 木瓜适宜**夏、秋二季果实绿黄**时采收，置沸水中烫至外皮灰白色，对半纵剖，晒干。

830. 木瓜外表面紫红色或红棕色，有不规则的深皱纹；剖面边缘向内卷曲，果肉红棕色，**中心部分凹陷**，棕黄色；种子扁长三角形，多脱落。质坚硬。气微清香，味酸。

831. 木瓜以**外皮抽皱、肉厚、内外紫红色、质坚实、味酸**者为佳。

832. 木瓜饮片呈类月牙形薄片。外表面紫红色或红棕色,有不规则的深皱纹。**切面棕红色**。气微清香,味酸。

833. 山楂主产于**山东、河北、河南、辽宁**等省。

834. 山楂外皮红色,具皱纹,有**灰白小斑点**。果肉深黄色至浅棕色。中部横切片具 5 粒浅黄色果核,但核多脱落而中空。有的片上可见短而细的果梗或花萼残基。气微清香,味酸、微甜。

835. 山楂以**片大、皮红、肉厚、核少**者为佳。

836. 炒山楂饮片形如山楂片,果肉**黄褐色**,偶见焦斑。

837. 焦山楂饮片形如山楂片,表面**焦褐色,内部黄褐色**。有焦香气。

838. 苦杏仁适宜**夏季采收成熟果实**,除去果肉和核壳,取出种子,晒干。

839. 苦杏仁呈扁心形,表面黄棕色至深棕色,一端尖,另一端钝圆,肥厚,左右不对称,尖端一侧有短线形种脐,圆端合点处向上具**多数深棕色的脉纹**。

840. 苦杏仁以**颗粒饱满、完整、味苦**者为佳。

841. 燀苦杏仁饮片呈扁心形。表面乳**白色至黄白色**,一端尖,另一端钝圆,肥厚,左右不对称,富油性。有特异的气香,味苦。

842. 苦杏仁的显微鉴别：种皮石细胞**橙黄色，单个散在或成群，侧面观大多呈贝壳形，表面观呈类圆形或类多角形**；壁较厚，较宽的一边纹孔明显。

843. 桃仁呈扁长卵形，表面黄棕色至红棕色，密布**颗粒状凸起**。

844. 桃仁一端尖，中部膨大，另端钝圆稍扁斜，边缘较薄。尖端一侧有短线形种脐，圆端有颜色略深不甚明显的合点，自合点处散出**多数纵向维管束**。种皮薄，子叶2，类白色，富油性。气微，味微苦。

845. 山桃仁呈**类卵圆形**，较小而肥厚，长约0.9cm，宽约0.7cm，厚约0.5cm。

846. 燀桃仁表面**浅黄白色**，一端尖，中部膨大，另端钝圆稍扁斜，边缘较薄。子叶2，富油性。气微香，味微苦。

847. 燀山桃仁呈类卵圆形，较小而肥厚，**长约1cm，宽约0.7cm，厚约0.5cm**。

848. 乌梅呈**类球形或扁球形**，直径1.5~3cm。

849. 乌梅表面乌黑色或棕黑色，皱缩不平，基部有**圆形果梗痕**。

850. 乌梅果核坚硬，椭圆形，棕黄色，表面有**凹点**；种子扁卵形，淡黄色。气微，味极酸。

851. 乌梅以**个大、核小、柔润肉厚、不破皱、味极**

酸者为佳。

852. 金樱子适宜**10~11月果实成熟变红**时采收，干燥，除去毛刺。

853. 金樱子为花托发育而成的假果，呈**倒卵形**，长2~3.5cm，直径1~2cm。

854. 金樱子表面红黄色或红棕色，有**凸起的棕色小点**，系毛刺脱落后的残基。

855. 金樱子顶端有盘状花萼残基，中央有黄色柱基，下部渐尖。质硬。切开后，花托壁厚1~2mm，内有多数坚硬的小瘦果，**内壁及瘦果均有淡黄色绒毛**。气微，味甘、微涩。

856. 金樱子以**个大、肉厚、色红、有光泽、去净刺**者为佳。

857. 金樱子肉饮片呈**倒卵形纵剖瓣**。表面红黄色或红棕色，有凸起的棕色小点。顶端有花萼残基，下部渐尖。花托壁厚1~2mm，内面淡黄色，残存淡黄色绒毛。气微，味甘、微涩。

858. 沙苑子为**豆科植物**扁茎黄芪的干燥成熟种子。

859. 沙苑子主产于**陕西、山西**等地。

860. 沙苑子适宜**秋末冬初果实成熟尚未开裂**时采割植株，晒干，打下种子，除去杂质，晒干。

861. 沙苑子略呈圆肾形而稍扁，长2~2.5mm，宽

1.5~2mm，厚约1mm。表面**绿褐色至灰褐色**，光滑，边缘一侧微凹处具圆形种脐。

862. 沙苑子质坚硬，不易破碎。除去种皮，有淡黄色子叶2片，胚根弯曲，长约1mm。气微，味淡，嚼之有**豆腥味**。

863. 盐沙苑子饮片形如沙苑子，**表面鼓起**，深褐绿色或深灰褐色。气微，味微咸，嚼之有豆腥味。

864. 决明子主产于**安徽、江苏、四川**等省。

865. 决明子适宜**秋季采收成熟果实**，晒干，打下种子，除去杂质。

866. 决明子表面绿棕色或暗棕色，平滑有光泽。质坚硬，不易破碎。种皮薄，子叶2，黄色，呈"**S**"**形折曲并重叠**。气微，味微苦。

867. 决明子以**颗粒饱满、身干、无杂质、色绿棕**者为佳。

868. 补骨脂为**豆科植物**补骨脂的干燥成熟果实。

869. 补骨脂适宜秋季果实成熟时采收**果序**，晒干，搓出果实，除去杂质。

870. 补骨脂呈肾形，略扁，表面黑色、黑褐色或灰褐色，**具细微网状皱纹**。

871. 补骨脂顶端圆钝，有一小凸起，凹侧有果梗痕。质硬。果皮薄，与种子不易分离；种子1枚，子叶

2,**黄白色,有油性**。气香,味辛、微苦。

872. 枳壳主产于江西、四川、湖北、贵州等省。以江西清江、新干最为闻名,商品习称"**江枳壳**",量大质优。

873. 枳壳适宜**7月果皮尚绿时采收**,自中部横切为两半,晒干或低温干燥。

874. 枳壳呈半球形,直径3～5cm。外果皮棕褐色至褐色,有颗粒状凸起,凸起的顶端有凹点状油室;有明显的**花柱残基或果梗痕**。

875. 枳壳切面中果皮黄白色,光滑而稍隆起,厚0.4～1.3cm,边缘散有1～2列油室,瓤囊7～12瓣,少数至15瓣,**汁囊干缩呈棕色至棕褐色,内藏种子**。质坚硬,不易折断。气清香,味苦、微酸。

876. 枳壳以**外皮色棕褐、果肉厚、质坚硬、香气浓**者为佳。

877. 吴茱萸主产于**贵州、广西**等省区,多系栽培。

878. 吴茱萸适宜**8～11月果实尚未开裂**时,剪下果枝,晒干或低温干燥,除去枝、叶、果梗等杂质。

879. 吴茱萸呈球形或略呈五角状扁球形,直径2～5mm。表面暗黄绿色至褐色,粗糙,有多数点状凸起或凹下的油点。顶端有**五角星状的裂隙**,基部残留被有黄色茸毛的果梗。

880. 吴茱萸质硬而脆,横切面可见子房5室,每室有**淡黄色种子1粒**。气芳香浓郁,味辛辣而苦。

881. 吴茱萸以**粒小、饱满坚实、色绿、香气浓烈**者为佳。

882. 巴豆为**大戟科植物**巴豆的干燥成熟果实。

883. 巴豆主产于四川、云南、广西、贵州等地,以**四川产量最大**。

884. 巴豆呈卵圆形,一般具三棱,长1.8~2.2cm,直径1.4~2cm。表面灰黄色或稍深,粗糙,有纵线6条,顶端平截,基部有**果梗痕**。

885. 巴豆破开果壳,可见3室,每室含种子1粒。种子呈略扁的椭圆形,长1.2~1.5cm,直径0.7~0.9cm,表面棕色或灰棕色,一端有小点状的种脐及种阜的瘢痕,另端有微凹的合点,其间有隆起的种脊;外种皮薄而脆,内种皮呈白色薄膜;**种仁黄白色,油质**。气微,味辛辣。

886. 酸枣仁为**鼠李科植物**酸枣的干燥成熟种子。

887. 酸枣仁主产于**河北、陕西、辽宁、河南**等地。

888. 小茴香主产于**内蒙古、山西、黑龙江**等省区。

889. 小茴香为**双悬果**,呈圆柱形,有的稍弯曲,表面黄绿色或淡黄色,两端略尖,顶端残留有**黄棕色凸起的柱基**,基部有时有细小的果梗。

890. 小茴香分果呈长椭圆形,背面有纵棱5条,接合面平坦而较宽。横切面略呈**五边形**,背面的四边约等长。有特异香气,味微甜、辛。

891. 巴豆以**种子饱满、种仁色黄白、无杂质**者为佳。

892. 蛇床子适宜**夏、秋二季**果实成熟时采收,除去杂质,晒干。

893. 山茱萸主产于**浙江省**,安徽、陕西、河南等省亦产。

894. 山茱萸呈不规则的片状或囊状,表面**紫红色至紫黑色**,皱缩,有光泽。顶端有的有圆形宿萼痕,基部有果梗痕。质柔软。气微,味酸、涩、微苦。

895. 山茱萸以**个大皮肉厚、色紫红、质柔软、油润、无核、味酸**者为佳。

896. 连翘主产于**山西、陕西、河南**等省,多为栽培。

897. 连翘适宜秋季果实初熟尚带绿色时采收,除去杂质,蒸熟,晒干,习称"**青翘**";果实熟透时采收,晒干,除去杂质,习称"**老翘**"。

898. 连翘呈**长卵形或卵圆形**,稍扁,长1.5~2.5cm。

899. 连翘表面有不规则纵皱纹和多数凸起的小斑点,两面各有**1条明显的纵沟**。顶端锐尖,基部有小果梗或已脱落。

900. 青翘多不开裂，表面绿褐色，凸起的**灰白色小斑点较少**；质硬；种子多数，黄绿色，细长，一侧有翅。

901. 老翘自顶端开裂或裂成两瓣，表面**黄棕色或红棕色**，内表面多为浅黄棕色，平滑，具一纵隔；质脆；种子棕色，多已脱落。气微香，味苦。

902. "青翘"以**色墨绿、不开裂**者为佳；"老翘"以**色黄、壳厚、无种子、纯净**者为佳。

903. 女贞子适宜**冬季果实成熟时**采收。

904. 女贞子呈卵形、椭圆形或肾形，表面黑紫色或灰黑色，皱缩不平，基部有果梗痕或具**宿萼及短梗**。

905. 女贞子体轻。外果皮薄，中果皮较松软，易剥离，内果皮木质，黄棕色，**具纵棱**，破开后种子通常为1粒，肾形，紫黑色，油性。气微，味甘、微苦涩。

906. 马钱子主产于**印度、越南、泰国**等国。

907. 马钱子呈**纽扣状圆板形**，常一面隆起，一面稍凹下，表面**密被灰棕或灰绿色绢状茸毛**，自中间向四周呈辐射状排列，有丝样光泽。边缘稍隆起，较厚，有凸起的珠孔，底面中心有凸起的圆点状种脐。

908. 马钱子质坚硬，平行剖面可见**淡黄白色胚乳**，角质状，子叶心形，叶脉5~7条。气微，味极苦。

909. 制马钱子饮片表面棕褐色或深棕色，质坚脆，平行剖面可见**棕褐色或深棕色的胚乳**。

910. 马钱子以**个大饱满，质坚肉厚，表面灰棕色微带绿色，有细密毛茸，有光泽**者为佳。

911. 菟丝子呈类球形，直径 1~2mm。表面灰棕色或黄棕色，粗糙，**种脐线形或扁圆形**。质坚实，不易以指甲压碎。气微，味淡。

912. 取菟丝子少量，加沸水浸泡后，表面有黏性；加热煮至种皮破裂时，可露出**黄白色卷旋状的胚**，形如吐丝。

913. 牵牛子主产于**辽宁省**。

914. 牵牛子似橘瓣状，长 4~8mm，宽 3~5mm。表面灰黑色或淡黄白色，背面有一条浅纵沟，**腹面棱线的下端有一点状种脐，微凹**。

915. 牵牛子质硬，横切面可见**淡黄色或黄绿色皱缩折叠的子叶**，微显油性。气微，味辛、苦，有麻感。加水浸泡后种皮呈龟裂状，手捻有明显的黏滑感。

916. 枸杞子适宜**夏、秋两季果实呈红色时**采收。

917. 枸杞子表面红色或暗红色，顶端有**小凸起状的花柱痕**，基部有白色的果梗痕。果皮柔韧，皱缩；果肉肉质，柔润。种子 20~50 粒，类肾形，扁而翘，长 1.5~1.9mm，宽 1~1.7mm，表面浅黄色或棕黄色。气微，味甜。

918. 枸杞子以**粒大、肉厚、籽小、色红、质柔、味甜**者为佳。

919. 栀子为**茜草科植物**栀子的干燥成熟果实。

920. 栀子主产于**湖南、江西、湖北、浙江**等省。

921. 栀子适宜**9～11月间果实成熟呈红黄色**时采收。

922. 栀子表面红黄色或棕红色，具6条翅状纵棱，棱间常有1条明显的纵脉纹，并有分枝。顶端残存萼片，基部**稍尖，有残留果梗**。

923. 栀子果皮薄而脆，略有光泽；内表面色较浅，有光泽，具2～3条隆起的假隔膜。种子多数，扁卵圆形，集结成团，深红色或红黄色，表面**密具细小疣状凸起**。气微，味微酸而苦。

924. 瓜蒌为**葫芦科植物**栝楼或双边栝楼的干燥成熟果实。

925. 瓜蒌表面橙红色或橙黄色，皱缩或较光滑，顶端有**圆形的花柱残基**，基部略尖，具残存的果梗。轻重不一。

926. 瓜蒌质脆，易破开，内表面**黄白色，有红黄色丝络**，果瓤橙黄色，黏稠，与多数种子黏结成团。具焦糖气，味微酸、甜。

927. 瓜蒌以**完整不破、果皮厚、皱缩有筋、体重、**

糖分足者为佳。

928. 牛蒡子为**菊科植物**牛蒡的干燥成熟果实。

929. 牛蒡子主产于**东北及浙江**。

930. 牛蒡子呈长倒卵形，略扁，微弯曲，表面灰褐色，带紫黑色斑点，有数条纵棱，通常中间 1~2 条较明显。顶端钝圆，稍宽，顶面有圆环，中间具**点状花柱残基**；基部略窄，着生面色较淡。

931. 牛蒡子果皮较硬，子叶 2，淡黄白色，富油性。气微，**味苦后微辛而稍麻舌**。

932. 薏苡仁为**禾本科植物薏苡**的干燥成熟种仁。

933. 薏苡仁呈宽卵形或长椭圆形，表面乳白色，光滑，偶有残存的黄褐色种皮。一端钝圆，另端较宽而微凹，有一淡棕色点状种脐；背面圆凸，**腹面有一条较宽而深的纵沟**。

934. 薏苡仁质坚实，**断面白色，粉性**。气微，味微甜。

935. 薏苡仁以**粒大、饱满、无破碎、色白**者为佳。

936. 槟榔为**棕榈科植物**槟榔的干燥成熟种子。

937. 槟榔主产于**海南、云南、广东**等地。

938. 槟榔呈扁球形或圆锥形，表面淡黄棕色或淡红棕色，具**稍凹下的网状沟纹**，底部中心有圆形凹陷的珠孔，其旁有一明显瘢痕状种脐。

939. 槟榔质坚硬,不易破碎,断面可见**棕色种皮与白色胚乳相间的大理石样花纹**。气微,味涩、微苦。

940. 槟榔以**个大、体重、坚实、断面颜色鲜艳、无破裂**者为佳。

941. 槟榔的显微鉴别:内胚乳细胞碎片无色,壁较厚,有较多大的类圆形纹孔。种皮石细胞**纺锤形、长条形或多角形**,壁不甚厚,有的内含红棕色物。外胚乳细胞类长方形,内含**红棕色或深棕色物**。

942. 砂仁为**姜科植物**阳春砂、绿壳砂或海南砂的干燥成熟果实。

943. 阳春砂主产于**广东省**,以阳春、阳江最有名。

944. 绿壳砂主产于**云南南部临沧、文山、景洪**等地。

945. 海南砂主产于**海南省**。

946. 砂仁适宜**夏、秋二季果实成熟时**采收。

947. 砂仁以**个大、饱满、坚实、种子棕红色、气香浓、搓之果皮不易脱落**者为佳。

948. 砂仁的显微鉴别:内种皮厚壁细胞**棕红色或黄棕色**,表面观类多角形,壁厚,胞腔含硅质块。种皮表皮细胞淡黄色,表面观长条形,常与下皮细胞上下层垂直排列;下皮细胞含棕色或红棕色物。

949. 草果主产于**云南、广西、贵州**等地。

950. 草果呈长椭圆形，具三钝棱，表面灰棕色至红棕色，**具纵沟及棱线**，顶端有圆形凸起的柱基，基部有果梗或果梗痕。

951. 草果果皮质坚韧，易纵向撕裂。剥去外皮，中间有**黄棕色隔膜**，将种子团分成3瓣，每瓣有种子多为8～11粒。

952. 草果种子呈圆锥状多面体，直径约5mm；表面红棕色，外被灰白色膜质的假种皮，种脊为一条纵沟，尖端有凹状的种脐；**质硬，胚乳灰白色**。有特异香气，味辛、微苦。

953. 豆蔻适宜**10～12月间采收未完全成熟果实**，干燥后除去顶端的花萼及基部的果柄，晒干。

954. 豆蔻均以**个大饱满、果皮薄而洁白、气味浓**者为佳。

955. 草豆蔻为**姜科植物草豆蔻**的干燥近成熟种子。

956. 草豆蔻主产于**广东、广西壮族自治区**等。

957. 草豆蔻适宜**夏、秋**两季采收，晒至九成干，或用水略烫，晒至半干，除去果皮，取出种子团，晒干。

958. 草豆蔻表面灰褐色，中间**有黄白色的隔膜**，将种子团分成3瓣，每瓣有种子多数，粘连紧密，种子团略光滑。

959. 草豆蔻种子为卵圆状多面体，长3～5mm，直径约3mm,外被**淡棕色膜质假种皮**,种脊为一条纵沟,一端有种脐;质硬,将种子沿种脊纵剖两瓣,纵断面观呈斜心形,种皮沿种脊向内伸入部分约占整个表面积的1/2。

960. 益智主产于**海南**。

961. 药用部位为草质茎的全草类中药,如**麻黄**。

962. 草麻黄主产于**河北、山西、新疆、内蒙古**等省区。

963. 中麻黄主产于**甘肃、青海、内蒙古、新疆**等省区。

964. 木贼麻黄主产于**河北、山西、甘肃、陕西**等省。

965. 麻黄适宜**秋季采割绿色的草质茎**,晒干。

966. 麻黄以**干燥、茎粗、淡绿色、内心充实、味苦涩**者为佳。

967. 麻黄、蜜麻黄的显微鉴别:气孔特异,内陷,保卫细胞侧面观呈**哑铃状**。纤维多而壁厚,附有小晶体(砂晶和方晶)。角质层极厚,呈脊状凸起。

968. 麻黄饮片呈圆柱形的段。表面淡黄绿色至黄绿色,粗糙,有细纵脊线,节上有细小鳞叶。**切面中心显红黄色**。气微香,味涩、微苦。

969. **鱼腥草**为**三白草科植物**蕺菜的新鲜全草或干燥

地上部分。

970. 鱼腥草主产于**长江以南地区**。

971. 干鱼腥草饮片为不规则的段。茎呈扁圆柱形,表面淡红棕色至黄棕色,有纵棱。叶片多破碎,黄棕色至暗棕色。**穗状花序黄棕色**。搓碎具鱼腥气,味涩。

972. 紫花地丁为**堇菜科植物**紫花地丁的干燥全草。

973. 紫花地丁主产于**江苏、安徽、浙江、福建及东北**等地。

974. 紫花地丁适宜**春、秋二季**采收。

975. 紫花地丁多皱缩成团。主根长圆锥形,直径1~3mm;淡黄棕色,有**细纵皱纹**。

976. 金钱草为**报春花科植物**过路黄的干燥全草。

977. 金钱草产于**四川省**。

978. 金钱草**常缠结成团,无毛或被疏柔毛**。茎扭曲,表面棕色或暗棕红色,有纵纹,下部茎节上有时具须根,断面实心。

979. 金钱草叶对生,多皱缩,展平后呈**宽卵形或心形**,长1~4cm,宽1~5cm,基部微凹,全缘;上表面灰绿色或棕褐色,下表面色较浅,主脉明显凸起,用水浸后,对光透视可见黑色或褐色条纹;叶柄长1~4cm。有的带花,花黄色,单生叶腋,具长梗。蒴果球形。气微,味淡。

980. 金钱草以**叶完整、色绿、气清香**者为佳。

981. 广金钱草为**豆科植物**广金钱草的干燥地上部分。

982. 广金钱草主产于**广东、广西**等地。

983. 广金钱草茎呈圆柱形，长可达 1m；密被黄色伸展的短柔毛；质稍脆，**断面中部有髓**。

984. 广藿香为**唇形科植物**广藿香的干燥地上部分。按产地不同分石牌广藿香及海南广藿香。

985. 广藿香主产于**广东石牌及海南省**。

986. 广藿香饮片茎略呈方柱形，多分枝，枝条稍曲折，表面被柔毛；质脆，易折断，断面中部有髓；老茎类圆柱形，直径 1~1.2cm，**被灰褐色栓皮**。

987. 广藿香叶对生，皱缩成团，展平后叶片呈卵形或椭圆形，长 4~9cm，宽 3~7cm；两面均被灰白色绒毛；先端短尖或钝圆，基部楔形或钝圆，边缘具**大小不规则的钝齿**；叶柄细，长 2~5cm，被柔毛。气香特异，味微苦。

988. 广藿香以**茎叶粗壮、不带须根、香气浓厚**者为佳。

989. 荆芥主产于**江苏、河北、浙江、江西**等省。

990. 荆芥饮片茎呈方柱形，外表面淡黄绿色至淡紫红色，被短柔毛。切面类白色。叶多脱落。**穗状轮伞花**

序**。气芳香,味微涩而辛凉。

991. 益母草鲜品**春季幼苗期至初夏花前期**采制;干品**夏季茎叶茂盛,花未开或初开时**,割取茎的上部,晒干,或切段晒干。

992. 干益母草饮片茎方柱形,四面凹下成纵沟,灰绿色或黄绿色。切面中部有白髓。叶片灰绿色多皱缩、破碎。**轮伞花序腋生,花黄棕色,花萼筒状**,花冠二唇形。气微,味微苦。

993. 益母草以**质嫩、叶多、色灰绿**者为佳;**质老、枯黄、无叶**者不可供药用。

994. 薄荷主产于**江苏的太仓、南通、海门**及浙江、安徽、江西、湖南等省。

995. 薄荷饮片茎方柱形,表面紫棕色或淡绿色,具**纵棱线**,棱角处具茸毛。切面白色,中空。叶多破碎,上表面深绿色,下表面灰绿色,稀被茸毛。**轮伞花序腋生,花萼钟状**,先端5齿裂,花冠淡紫色。揉搓后有特殊清凉香气,味辛凉。

996. 薄荷以**叶多(不得少于30%)、色绿深、气味浓**者为佳。

997. 半枝莲主产于**河北、河南、山西、陕西**等地。

998. 半枝莲饮片茎方柱形,中空,表面暗紫色或棕绿色。叶对生,多破碎;上表面暗绿色,下表面灰绿色。**花萼裂片钝或较圆**；花冠唇形，棕黄色或浅蓝紫色，被毛。果实扁球形，浅棕色。气微，味微苦。

999. 香薷为唇形科植物石香薷或江香薷的干燥地上部分。前者习称"**青香薷**"，后者习称"**江香薷**"。

1000. 香薷主产于**河北、辽宁、吉林、内蒙古**等省区。

1001. 香薷适宜**夏季茎叶茂盛、花盛时择晴天采割**，除去杂质，阴干。

1002. 肉苁蓉为**列当科植物**肉苁蓉或管花肉苁蓉的干燥带鳞叶的肉质茎。

1003. 肉苁蓉主产于**内蒙古、新疆、甘肃、陕西、青海**等地。

1004. 肉苁蓉适宜**春季苗刚出土时或秋季冻土之前**采挖，除去茎尖。切段，晒干。

1005. 肉苁蓉呈扁圆柱形，稍弯曲，长 3~15cm，直径 2~8cm。表面棕褐色或灰棕色，**密被覆瓦状排列的肉质鳞叶**，通常鳞叶先端已断。

1006. 肉苁蓉体重，质硬，微有柔性，不易折断，断面棕褐色，有**淡棕色点状维管束排列成波状环纹**。气微，味甜、微苦。

1007. 管花肉苁蓉呈类纺锤形、扁纺锤形或扁柱形，稍弯曲，长 5~25cm，直径 2.5~9cm。表面棕褐色至黑褐色。断面颗粒状，灰棕色至灰褐色，**点状维管束散生**。

1008. 肉苁蓉以**肉质茎粗壮肥大、密被鳞叶、表面棕褐色**者为佳。

1009. 锁阳为**锁阳科植物锁阳**的干燥肉质茎。

1010. 锁阳主产于**内蒙古、宁夏、新疆、甘肃**等地。

1011. 锁阳适宜**春季**开挖，除去花序，切断，晒干。

1012. 锁阳表面**棕色或棕褐色**，粗糙，具明显纵沟和不规则凹陷，有的残存三角形的黑棕色鳞片。

1013. 锁阳体重，质硬，难折断，断面**浅棕色或棕褐色**，有黄色三角状维管束。

1014. 穿心莲为**爵床科植物穿心莲**的干燥地上部分。

1015. 穿心莲主要栽培于**广东、广西、福建**等省区。

1016. 穿心莲适宜**秋初茎叶茂盛时**采割，晒干。

1017. 穿心莲饮片茎呈方柱形，节稍膨大。切面不平坦，具类白色髓。叶片多皱缩或破碎，完整者展开后呈披针形或卵状披针形，先端渐尖，**基部楔形下延，全缘或波状**；上表面绿色，下表面灰绿色，两面光滑。气微，味极苦。

1018. 穿心莲的显微鉴别：上下表皮有增大的晶细胞，内含大型螺状钟乳体，较大端有脐样点痕，层纹波状。下表皮气孔直轴式，副卫细胞**大小悬殊，少数为不**

定式。另有腺磷和非腺毛。

1019. 白花蛇舌草为**茜草科植物白花蛇舌草**的干燥全草。

1020. 白花蛇舌草主产于**广东、广西、福建**，长江以南其他各省亦产。

1021. 白花蛇舌草适宜**夏季采挖**，除去泥沙，晒干。

1022. 白花蛇舌草扭缠成团状，**灰绿色或灰棕色**。主根一条，须根纤细。茎细而卷曲，具纵棱。

1023. 白花蛇舌草叶对生，**多破碎，极皱缩，易脱落**，完整叶片线形；有托叶，长 1~2mm，膜质，下部联合，顶端有细齿。

1024. 白花蛇舌草花单生或对生于叶腋，多具梗。蒴果**扁球形**，顶端具 4 枚宿存的萼齿。

1025. 白花蛇舌草以**茎叶完整、色灰绿、带果实**者为佳。

1026. 车前草适宜**夏季采挖**，除去泥沙，晒干。

1027. 车前草饮片根须状或直而长。叶片皱缩，多破碎，表面**灰绿色或污绿色**，脉明显。可见**穗状花序**。气微，味微苦。

1028. 茵陈适宜春季幼苗高 6~10cm 时采收或秋季花蕾长成至花初开时采割，除去杂质及老茎，晒干。春季采收的习称"**绵茵陈**"，秋季采割的称"**花茵陈**"。

1029. 绵茵陈多卷曲成团状，灰白色或灰绿色，全体密被白色茸毛，绵软如绒。除去表面白色茸毛后可见**明显纵纹**；质脆，易折断。

1030. 花茵陈表面淡紫色或紫色，有纵条纹，**被短柔毛**；体轻，质脆，断面类白色。

1031. 茵陈以**质嫩、绵软、色灰白、香气浓**者为佳。

1032. 青蒿适宜**秋季花盛开时**采割。

1033. 青蒿表面黄绿色或棕黄色，具**纵棱线**；质略硬，易折断，断面中部有髓。

1034. 青蒿叶互生，暗绿色或棕绿色，**卷缩易碎**，完整者展平后为三回羽状深裂，裂片及小裂片矩圆形或长椭圆形，两面被短毛。气香特异，味微苦。

1035. 大蓟为**菊科植物**蓟的干燥地上部分。

1036. 大蓟饮片茎短圆柱形，表面绿褐色，有数条纵棱，被丝状毛；切面灰白色，髓部疏松或中空。叶皱缩，多破碎，边缘具**不等长的针刺**；两面均具灰白色丝状毛。**头状花序多破碎**。气微，味淡。

1037. 大蓟炭表面黑褐色。质地疏脆，断面**棕黑色**。气焦香。

1038. 蒲公英饮片根表面**棕褐色，抽皱**；根头部有棕褐色或黄白色的茸毛，有的已脱落。叶多皱缩破碎，绿褐色或暗灰绿色，完整者展平后呈倒披针形，先端尖或钝，边缘浅裂或羽状分裂，基部渐狭，下延呈柄状。

1039. 蒲公英饮片头状花序，总苞片多层，花冠黄褐色或淡黄白色。有时可见具**白色冠毛的长椭圆形瘦果**。气微，味微苦。

1040. 淡竹叶为**禾本科植物**淡竹叶的干燥茎叶。

1041. 淡竹叶适宜**夏季未抽花穗前**采割，晒干。

1042. 淡竹叶长 25~75cm。茎呈圆柱形，有节，表面淡黄绿色，断面中空。**叶鞘开裂**。叶片披针形，有的皱缩卷曲，长 5~20cm，宽 1~3.5cm；表面浅绿色或黄绿色。

1043. 淡竹叶叶脉平行，具横行小脉，形成**长方形的网格状**，下表面尤为明显。体轻，质柔韧。气微，味淡。

1044. 淡竹叶以**叶多、长大、质软、色青绿、不带根及花穗**者为佳。

1045. 与中药关系密切的藻类主要在**褐藻门、红藻门**，少数在绿藻门。

1046. 绿藻多数生活在淡水中，极少数在海水中。植物体**蓝绿色**。贮存的养分主要是**淀粉**，其次是油类。

1047. 药用的绿藻有**石莼及孔石莼**等。

1048. 红藻绝大多数生长在海水中。植物体多数呈

红色至紫色。贮存的养分通常为**红藻淀粉**，有的为可溶性红藻糖。药用的红藻有**鹧鸪菜、海人草**等。

1049. 褐藻植物体常呈**褐色**。贮存的养分主要是可溶性的**褐藻淀粉、甘露醇和褐藻胶**，细胞中常含碘，如海带中含碘量高达 0.34%。药用的褐藻有**海藻、昆布**等。

1050. 菌类营养方式为**异养**。

1051. 真菌储藏的营养物质是**肝糖、油脂和菌蛋白**，不含淀粉。

1052. 子囊菌的主要特征是在特殊的子囊中形成子囊孢子来繁殖，如**冬虫夏草、蝉花、竹黄**等药用菌。

1053. 地衣中共生的真菌绝大多数为**子囊菌**，少数为担子菌；藻类是**蓝藻及绿藻**。

1054. 海藻为马尾藻科植物海蒿子或羊栖菜的干燥藻体。前者习称"**大叶海藻**"，后者习称"**小叶海藻**"。

1055. 海蒿子主产于**山东、辽宁**。

1056. 羊栖菜主产于**浙江、福建、广东、广西、海南**。

1057. 海藻以**身干、色黑褐、盐霜少、枝嫩、无砂石**者为佳。

1058. 冬虫夏草为麦角菌科真菌冬虫夏草寄生在蝙蝠蛾科昆虫幼虫上的**子座及幼虫尸体的复合体**。

1059. 冬虫夏草主产于**四川、西藏、青海**等省区。

1060. 冬虫夏草适宜**夏初子座出土,孢子未发散时**挖取。

1061. 冬虫夏草以**完整、虫体丰满肥大、外色黄亮、内部色白、子座短**者为佳。

1062. 赤芝形如伞状,菌盖肾形、半圆形或近圆形,皮壳坚硬,黄褐色或红褐色,有光泽,具**环状棱纹和辐射状皱纹**,边缘薄而平截,常向内卷。

1063. 赤芝菌肉白色至浅棕色。菌柄圆柱形,侧生,少偏生,长7~15cm,直径1~3.5cm;红褐色至紫褐色,光亮。**孢子细小,黄褐色**。气微香,味苦涩。

1064. 灵芝以**个大、菌盖完整而厚、色紫红或紫黑、有漆样光泽**者为佳。

1065. 茯苓为**多孔菌科**真菌茯苓的干燥菌核。

1066. 茯苓主产于**安徽、云南和湖北**。

1067. 茯苓以**体重质坚实、外皮色棕褐、皮纹细、无裂隙、断面白色细腻、粘牙力强**者为佳。

1068. 茯神为类方形的片块,边长4~5cm,厚0.5~0.7cm。表面白色至类白色,较平坦,**中间或一侧有类圆形松根木**。质硬,折断面较粗糙。

1069. 茯苓的显微鉴别:不规则颗粒状团块和分枝状团块无色,遇水合氯醛液溶化;菌丝**无色或淡棕色**,

细长，稍弯曲，有分枝，直径 3～8μm，少数至 16μm。

1070. 猪苓主产于<u>陕西和云南省</u>。

1071. 猪苓呈条形、类圆形或扁块状，有的有分枝，表面黑色、灰黑色或棕黑色，<u>皱缩或有瘤状凸起</u>。体轻，质硬，断面类白色或黄白色，略呈颗粒状。气微，味淡。

1072. 猪苓以<u>个大、皮黑、肉白、质致密而细密</u>者为佳。

1073. 猪苓的显微鉴别：菌丝黏结成团（菌丝），大多无色。散在的菌丝细长、弯曲，直径 2～10μm，有的可见横隔，有分枝或呈结节状膨大。草酸钙结晶呈正八面体形、规则的双锥八面体形或不规则多面体，直径 **3～32～60μm，长至68μm**。

1074. 雷丸为<u>白磨科真菌雷丸</u>的干燥菌核。

1075. 雷丸表面<u>黑褐色或棕褐色</u>，有略隆起的不规则网状细纹。

1076. 雷丸质坚实，不易破裂，断面不平坦，白色或浅灰黄色，常有<u>黄白色大理石样纹理</u>。

1077. 雷丸以<u>个大、断面色白、粉状</u>者为佳。<u>断面呈褐色、角质样</u>者，不可供药用。

1078. 树脂类中药具有良好的抗菌、消炎、防腐、活血、祛瘀、消肿等功效，临床上用于<u>舒筋止痛、芳香</u>

开窍、调气活血、消积杀虫、祛痰等。

1079. 只有损伤后才形成分泌组织或树脂道而渗出树脂的树脂类中药，如**安息香树、苏合香树**等。

1080. 单树脂类包括：①酸树脂，主成分为树脂酸，如**松香**；②酯树脂，主成分为树脂酯，如**枫香脂、血竭**等；③混合树脂，无明显的主成分，如**洋乳香**等。

1081. 主成分为树脂和树胶的胶树脂类中药是**藤黄**。

1082. 主成分为树脂、挥发油和树胶的油胶树脂类中药是**乳香、没药、阿魏**等。

1083. 主成分为树脂、游离芳香酸（香脂酸）、挥发油的香树脂类中药是**苏合香、安息香**等。

1084. 乳香为**橄榄科植物**乳香树及同属植物树皮切伤后渗出的树脂。

1085. 乳香主产于**索马里、埃塞俄比亚及阿拉伯半岛南部**。

1086. 乳香表面黄白色，半透明，被有黄白色粉末，久存则颜色加深。质脆，遇热软化。破碎面有**玻璃样或蜡样光泽**。具特异香气，味微苦。

1087. 索马里所产没药**质量最佳**。

1088. 没药适宜**11月至次年2月间**将树刺伤，树脂由伤口或裂缝口自然渗出，初为淡黄白色液体，在空气中渐变为红棕色硬块,采收后拣去杂质。

1089. 天然没药表面**黄棕色或红棕色,近半透明**,部分呈棕黑色,被有黄色粉尘。质坚脆,破碎面不整齐,无光泽。有特异香气,味苦而微辛。

1090. 胶质没药**质坚实或疏松**。有特异香气,味苦而有黏性。

1091. 没药以**块大、色黄棕、半透明、香气浓而持久、无杂质者**为佳。

1092. 没药粉末乙醚滤液置蒸发皿中挥尽后,残留的黄色液体滴加硝酸,**显褐紫色**。

1093. 没药粉末加香草醛试液数滴,天然没药立即**显红色,继而变为红紫色**;胶质没药立即**显紫色,继而变为蓝紫色**。

1094. 阿魏主产于**新疆伊犁州、阜康**等地。

1095. 阿魏的采收,**春末夏初盛花期至初果**期,分次由茎上部往下斜割,收集渗出的乳状树脂,阴干。

1096. 阿魏颜色深浅不一,表面**蜡黄色至棕黄色**。

1097. 阿魏块状者体轻、质地似腊,断面**稍有孔隙**;新鲜切面颜色较浅,放置后色渐深。阿魏腊膏状者黏稠,灰白色。

1098. 阿魏具强烈而持久的**蒜样特异臭气**,味辛辣,嚼之有灼烧感。

1099. 血竭为**棕榈科植物**麒麟竭果实渗出的树脂经加工制成。

1100. 血竭略呈类圆四方形或方砖形，表面暗红色，有光泽，附有因摩擦而成的红粉。**质硬而脆，破碎面红色**。研粉为砖红色。气微、味淡。在水中不溶，在热水中软化。

1101. 血竭以**表面黑红色、粉末鲜红色、不粘手、燃烧呛鼻、无松香气、无杂质**者为佳。

1102. 血竭粉末置白纸上，隔纸烘烤即熔化，但**无扩散的油迹**，对光照视呈鲜艳的红色，以火燃烧则产生呛鼻的烟气。

1103. 血竭饮片表面暗红色至黑红色，**微显光泽，手触之易沾染**。质坚脆。气微，味淡。或研成细粉，呈红色。

1104. 海金沙为海金沙科植物海金沙的干燥**成熟孢子**。

1105. 海金沙主产于**广东、浙江、湖北、湖南**等地。

1106. 海金沙呈粉末状，**棕黄色或浅棕黄色**。体轻，手捻有光滑感，置手中易由指缝滑落。气微，味淡。

1107. 海金沙粉末撒在水中则浮于水面，加热始逐渐下沉；将其少量撒于火上，即发出**轻微爆鸣及明亮的火焰**。

1108. 海金沙以**色黄棕、体轻、手捻光滑、无杂质**者为佳。

1109. 青黛主产于**福建、河北、江苏**等省。

1110. 青黛为**深蓝色的粉末**，体轻，易飞扬；或呈不规则多孔性的团块、颗粒，用手搓捻即成细末。微有草腥气，味淡。取药材少量，用微火灼烧，有紫红色烟雾发生。

1111. 取青黛少量，滴加硝酸，产生气泡并显**棕红色或黄棕色**。

1112. 青黛以**蓝色均匀、体轻能浮于水面、火烧产生紫红色烟雾较长**者为佳。

1113. 儿茶主产于**云南西双版纳**。

1114. 儿茶表面棕褐色或黑褐色，**光滑而稍具光泽**。质硬，易碎，断面不整齐，具光泽，有细孔，遇潮有黏性。气微，味涩、苦，略回甜。

1115. 取火柴杆浸于儿茶水浸液中，使轻微着色，待干燥后，再浸入盐酸中立即取出，置火焰附近烘烤，杆上即显**深红色**。

1116. 冰片（合成龙脑）为樟脑、松节油等经化学方法合成的结晶，又称合成龙脑，习称**机制冰片**。

1117. 冰片（合成龙脑）主产于**福建、河北、江苏**等省。

1118. 冰片（合成龙脑）为无色透明或白色半透明的片状松脆结晶。气清香，味辛、凉。具挥发性，点燃发生浓烟，并有**带光的火焰**。本品在乙醇、三氯甲烷或乙醚中易溶，在水中几乎不溶。熔点为205～210℃。

1119. 冰片（合成龙脑）以**片大而薄、色洁白、质松脆、气清香、凉气大**者为佳。

1120. 天然冰片（右旋龙脑）为樟科植物樟的**新鲜枝、叶**经提取加工制成。

1121. 天然冰片（右旋龙脑）主产于**湖南**等地。

1122. 天然冰片（右旋龙脑）为白色结晶性粉末或片状结晶。气清香，味辛、凉。具挥发性，点燃时有浓烟，火焰呈**黄色**。在乙醇、三氯甲烷或乙醚中易溶，在水中几乎不溶。熔点204～209℃。比旋度+34°～+38°。

1123. 五倍子的产生，必须兼有寄主**盐肤木类植物**、**五倍子蚜虫**和过冬寄主**提灯藓类植物**等三要素。

1124. 五倍子主产于**四川、贵州、云南**等省。

1125. 秋季五倍子**由青转成黄褐色，成熟爆裂**前采摘，置沸水中略煮或蒸至外表面变成灰色，杀死蚜虫。取出，干燥。

1126. 五倍子饮片为不规则形的小片，多向内卷曲或稍具凹凸，外表面**灰褐色至棕褐色，外表面偶有残留柔毛**，内表面较平滑。质坚脆，易碎。断面角质样，有光泽。气特异,味涩。

1127. 五倍子以**个大、完整、壁厚、色灰褐**者为佳。

历年考题

【A 型题】1. 厚朴的性状鉴别特征是(　　)

A. 内表面红棕色,划之显油痕,断面中间有 1 条黄棕色线纹,气香浓烈,味甜辣

B. 内表面淡灰黄色或浅棕色,常见发亮的结晶,断面较平坦,气芳香,味微苦而涩

C. 内表面暗紫色或紫褐色,断面有细密、银白色、富弹性的橡胶丝相连,气微,味稍苦

D. 内表面黄色或黄棕色,断面纤维性,有的呈裂片状分层,气微,味极苦,嚼之有黏性

E. 内表面紫棕色或深紫褐色,划之显油痕,断面有的可见多数小亮星,气香,味辛辣、微苦

【考点提示】E。厚朴:内表面紫棕色或深紫褐色,较平滑,具细密纵纹,划之显油痕。质坚硬,不易折断,断面颗粒性,外层灰棕色,内层紫褐色或棕色,有油性,有的可见多数小亮星。气香,味辛辣、微苦。

【A 型题】2. 杜仲的性状鉴别特征是(　　)

A. 内表面红棕色,划之显油痕,断面中间有 1 条黄棕色线纹,气香浓烈,味甜辣

B. 内表面淡灰黄色或浅棕色，常见发亮的结晶，断面较平坦，气芳香，味微苦而涩

C. 内表面暗紫色或紫褐色，断面有细密、银白色、富弹性的橡胶丝相连，气微，味稍苦

D. 内表面黄色或黄棕色，断面纤维性，有的呈裂片状分层，气微，味极苦，嚼之有黏性

E. 内表面紫棕色或深紫褐色，划之显油痕，断面有的可见多数小亮星，气香，味辛辣、微苦

【考点提示】C。杜仲：呈板片状或两边稍向内卷，大小不一。外表面淡灰棕色或灰褐色，有明显的皱纹或纵裂槽纹，有的树皮较薄，未去粗皮，可见明显的斜方形皮孔。内表面暗紫色或紫褐色，光滑，质脆，易折断。断面有细密、银白色、富弹性的橡胶丝相连。气微，味稍苦。

【A型题】3. 呈类椭圆形的厚片，外表皮灰棕色，切面皮部红棕色，有数处向内嵌入木部，木部黄白色，有多数导管孔，射线呈放射状排列的饮片是（　　）

A. 木通　　　　　　B. 大血藤

C. 槲寄生　　　　　D. 鸡血藤

E. 桑寄生

【考点提示】B。大血藤饮片：呈类椭圆形的厚片。外表皮灰棕色、粗糙。切面皮部红棕色，有数处向内嵌

入木部，木部黄白色，有多数导管孔，射线呈放射状排列。气微，味微涩。

【A型题】4. 外表面粗糙，易成鳞片状剥落，体轻，易折断，断面不平坦，外层黄棕色，内层灰白色的药材是（　　）

  A. 桑白皮　　　　　　B. 秦皮
  C. 地骨皮　　　　　　D. 黄柏
  E. 杜仲

【考点提示】C。地骨皮外表面灰黄色至棕黄色，粗糙，有不规则纵裂纹，易成鳞片状剥落。体轻，质脆，易折断，断面不平坦，外层黄棕色，内层灰白色。

【A型题】5. 多皱缩，破碎；完整的叶片展平后，表面灰绿色，有稀疏柔毛和腺点，下表面密生灰白色绒毛；质柔软；气清香，味苦的药材是（　　）

  A. 罗布麻叶　　　　　B. 艾叶
  C. 枇杷叶　　　　　　D. 大青叶
  E. 番泻叶

【考点提示】B。艾叶多皱缩、破碎。完整叶片展平后上表面灰绿色或深黄绿色，有稀疏的柔毛和腺点；下表面密生灰白色绒毛。质柔软。气清香，味苦。

【A型题】6. 试卷附图中的道地药材的产地是（　　）

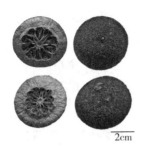

A. 新疆 B. 江西
C. 广西 D. 河北
E. 辽宁

【考点提示】B。图为枳壳,主产于江西、四川、湖北、贵州等省。多系栽培。以江西清江、新干最为闻名,商品习称"江枳壳",量大质优。

【A型题】7. 呈纽扣状圆板形,表面密被灰棕色或灰绿色绢状茸毛,自中间向四周呈辐射状排列的药材是(　　)

A. 马钱子 B. 栀子
C. 牛蒡子 D. 沙苑子
E. 金樱子

【考点提示】A。马钱子药材呈纽扣状圆板形,表面密被灰棕或灰绿色绢状茸毛,自中间向四周呈辐射状排列,有丝样光泽。

【A型题】8. 茎方柱形,节稍膨大,叶柄短,完整者

展平后呈披针形或卵状披针形,上表面绿色,下表面灰绿色,两面光滑,味极苦的药材是( )

    A. 清香薷   B. 穿心莲
    C. 半枝莲   D. 广藿香
    E. 绵茵陈

【考点提示】B。穿心莲茎呈方柱形,节稍膨大。叶片多皱缩或破碎,完整者展开后呈披针形或卵状披针形;上表面绿色,下表面灰绿色,两面光滑。气微,味极苦。

【A 型题】9.《中国药典》规定,防己药材的原植物是( )

    A. 广防己   B. 木防己
    C. 粉防己   D. 川防己
    E. 湘防己

【考点提示】C。防己药材的来源为防己科植物粉防己的干燥根。

【A 型题】10. 用药部位为干燥根茎和叶柄基的药材是( )

    A. 白及   B. 虎杖
    C. 威灵仙   D. 石菖蒲
    E. 绵马贯众

【考点提示】E。绵马贯众为鳞毛蕨科植物粗茎鳞毛蕨的干燥根茎和叶柄残基。

【A型题】11. 外表有栓皮,断面形成层环明显,由中心向外呈放射状结构,中心无髓的药材属于(　　)

A. 双子叶植物的根

B. 双子叶植物的根茎

C. 单子叶植物的根

D. 单子叶植物的根茎

E. 蕨类植物的根茎

【考点提示】A。一般双子叶植物的根有自中心向外的放射状结构,木部尤为明显;形成层环大多明显,环内的木部较环外的皮部大;中心常无髓;外表常有栓皮。

【A型题】12. 多皱缩成团,主根长圆锥形,淡棕黄色。叶基生,灰绿色,叶片展平后呈披针形或卵状披针形,蒴果椭圆形或3裂的药材是(　　)

A. 大蓟　　　　　　　B. 蒲公英

C. 半枝莲　　　　　　D. 紫花地丁

E. 车前草

【考点提示】D。紫花地丁药材多皱缩成团。主根长圆锥形,淡黄棕色,有细纵皱纹。叶基生,灰绿色,展平后叶片呈披针形或卵状披针形,蒴果椭圆形或3裂,种子多数,淡棕色。

【A型题】13. 切面淡棕色,略呈角质样而油润,中

心维管束木质部较大,黄白色,其外围有多数黄白色状维管束,断续排列成2轮~4轮的饮片是(　　)

　　A. 白薇　　　　　　　　B. 细辛
　　C. 牛膝　　　　　　　　D. 白术
　　E. 天麻

【考点提示】C。牛膝药材呈细长圆柱形,挺直或稍弯曲,长15~70cm,直径0.4~1cm。表面灰黄色或淡棕色,有微扭曲的细纵皱纹、排列稀疏的侧根痕和横长皮孔样凸起。质硬脆,易折断,受潮后变软,断面平坦,淡棕色,略呈角质样而油润,中心维管束木质部较大,黄白色,其外周散有多数黄白色点状维管束,断续排列成2~4轮。气微,味微甜而稍苦涩。

【A型题】14. 根呈圆柱形,略扭曲,长10~20cm,直径0.2~0.5cm,上部多有显著的横皱纹,下部较细,有纵皱纹及支根痕,味甚苦的药材是(　　)

　　A. 泽泻　　　　　　　　B. 板蓝根
　　C. 龙胆　　　　　　　　D. 南沙参
　　E. 防风

【考点提示】C。龙胆根茎呈不规则块状,长1~3cm,直径0.3~1cm;表面暗灰棕色或深棕色,上端有茎痕或残留茎基,周围和下端着生多数细长的根。根圆柱形,略扭曲,长10~20cm,直径0.2~0.5cm;表面淡黄色或黄棕色，上部多有显著的横皱纹，下部较细，有纵皱纹及支根痕。质脆，易折断，断面略平坦，皮部黄白色或淡黄棕色，木部色较浅，呈点状环列。气微，味甚苦。

【B型题】(15~16题共用备选答案)

A. 广藿香　　　　　B. 茵陈
C. 半枝莲　　　　　D. 薄荷
E. 大蓟

15. 茎呈方柱形，有对生分枝，表面紫棕色或淡绿色，叶对生，轮伞花序腋生，揉搓后有特殊清凉香气，味辛凉的药材是(　　)

16. 茎丛生，较细，方柱形，表面暗紫色或棕绿色，叶对生，花单生于茎枝上部叶腋，气微，味微苦的药材是(　　)

【考点提示】D、C。薄荷：茎呈方柱形，有对生分枝，长15~40cm，直径0.2~0.4cm；表面紫棕色或淡绿色，棱角处具茸毛，节间长2~5cm；质脆，断面白色，髓部中空。叶对生，有短柄；叶片皱缩卷曲，完整者展平后呈宽披针形、长椭圆形或卵形；上表面深绿色，下表面灰绿色，稀被茸毛，有凹点状腺鳞。轮伞花序腋生，花萼钟状，先端5齿裂，花冠淡紫色。揉搓后有特殊清凉香气，味辛凉。半枝莲：根纤细。茎丛生，较细，方柱形；表面暗紫色或棕绿色。叶对生，有短柄；叶片多皱缩，展平后呈三角状卵形或披针形，长1.5~3cm，宽0.5~1cm；先端钝，基部宽楔形，全缘或有少数不明显的钝齿；上表面暗绿色，下表面灰绿色。花单生于茎枝上部叶腋，花萼裂片钝或较圆；花冠二唇形，棕黄色或浅蓝紫色，长约1.2cm，被毛。果实扁球形，浅棕色。气微，味微苦。

【B型题】（17~18题共用备选答案）

A. 沙苑子　　　　　　B. 吴茱萸
C. 补骨脂　　　　　　D. 葶苈子
E. 牵牛子

17. 呈肾形，略扁，表面黑色、黑褐色或灰褐色，具细微网状皱纹，果皮薄，与种子不易分离，气香，味辛、微苦的药材是(　　)

18. 略呈圆肾形而稍扁，表面绿褐色至灰褐色，光滑，边缘一侧微凹处具圆形种脐，质坚硬，气微，味淡，嚼之有豆腥味的药材是(　　)

【试题答案】C、A。补骨脂：呈肾形，略扁，长3~5mm，宽2~4mm，厚约1.5mm。表面黑色、黑褐色或灰褐色，具细微网状皱纹。顶端圆钝，有一小凸起，凹侧有果梗痕。质硬。果皮薄，与种子不易分离；种子1枚，子叶2，黄白色，有油性。气香，味辛、微苦。沙苑子：略呈圆肾形而稍扁，长2~2.5mm，宽1.5~

2mm，厚约1mm。表面绿褐色至灰褐色，光滑，边缘一侧微凹处具圆形种脐。质坚硬，不易破碎。除去种皮，有淡黄色子叶2片，胚根弯曲，长约1mm。气微，味淡，嚼之有豆腥味。

【B型题】（19~21题共用备选答案）

A. 苦参 B. 巴戟天
C. 天花粉 D. 白术
E. 浙贝母

19. 试卷附图中的药材是（ ）

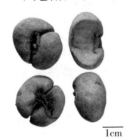

20. 试卷附图中的药材是（ ）

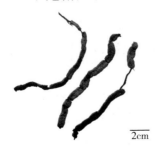

21. 试卷附图中的饮片是(　　　)

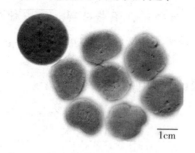

【考点提示】E、B、C。19. 图中的药材是浙贝母。20. 图中的药材是巴戟天。21. 图中的饮片是天花粉。

【B型题】(22~24题共用备选答案)

　　A. 赤芍　　　　　　B. 山豆根
　　C. 白芷　　　　　　D. 板蓝根
　　E. 细辛

22. 切面白色或灰白色，具粉性，皮肤散有多数棕色油点，气芳香，味辛、微苦的饮片是(　　　)

23. 切面粉白色或粉红色，皮部窄，木部放射状纹理明显，气微香，味微苦、酸涩的饮片是(　　　)

24. 切面黄白色或白色，质脆；气辛香，味辛辣、麻舌的饮片是(　　　)

【考点提示】C、A、E。白芷外表皮灰棕色或黄棕色；切面白色或灰白色，具粉性，皮部散有多数棕色油点；气芳香，味辛、微苦。赤芍饮片为类圆形切片；切面粉白色或粉红色,皮部窄,木部放射状纹理明显,有的具裂隙;气微香,味微苦、酸涩。细辛根茎呈不规则圆柱形,外表皮灰棕色,切面黄白色或白色;质脆;气辛香,味辛辣、麻舌。

【B型题】(25~26题共用备选答案)

A. 桑白皮　　　　　B. 白鲜皮
C. 合欢皮　　　　　D. 海桐皮
E. 地骨皮

25. 质脆,易折断,折断时有粉尘飞扬;有羊膻气,味微苦的药材是(　　)

26. 质韧,难折断,易纵向撕裂,撕裂时有粉尘飞扬;气微,味微甘的药材是(　　)

【考点提示】B、A。白鲜皮质脆,折断时有粉尘飞扬;有羊膻气,味微苦。桑白皮体轻,质韧,纤维性强,难折断,易纵向撕裂,撕裂时有粉尘飞扬;气微,味微甘。

【B型题】(27~29题共用备选答案)

A. 图1

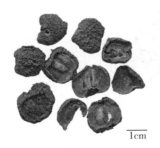
1cm

B. 图2

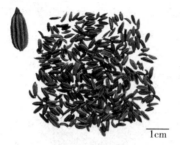

C. 图3

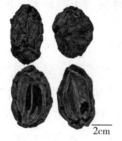

D. 图4

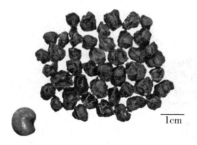

E. 图5

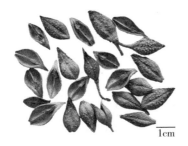

27. 试卷附图中,原植物属于伞形科的饮片是( )
28. 试卷附图中,原植物属于木犀科的饮片是( )
29. 试卷附图中,原植物属于木兰科的饮片是( )

【考点提示】B、E、D。图2为伞形科植物小茴香。图5为木犀科植物连翘。图4为木兰科植物五味子。

【B型题】(30~31题共用备选答案)

A. 车轮纹　　　　　　B. 星点
C. 罗盘纹　　　　　　D. 云锦花纹
E. 菊花心

30. 商陆的断面特征( )
31. 何首乌断面特征( )

【考点提示】C、D。应注意少数双子叶植物根的异常构造,如何首乌的"云锦状花纹",牛膝、川牛膝的维管束点状排列成数轮同心环,商陆的"罗盘纹"等。

【X型题】32. 根据树脂的化学组成分类,属于油胶

树脂的药材有( )

A. 儿茶 B. 血竭
C. 乳香 D. 没药
E. 青黛

【考点提示】CD。油胶树脂类：主成分为树脂、挥发油和树胶，如乳香、没药、阿魏等。

【X型题】33. 质硬坚实、断面角质样的药材有( )

A. 郁金 B. 延胡索
C. 葛根 D. 黄芪
E. 天麻

【考点提示】ABE。葛根外皮淡棕色至棕色，有纵皱纹，粗糙。切面黄白色至淡黄棕色，有的纹理不明显。质韧，纤维性强。黄芪表面淡棕黄色或淡棕褐色，有不整齐的纵皱纹或纵沟。质硬而韧，不易折断，断面纤维性强，并显粉性，皮部黄白色，木部淡黄色，具放射状纹理及裂隙。老根中心偶呈枯朽状，黑褐色或呈空洞。

第二节 常用动物类中药的鉴别

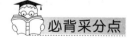
必背采分点

1. 动物的干燥整体入药的中药有<u>水蛭</u>、<u>全蝎</u>、蜈蚣、斑蝥、土鳖虫、虻虫、九香虫等。

2. 除去内脏的动物体的动物类中药有**地龙、蛤蚧、乌梢蛇、蕲蛇、金钱白花蛇**等。

3. 动物体的角类入药的动物类中药有**鹿茸、鹿角、羚羊角、水牛角**等。

4. 动物体的鳞、甲类入药的动物类中药有**穿山甲、龟甲、鳖甲**等。

5. 动物体的贝壳类入药的动物类中药有**石决明、牡蛎、珍珠母、海螵蛸、蛤壳、瓦楞子**等。

6. 动物体的脏器类入药的动物类中药有**哈蟆油、鸡内金、紫河车、鹿鞭、海狗肾、水獭肝、刺猬皮**等。

7. 动物的分泌物入药的动物类中药有**麝香、蟾酥、熊胆粉、虫白蜡、蜂蜡**等。

8. 动物的排泄物入药的动物类中药有**五灵脂、蚕砂、夜明砂**等。

9. 动物的病理产物入药的动物类中药有**珍珠、僵蚕、牛黄、马宝、猴枣、狗宝**等。

10. 广地龙呈长条状薄片，弯曲，边缘略卷，长15~20cm，宽1~2cm。全体具环节，背部棕褐色至紫灰色，腹部浅黄棕色；第14~16环节为生殖带，习称"**白颈**"，较光亮。体前端稍尖，尾端钝圆，刚毛圈粗糙而硬，色稍浅。

11. 广地龙体轻，**略呈革质，不易折断**。气腥，味微咸。

12. 地龙以**条大、肥厚、不碎、无泥土**者为佳。

13. 水蛭适宜**夏、秋二季**捕捉，洗净，用沸水烫死，晒干或低温干燥。

14. 蚂蟥为扁平纺锤形，有多数环节，体长4～10cm，宽0.5～2cm。背部黑褐色或黑棕色，稍隆起，用水浸后，可见**黑色斑点排成5条纵线**；腹面平坦，棕黄色；两侧棕黄色。

15. 蚂蟥前端略尖，后端钝圆。两端各具一吸盘，前吸盘不显著，后吸盘较大。**质脆，易折断，断面胶质状**。气微腥。

16. 水蛭以**体小、条整齐、黑褐色、无杂质**者为佳。

17. 石决明为**软体动物门鲍科**动物杂色鲍（九孔鲍）、皱纹盘鲍、羊鲍、澳洲鲍、耳鲍或白鲍的贝壳。

18. 杂色鲍呈长卵圆形，内面观略呈耳形，表面**暗红色，有多数不规则的螺肋和细密生长线**，螺旋部小，体螺部大，从螺旋部顶处开始向右排列有20余个疣状凸起，末端6～9个开孔，孔口与壳面平。

19. 杂色鲍内面光滑，**具珍珠样彩色光泽**。壳较厚，质坚硬，不易破碎。气微，味微咸。

20. 皱纹盘鲍呈长椭圆形，表面灰棕色，有多数**粗**

糙而不规则的皱纹，生长线明显，常有苔藓类或石灰虫等附着物，末端 4~5 个开孔，孔口突出壳面。壳较薄。

21. 羊鲍近圆形，壳顶位于近中部而高于壳面，螺旋部与体螺部各占 1/2，在**螺旋部边缘有 2 行整齐的凸起**，尤以上部较为明显，末端 4~5 个开孔，呈管状。

22. 澳洲鲍呈扁平卵圆形，表面砖红色，螺旋部约为壳面的 1/2，**螺肋和生长线呈波状隆起**，疣状凸起 30 余个，末端 7~9 个开孔，孔口突出壳面。

23. 耳鲍狭长，略扭曲，呈耳状，长 5~8cm，宽 2.5~3.5cm，高约 1cm。表面光滑，**具翠绿色、紫色及褐色等多种颜色形成的斑纹**，螺旋部小，体螺部大，疣状凸起的末端 5~7 个开孔，孔口与壳平，多为椭圆形。壳薄，质较脆。

24. 白鲍呈卵圆形，表面**砖红色**，光滑，壳顶高于壳面，生长线颇为明显，螺旋部约为壳面的 1/3，疣状凸起 30 余个，末端 9 个开孔，孔口与壳面平。

25. 石决明饮片呈不规则的碎块。灰白色，有**珍珠样彩色光泽**。质坚硬。气微，味微咸。

26. 煅石决明呈不规则的碎块或粗粉。灰白色或青灰色，无光泽。**质酥脆，断面呈层状**。

27. 珍珠为**软体动物门珍珠贝科**动物马氏珍珠贝、

蚌科动物三角帆蚌或褶纹冠蚌等双壳类动物受刺激而形成的珍珠。

28. 马氏珍珠贝所产的珍珠称**海珠**，海珠主产于广东廉江，广西合浦、北海，海南及台湾等地。

29. 三角帆蚌和褶纹冠蚌所产的珍珠称**淡水珍珠**。

30. 珍珠表面类白色、浅粉红色、浅黄绿色或浅蓝色，半透明，平滑或微有凹凸，具特有的彩色光泽。**质地坚硬，破碎面显层纹**。气微，味淡。

31. 珍珠以**纯净、质坚、有彩光**者为佳。

32. 长牡蛎呈**长片状，背腹缘几平行**，右壳较小，鳞片坚厚，层状或层纹状排列。壳外面平坦或具数个凹陷，淡紫色、灰白色或黄褐色；内面瓷白色，壳顶两侧无小齿。左壳凹陷深，鳞片较右壳粗大，壳顶附着面小。

33. 长牡蛎质硬，**断面层状，洁白**。气微，味微咸。

34. 大连湾牡蛎呈类三角形，**背腹缘呈八字形**。右壳外面淡黄色，具疏松的同心鳞片，鳞片起伏成波浪状，内面白色。左壳同心鳞片坚厚，自壳顶部放射肋数个，明显。内面凹下呈盒状，铰合面小。

35. 近江牡蛎呈圆形、卵圆形或三角形等。右壳较小，外面稍不平，有灰、紫、棕、黄等色，**环生同心鳞片**，幼体者鳞片薄而脆，多年生长后鳞片层层相叠，内面白色，边缘有的淡紫色。

36. 煅牡蛎为不规则的碎块或粗粉。灰白色。**质酥脆，断面层状**。

37. 海螵蛸为软体动物门乌贼科动物**无针乌贼或金乌贼**的干燥内壳。

38. 无针乌贼主产于**浙江、江苏、广东**等地。

39. 金乌贼主产于**辽宁、山东**等地。

40. 无针乌贼呈扁长椭圆形，**边缘薄，中间厚**，长9~14cm，宽2.5~3.5cm，厚1.2~1.5cm。

41. 无针乌贼背面有瓷白色脊状隆起，两侧略显微红色，有不甚明显的**细小疣点状凸起**；腹面白色，自尾端到中部有细密波状横层纹；角质缘半透明，尾部较宽平，无骨针。

42. 无针乌贼体轻，质松，易折断，**断面粉质，显疏松层纹**。气微腥，味微咸。

43. 金乌贼内壳较无针乌贼大，长13~23cm，宽约至6.5cm，最厚部分位于**前半部，厚0.8~1.2cm**。

44. 金乌贼背面疣点明显，略作层状排列；腹面的细密波状横层纹占全体大部分，**中间有纵向浅槽**；尾部角质缘渐宽，向腹面翘起，末端有一骨针，多已断落。

45. 海螵蛸饮片呈不规则形或类方形小块，类白色或微黄色，**气微腥，味微咸**。

46. 全蝎为节肢动物门蛛形纲钳蝎科动物**东亚钳蝎**的干燥体。

47. 全蝎主产于河南禹县、南阳、鹿邑，山东益都等地。以河南禹县、鹿邑，山东益都产品质佳，以**山东产量最大**。

48. 全蝎头胸部与前腹部呈扁平长椭圆形，后腹部呈**尾状**，皱缩弯曲，完整者体长约6cm。

49. 全蝎背面绿褐色，**后腹部棕黄色**，6节，节上均有纵沟，末节有锐钩状毒刺，毒刺下方无距。气微腥，味咸。

50. 全蝎以**完整、色绿褐、身干、腹中杂质少**者为佳。

51. 全蝎的显微鉴别：体壁碎片**淡黄色至黄色**，外表皮表面观具有多角形网格样纹理及圆形毛窝，有时可见**棕褐色或红棕色刚毛**。刚毛具纵直纹理，髓腔细窄。横肌纤维多碎断，明带较暗带宽，明带中有一暗线，暗带有致密的短纵纹理。

52. 蜈蚣为**节肢动物门多足纲蜈蚣科动物**少棘巨蜈蚣的干燥体。

53. 蜈蚣主产于**湖北、浙江、江苏、安徽**等地。

54. 蜈蚣呈扁平长条形，长 9~15cm，宽 0.5~1cm。由头部和躯干部组成，全体共**22**个环节。

55. 蜈蚣**头部暗红色或红褐色**，略有光泽，有近圆形的头板覆盖，前端稍突出，两侧贴有颚肢一对，前端两侧有触角一对。

56. 蜈蚣躯干部第一背板与头板同色，其余20个背板为棕绿色或墨绿色，有光泽，从第四背板至第二十背板常有两条纵沟线；腹部淡黄色或棕黄色，皱缩；自第二节起，每体节两侧有步足一对，步足黄色或红褐色，偶有黄白色，呈弯钩形，最末一对步足尾状，故又称**尾足**，易脱落。

57. 蜈蚣质脆，断面有**裂隙**。气微腥，并有特殊刺鼻的臭气，味辛、微咸。

58. 蜈蚣以**条大、完整、头红、足红褐腹、腹干瘪**者为佳。

59. 土鳖虫为节肢动物门昆虫纲鳖蠊科昆虫**地鳖**或**冀地鳖的雌虫干燥体**。

60. 地鳖主产于**江苏、安徽、河南、河北**等地。

61. 土鳖虫适宜**夏、秋两季捕捉**，置沸水中烫死，晒干或烘干。

62. 地鳖呈扁平卵形，长1.3~3cm，宽1.2~2.4cm。前端较狭，后端较宽，**背部紫褐色，有光泽，无翅**。

63. 地鳖前胸背板较发达，有胸背板3节，盖住头部；腹背板9节，呈**覆瓦状排列**。

64. 冀地鳖长2.2~3.7cm，宽1.4~2.5cm。背部黑棕色，通常在边缘带有<u>淡黄褐色斑块及黑色小点</u>。

65. 土鳖虫均以<u>完整、色紫褐、腹中内容物少</u>者为佳。

66. 桑螵蛸为节肢动物门昆虫纲螳螂科昆虫大刀螂、小刀螂或巨斧螳螂的干燥卵鞘。以上三种分别习称"**团螵蛸**""**长螵蛸**"及"**黑螵蛸**"。

67. 桑螵蛸适宜<u>深秋至次春收集</u>，除去杂质，蒸至虫卵死后，干燥。

68. 团螵蛸（又称软螵蛸）略呈圆柱形或半球形，由多层膜状薄片叠成，长2.5~4cm，宽2~3cm。表面<u>浅黄褐色</u>，上面带状隆起不明显，底面平坦或有凹沟。

69. 团螵蛸（又称软螵蛸）体轻，质松而韧，横断面可见外层为<u>海绵状物</u>，内层为许多放射状排列的小室，室内各有一细小椭圆形的卵，深棕色，有光泽。气微腥，味淡或微咸。

70. 长螵蛸（又称硬螵蛸）略呈长条形，<u>一端较细</u>，长2.5~5cm，宽1~1.5cm。

71. 长螵蛸（又称硬螵蛸）表面灰黄色，上面有<u>一条明显的带状隆起</u>，带的两侧各有一条暗棕色浅沟及斜向纹理。质硬而脆。

72. 黑螵蛸略呈平行四边形，长2~4cm，宽1.5~

2cm。表面灰褐色，上面有一条明显的带状隆起，两侧有斜向纹理，**近尾端微向上翘**。质硬而韧。

73. 斑蝥为**节肢动物门昆虫纲芫青科昆虫**南方大斑蝥或黄黑小斑蝥的干燥体。

74. 斑蝥均以**个大、完整、颜色鲜明、无油败气味**者为佳。

75. 南方大斑蝥饮片体型较大，头足翅偶有残留。色乌黑发亮，头部去除后的断面不整齐，边缘黑色，**中心灰黄色。质脆易碎**。有焦香气。

76. 僵蚕为节肢动物门昆虫纲蚕蛾科昆虫家蚕的**4~5龄幼虫**因感染（或人工接种）白僵菌而致死的干燥体。

77. 僵蚕主产于**江苏、浙江、四川、广东**等地。

78. 僵蚕质硬而脆，易折断，**断面平坦，外层白色**，中间有亮棕色或亮黑色的丝腺环4个。气微腥，味微咸。

79. 僵蚕以**条粗、质硬、色白、断面光亮**者为佳。

80. 僵蚕、炒僵蚕的显微鉴别：菌丝近无色，细长卷曲缠结在体壁碎片中。气管壁碎片略弯曲或呈弧状，具**棕色或深棕色的螺旋丝**。表皮组织表面具网格样皱缩纹理及圆形毛窝。刚毛黄色或黄棕色，表面光滑，壁稍厚。

81. 蜂蜜各地均产，以**广东、云南、福建、江苏**等省产量较大。均为人工养殖。

82. 蜂蜜适宜**春至秋季**采收。

83. 蜂蜜为半透明、带光泽、浓密的液体，**白色至淡黄色或橘黄色至黄褐**色，放久或遇冷渐有白色颗粒状结晶析出。气芳香，味极甜。

84. 蜂蜜如有结晶析出，可置于不超过**60℃**的水浴中，待结晶全部融化后，搅匀，冷至25℃，照相对密度测定法项下的韦氏比重秤法测定，相对密度应在**1.349**以上。

85. 蜂蜜以**稠如凝脂、气芳香、味甜而纯正、无异臭杂质**者为佳。

86. 海马主产于**广东、福建、台湾**等地。

87. 海马适宜**夏、秋二季捕捞**，洗净，晒干；或除去皮膜和内脏，晒干。

88. 线纹海马呈扁长形而弯曲，体长约30cm。表面**黄白色**。

89. 线纹海马头略似马头，有冠状凸起，具管状长吻，口小，无牙，两眼深陷。躯干部七棱形；尾部四棱形，渐细卷曲，体上有瓦楞形节纹并具短棘。习称"**马头、蛇尾、瓦楞身**"。

90. 线纹海马**体轻，骨质坚硬**。气微腥，味微咸。

91. 刺海马体长15~20cm。头部及体上环节间的棘**细而尖**。

92. 大海马体长20~30cm。呈**黑褐色**。

93. 三斑海马体侧背部第**1、4、7节**的短棘基部各有一黑斑。

94. 小海马（海蛆）体型小，长7~10cm。黑褐色。**节纹和短棘均较细小**。

95. 蟾酥为脊索动物门两栖纲蟾蜍科动物中华大蟾蜍或黑眶蟾蜍耳后腺及皮肤腺的**干燥分泌物**。

96. 蟾酥主产于**辽宁、山东、江苏、河北、安徽**等省。

97. 蟾酥呈扁圆形团块状或片状。棕褐色或红棕色。团块状者质坚，不易折断，**断面棕褐色**，角质状，微有光泽；片状者质脆，易碎，**断面红棕色**，半透明。

98. 蟾酥气微腥，味初甜而后有持久的麻辣感，粉末嗅之作嚏。断面沾水，即呈**乳白色隆起**。

99. 蟾酥以**色棕红、断面角质状、半透明、有光泽**者为佳。

100. 龟甲主产于**浙江、安徽、湖北、湖南**等地。

101. 龟甲一年均可捕捉，以秋、冬季为多，捕捉后杀死，或用沸水烫死，剥取背甲和腹甲，除去残肉，晒干。两种加工品分别称为**"血板"**和**"烫（汤）板"**。

102. 龟甲以**略带血迹、身干、个大、无残肉、洁净**者为佳。

103. 醋龟甲饮片呈不规则的块状。背甲盾片略呈拱状隆起，腹甲盾片呈平板状，大小不一。表面**黄色或棕褐色**，有的可见深棕褐色斑点，有不规则纹理。

104. 醋龟甲内表面棕黄色或棕褐色，边缘有的呈**锯齿状**。断面不平整，有的有蜂窝状小孔。质松脆。气微腥，味微咸，微有醋香气。

105. 鳖甲呈椭圆形或卵圆形，背面隆起，长 10～15cm，宽 9～14cm。外表面黑褐色或墨绿色，略有光泽，具**细网状皱纹和灰黄色或灰白色斑点**，中间有一条纵棱，两侧各有左右对称的横凹纹 8 条，外皮脱落后，可见锯齿状嵌接缝。

106. 鳖甲内表面类白色，中部有**凸起的脊椎骨，颈骨向内卷曲**，两侧有对称的肋骨各 8 条，伸出边缘。质坚硬。气微腥，味淡。

107. 鳖甲以**块大、甲厚、无残肉、洁净、无腐臭**者为佳。

108. 鳖甲饮片呈不规则的碎片，外表面**黑褐色或墨绿色，内表面类白色**。质坚硬。气微腥，味淡。

109. 醋鳖甲饮片形同饮片鳖甲，但呈**淡黄色，质酥脆**，略具醋气。

110. 蛤蚧为脊索动物门爬行纲壁虎科动物蛤蚧**除去内脏的干燥体**。

111. 蛤蚧以**体大、肥壮、尾粗而长、无虫蛀**者为佳。

112. 蛤蚧饮片为不规则的片状小块，表面灰黑色或银灰色，有**棕黄色斑点及鳞甲脱落后的痕迹**。切面黄白色或灰白色。脊椎骨和肋骨凸起清晰。气腥，味微咸。

113. 金钱白花蛇为脊索动物门爬行纲眼镜蛇科动物**银环蛇的幼蛇除去内脏的干燥体**。

114. 金钱白花蛇主产于**广东、广西、海南**。

115. 金钱白花蛇以**身干、头尾齐全、色泽明亮、盘径小**者为佳。

116. 蕲蛇为脊索动物门爬行纲蝰科动物**五步蛇除去内脏的干燥体**。

117. 蕲蛇主产于**浙江温州、丽水、金华**。

118. 蕲蛇呈圆盘状，盘径 17~34cm，体长可达 2m。头在中间稍向上，呈三角形扁平，吻端向上，习称"**翘鼻头**"。

119. 蕲蛇上腭有管状毒牙，中空尖锐。背部两侧各有黑褐色与浅棕色组成的"V"形斑纹 17~25 个，其"V"形的两上端在背中线上相接，习称"**方胜纹**"，有的左右不相接，呈交错排列。

120. 蕲蛇腹部撑开或不撑开，灰白色，鳞片较大，有黑色类圆形的斑点，习称"**连珠斑**"；腹内壁黄白色，脊椎骨棘突较高，呈刀片状上突，前后椎体下突基本同形，多为弯刀状，向后倾斜，尖端明显超过椎体后隆面。

121. 蕲蛇以**头尾齐全、条大、花纹明显、内壁洁净**者为佳。

122. 蕲蛇饮片呈段状，长 2~4cm，背部呈黑褐色，表皮光滑，有明显的斑磷，可见不完整的方胜纹。腹部可见白色的肋骨，呈**黄白色、淡黄色或黄色**。

123. 乌梢蛇主产于**浙江、江苏、安徽、江西**等省。

124. 乌梢蛇表面黑褐色或绿黑色，密被菱形鳞片；背鳞行数成双，背中央 2~4 行鳞片强烈起棱，形成**两条纵贯全体的黑线**。头盘在中间，扁圆形，眼大而下凹陷，有光泽。

125. 乌梢蛇脊部高耸成屋脊状，俗称"**剑脊**"。

126. 乌梢蛇腹部剖开，边缘向内卷曲，脊肌肉厚，黄白色或淡棕色，可见**排列整齐的肋骨**。尾部渐细而长，尾下鳞双行。剥皮者仅留头尾之皮，中段较光滑。气腥，味淡。

127. 乌梢蛇以**身干、头尾齐全、皮黑、肉黄白色、**

质坚实者为佳。

128. 乌梢蛇饮片呈半圆筒状或圆槽状的段,长2~4cm,背部**黑褐色或灰黑色**,腹部**黄白色或浅棕色**,脊部隆起呈屋脊状,脊部两侧各有2~3条黑线,肋骨排列整齐,肉淡黄色或浅棕色。

129. 鸡内金表面黄色、黄绿色或黄褐色,薄而半透明,具明显的**条状波浪形皱纹**。质脆,易碎,断面角质样,有光泽。气微腥,味微苦。

130. 野麝多在冬季至次春猎取,捕获后,割取香囊,阴干,习称"**毛壳麝香**"。

131. 剖开麝的香囊,除去囊壳,取囊中分泌物,习称"**麝香仁**"。

132. 毛壳麝香内层皮膜呈棕色,内含颗粒状及粉末状的麝香仁和少量细毛及脱落的内层皮膜(习称"**银皮**")。有特异香气。

133. 麝香仁野生品质软,油润,疏松;其中呈不规则圆球形或颗粒状者习称"**当门子**",表面多呈紫黑色,油润光亮,微有麻纹,断面深棕色或黄棕色;粉末状者多成棕褐色或黄棕色,并有少量脱落的内层皮膜和细毛。

134. 鹿茸为脊索动物门哺乳纲鹿科动物梅花鹿或马鹿的雄鹿未骨化密生茸毛的幼角。前者习称"**花鹿茸**

(**黄毛茸**)"，后者习称"**马鹿茸（青毛茸）**"。

135. 鹿茸均以**茸形粗壮、饱满、皮毛完整、质嫩、油润、无骨棱、无钉**者为佳。

136. 花鹿茸饮片花鹿茸尖部切片习称"**血片**""**蜡片**"，为圆形薄片，表面浅棕色或浅黄白色，半透明，微显光泽；外皮无骨质，周边粗糙，红棕色或棕色；质坚韧；气微腥，味微咸。

137. 花鹿茸饮片花鹿茸中上部的切片习称"**蛋黄片**"，切面黄白色或粉白色，中间有极小的蜂窝状细孔。

138. 花鹿茸饮片花鹿茸下部习称"**老角片**"，为圆形或类圆形厚片，表面粉白色或浅白色，中间有蜂窝状细孔，外皮无骨质或略具骨质，周边粗糙，红棕色或棕色。质坚脆。

139. 牛黄为脊索动物门哺乳纲牛科动物牛干燥的胆结石。习称"天然牛黄"。在胆囊中产生的称"**胆黄**"**或**"**蛋黄**"，在胆管中产生的称"**管黄**"，在肝管中产生的称"肝黄"。

140. 药材牛黄多呈卵形、类球形、四方形或三角形，大小不一。表面黄红色至棕黄色，有的表面挂有一层黑色光亮的薄膜，习称"**乌金衣**"，有的粗糙，具疣状凸起，有的具龟裂纹。

141. 药材牛黄体轻，质酥脆，易分层剥落，断面金黄色，可见**细密的同心层纹，有的夹有白心**。气清香，味先苦而后微甘，有清凉感，嚼之易碎，不粘牙。

142. 牛黄以**完整、色棕黄、质酥脆、断面层纹清晰而细腻**者为佳。

143. 羚羊角为脊索动物门哺乳纲牛科动物**赛加羚羊的角**。

144. 羚羊角主产于**俄罗斯**。

145. 羚羊角白色或黄白色，基部稍呈青灰色。嫩枝对光透视有"**血丝**"**或紫黑色斑纹**，光润如玉，无裂纹，老枝有细纵裂纹。

146. 羚羊角角基部横截面类圆形，直径 3~4cm，内有坚硬质重的角柱，习称"**骨塞**"，骨塞长占全角的 1/3~1/2，表面有凸起的纵棱与其外面角鞘的内凹沟紧密嵌合，从横断面观，其结合部呈锯齿状。

147. 羚羊角除去"骨塞"后，角的下半部呈空洞，全角呈半透明，对光透视，上半段中央有一条隐约可辨的细孔道直通角头，习称"**通天眼**"。质坚硬，气微，味淡。

148. 羚羊角以**质嫩、色白、光润、内含红色斑纹、无裂纹**者为佳。镑片以**多折曲，白色半透明，纹丝直而微呈波状，质坚硬，不易拉断**者为佳。

中药学专业知识（一）

历年考题

【A型题】1. 鉴别乌梢蛇性状特征的术语是（　　）
  A. 虎牙　　　　　　　B. 大挺
  C. 挂甲　　　　　　　D. 银皮
  E. 剑脊

【考点提示】E。乌梢蛇脊部高耸成屋脊状，俗称"剑脊"。

【A型题】2. 以动物的病理产物入药的药材是（　　）
  A. 鸡内金　　　　　　B. 蟾酥
  C. 五灵脂　　　　　　D. 马宝
  E. 桑螵蛸

【考点提示】D。鸡内金是动物脏器类入药，蟾酥是动物的生理产物分泌物入药，五灵脂是动物的生理产物排泄物入药，桑螵蛸是虫瘿入药。动物的病理产物如珍珠、僵蚕、牛黄、马宝、猴枣、狗宝等。

【B型题】（3~4题共用备选答案）
  A. 全蝎　　　　　　　B. 牛黄
  C. 海螵蛸　　　　　　D. 蟾酥
  E. 羚羊角

3. 具有"乌金衣"特征的药材是（　　）
4. 具有"通天眼"特征的药材是（　　）

【考点提示】B、E。牛黄有的表面挂有一层黑色光亮的薄膜，习称"乌金衣"。羚羊角全角呈半透明，对光透视，上半段中央有一条隐约可辨的细孔道直通角头，习称"通天眼"。

【B 型题】（5～6 题共用备选答案）

A. 僵蚕 B. 地龙
C. 全蝎 D. 蟾酥
E. 斑蝥

5. 质硬脆，易折断，断面平坦，有 4 至 6 个亮棕色丝腺环的是（　　）

6. 扁圆团块，断面沾水有白色隆起的是（　　）

【考点提示】A、D。僵蚕质硬而脆，易折断，断面平坦，外层白色，中间有亮棕色或亮黑色的丝腺环 4 个。蟾酥药材呈扁圆形团块状或片状。棕褐色或红棕色。团块状者质坚，不易折断，断面棕褐色，角质状，微有光泽；片状者质脆，易碎，断面红棕色，半透明。气微腥，味初甜而后有持久的麻辣感，粉末嗅之作嚏。断面沾水，即呈乳白色隆起。

第三节　常用矿物类中药的鉴别

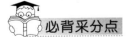

1. 以天然矿物入药的矿物类中药如**朱砂**、**石膏**、**炉**

甘石、赭石等。

2. 以矿物的加工品入药的矿物类中药如**轻粉、红粉、秋石**等。

3. 以动物或动物骨骼的化石入药的矿物类中药如**龙骨、石燕**等。

4. 水在矿物中的存在形式可分为**吸附水或自由水、结晶水、结构水**。

5. 水以分子形式参加矿物的晶格构造，形成结晶水的矿物类中药是：**石膏（$CaSO_4 \cdot 2H_2O$）、胆矾（$CuSO_4 \cdot 5H_2O$）**等。

6. 水以 H^+ 或 OH^- 等离子形式参加矿物的晶格构造，形成结构水的矿物类中药是：**滑石$Mg_3(Si_4O_{10})(OH)_2$**等。

7. 显本色的矿物类中药如**辰砂的红色，石膏的白色**。

8. 显外色的矿物类中药如**紫石英、大青盐**等。

9. 显假色的矿物类中药如**云母**。

10. 少数矿物有吸水的能力，可以黏舌，如**龙骨、龙齿、软滑石**。有的有滑腻感，如**滑石**。

11. 按阳离子分类法分类，属于汞化合物类的矿物类中药有**朱砂、轻粉、红粉**等。

12. 按阳离子分类法分类，属于铁化合物类的矿物类中药有**磁石、自然铜、赭石**等。

13. 按阳离子分类法分类，属于钙化合物类的矿物类中药有**石膏、钟乳石、寒水石**等。

14. 按阳离子分类法分类，属于砷化合物类的矿物类中药有**雄黄、雌黄、信石**等。

15. 按阳离子分类法分类，属于铝化合物类的矿物类中药有**白矾、赤石脂**等。

16. 按阳离子分类法分类，属于铜化合物类的矿物类中药有**胆矾、铜绿**等。

17. 按阳离子分类法分类，属于铅化合物类的矿物类中药有**密陀僧、铅丹**等。

18. 按阳离子分类法分类，属于钠化合物类的矿物类中药有**芒硝、硼砂、大青盐**等。

19. 按阳离子分类法分类，属于镁化合物类的矿物类中药有**滑石**等。

20. 按阴离子分类法分类，属于硫化合物类的矿物类中药有**朱砂、雄黄、自然铜**等。

21. 按阴离子分类法分类，属于硫酸盐类的矿物类中药有**石膏、芒硝、白矾**等。

22. 按阴离子分类法分类，属于碳酸盐类的矿物类中药有**炉甘石、鹅管石**等。

23. 按阴离子分类法分类，属于氧化物类的矿物类中药有**磁石、赭石、信石**等。

24. 朱砂为硫化物类矿物辰砂族辰砂。主含**硫化汞**

(HgS)。

25. 朱砂主产于**湖南、贵州、四川、广西**等省区。

26. 朱砂为粒状或块状集合体，呈颗粒状或块片状。鲜红色或暗红色，条痕**红色至褐红色**，具光泽。

27. 朱砂体重，质脆，片状者易破碎，粉末状者有**闪烁的光泽**。气微，味淡。

28. 朱砂以**色鲜红、有光泽、质脆**者为佳。

29. 矿物类中药雄黄为硫化物类矿物雄黄族雄黄，**主含二硫化二砷（As_2S_2）**。

30. 矿物类中药雄黄主产于**湖南、湖北、贵州、云南**等省。

31. 矿物类中药雄黄为块状或粒状集合体，呈不规则块状。深红色或橙红色，条痕**淡橘红色**，晶面有金刚石样光泽。

32. 矿物类中药雄黄质脆，易碎，断面具**树脂样光泽**。微有特异臭气，味淡。精矿粉为粉末状或粉末集合体，质松脆，手捏即成粉，橙黄色，无光泽。

33. 雄黄以**色红、块大、质松脆、有光泽**者为佳。

34. 自然铜为硫化物类矿物黄铁矿族黄铁矿，主含**二硫化铁（FeS_2）**。

35. 自然铜主产于**四川、广东、云南**等地。

36. 自然铜晶型多为立方体，集合体呈致密块状。

表面亮淡黄色,有金属光泽;有的黄棕色或棕褐色,无金属光泽。具条纹,条痕**绿黑色或棕红色**。

37. 自然铜体重,质坚硬或稍脆,易砸碎,断面黄白色,有**金属光泽**;或断面棕褐色,可见银白色亮星。

38. 自然铜以**块整齐、色黄而光亮、断面有金属光泽**者为佳。

39. 煅自然铜饮片呈不规则形小块,长 0.2~2.5cm。表面红褐色、棕褐色至黑褐色,**无光泽**。质酥脆。略具醋气。

40. 赭石为氧化物类矿物刚玉族赤铁矿,主含**三氧化二铁(Fe_2O_3)**。

41. 赭石主产于**河北、山西、广东**等地。

42. 赭石为鲕状、豆状、肾状集合体,多呈不规则的扁平块状。暗棕红色或灰黑色,条痕**樱红色或红棕色**,有的有金属光泽。

43. 赭石一面多有圆形的凸起,习称"钉头";另一面与凸起相对应处有同样大小的凹窝。

44. 赭石体重,质硬,砸碎后断面显**层叠状**。气微,味淡。

45. 赭石以**色棕红、断面层次明显、有"钉头"、无杂石**者为佳(有钉头的煅后乌黑色,层层脱落,无钉者则为灰黑色)。

46. 炉甘石为碳酸盐类矿物方解石族菱锌矿，主含**碳酸锌（$ZnCO_3$）**。

47. 炉甘石主产于**湖南、广西、四川**等地。

48. 炉甘石为块状集合体，呈不规则块状、圆形或扁平形。表面灰白色或淡红色，显粉性，无光泽，凹凸不平，多孔，似蜂窝状。**条痕白色**。

49. 炉甘石体轻，质松易碎，断面**灰白色或淡棕色，有吸湿性**。气微，味微涩。

50. 炉甘石以**体轻、质松、色白**者为佳。

51. 煅炉甘石饮片呈白色、淡黄色或粉红色的粉末；体轻，**质松软而细腻光滑**。气微，味微涩。

52. 滑石为硅酸盐类矿物滑石族滑石，习称"**硬滑石**"。主要含含水硅酸镁 $[Mg_3(Si_4O_{10})(OH)_2]$。

53. 滑石主产于**山东、江苏、陕西**等地。

54. 滑石多为块状集合体，呈不规则块状。白色、黄白色或淡蓝灰色，有蜡样光泽，**条痕白色**。

55. 滑石质软，细腻，手摸有**滑润感，无吸湿性**，置水中不崩散。气微，味淡。

56. 滑石粉饮片为**类白色或黄白色的极细无砂性粉末**，手摸之有滑腻感，黏手。气微，味淡。在水、稀盐酸或稀氢氧化钠溶液中均不溶解。

57. 石膏为硫酸盐类矿物硬石膏族石膏。主含**含水**

硫酸钙（$CaSO_4 \cdot 2H_2O$）。

58. 石膏主产于**湖北省应城**。

59. 石膏为纤维状的集合体，呈**长块状、板块状或不规则块状**。白色、灰白色或淡黄色，有的半透明。

60. 石膏体重，质软，纵断面具**绢丝样光泽**。气微，味淡。

61. 石膏以**色白、块大、质松脆、纵断面如丝、无夹层、无杂石**者为佳。

62. 煅石膏饮片为白色粉末或酥松块状物。表面**透出微红色的光泽**，不透明。体较轻，质软，易碎，捏之成粉。气微，味淡。

63. 芒硝主含**含水硫酸钠（$Na_2SO_4 \cdot 10H_2O$）**。

64. 芒硝为**棱柱状、长方形或不规则块状及粒状**。无色透明或类白色半透明。

65. 芒硝质脆，易碎，断面呈**玻璃样光泽**。气微，味咸。

66. 芒硝以**无色、透明、呈长条棱柱结晶**者为佳。

67. 芒硝饮片玄明粉为白色粉末。气微，味咸。有**引湿性**。

68. 硫黄主产于**山西、河南、山东**等地。

69. 硫黄呈不规则块状。黄色或略呈绿黄色。表面不平坦，呈**脂肪光泽**，常有多数小孔。用手握紧置于耳旁，可闻轻微的爆裂声。

70. 硫黄体轻，质松，易碎，断面常呈**针状结晶形**。有特异的臭气，味淡。

71. 硫黄以**黄色、光亮、质松脆**者为佳。

历年考题

【A型题】1. 试卷附图中的条痕色是(　　)

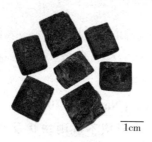

A. 红色至红褐色　　　　B. 绿黑色或棕红色
C. 淡橘红色　　　　　　D. 樱红色或红棕色
E. 白色

【考点提示】B。图为自然铜，自然铜条痕绿黑色或棕红色。

【A型题】2. 为纤维状集合体，体重，质软，纵断面具有绢丝样光泽的是(　　)

A. 朱砂　　　　　　　B. 雄黄
C. 石膏　　　　　　　D. 硫黄

E. 赭石

【考点提示】C。石膏药材为纤维状的集合体。呈长块状、板块状或不规则块状。白色、灰白色或淡黄色,有的半透明,条痕白色。体重,质软,纵断面具绢丝样光泽。

【A 型题】3. 矿物药的本色指的是(　　)

A. 由药物的成分和内部结构所决定的颜色

B. 由外来的带色杂质、气泡等包裹体所引起的颜色

C. 矿物在白色瓷板上划过后留下的粉末痕迹的颜色

D. 由解剖面或断口引起的反射光与入射光的干涉作用而产生的颜色

E. 由晶体内部裂缝及表面氧化膜的反射光引起与入射光的干涉作用而产生的颜色

【考点提示】A。本色是由矿物的成分和内部构造所决定的颜色,如辰砂的红色,石膏的白色。

【B 型题】(4~6 题共用备选答案)

A. 雄黄　　　　　　B. 朱砂
C. 石膏　　　　　　D. 自然铜
E. 赭石

4. 为纤维状集合体,条痕白色,纵断面具绢丝样光泽的药材是(　　)

5. 表面有钉头,主成分为 Fe_2O_3 的药材是(　　)

6. 表面亮淡黄色,有金属光泽,条痕绿黑色或棕红

色的药材是(　　)

【考点提示】C、E、D。石膏为纤维状集合体。体重，质软，纵断面具绢丝样光泽。赭石主含三氧化二铁（Fe_2O_3），一面多有圆形的凸起，习称"钉头"。自然铜表面亮淡黄色，有金属光泽；有的黄棕色或棕褐色，无金属光泽。具条纹，条痕绿黑色或棕红色。

【B型题】（7~8题共用备选答案）

　　A. 朱砂　　　　　　　　B. 雄黄
　　C. 赭石　　　　　　　　D. 自然铜
　　E. 炉甘石

7. 为碳酸盐类矿物质方解石族菱锌矿，主含 $ZnCO_3$ 矿物药的是(　　)

8. 为硫化物类矿物黄铁矿族黄铁矿，主含 FeS_2 矿物药的是(　　)

【考点提示】E、D。炉甘石来源为碳酸盐类矿物方解石族菱锌矿，主含碳酸锌（$ZnCO_3$）。自然铜来源为硫化物类矿物黄铁矿族黄铁矿，主含二硫化铁（FeS_2）。

【B型题】（9~10题共用备选答案）

　　A. 石脊　　　　　　　　B. 雄黄
　　C. 赭石　　　　　　　　D. 自然铜
　　E. 朱砂

9. 为氧化物类矿物刚玉族赤铁矿，主含 Fe_2O_3 的矿

物药是(　　)

10. 为硫化物类矿物辰砂族辰砂,主含 HgS 的矿物药是(　　)

【考点提示】C、E。赭石为氧化物类矿物刚玉族赤铁矿,主含三氧化二铁（Fe_2O_3）。朱砂为硫化物类矿物辰砂族辰砂,主含硫化汞（HgS）。

第五章 中药制剂与剂型

第一节 固体制剂

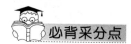

1. 散剂特点包括：比表面积较大，易分散、有利于吸收，**起效迅速**；制备简便；外用对疮面有一定的**机械性保护**作用。

2. 散剂可根据医疗**用途**、**组成**、**性质**及**剂量**等进行分类。

3. 可以内服又可外用的散剂有**九分散**等。

4. 含毒性药散剂，如**九分散**等。

5. 含低共熔成分散剂，如**避瘟散**等。

6. 含液体成分散剂，如**蛇胆川贝散**等。

7. 除另有规定外，内服散剂应为**细粉**；儿科用及局部用散剂应为最细粉。

8. 除另有规定外，散剂应**密闭贮存**，含挥发性药物或易吸潮的散剂应**密封贮存**。生物制品应采用**防潮材料包装**。

9. 眼用散剂应为**极细粉**，且应无菌。

10. 按照《中国药典》要求，细粉系指**能全部通过五号筛，并含能够通过六号筛不少于95%的粉末**。

11. 按照《中国药典》要求，最细粉系指**能全部通过六号筛，并含能够通过七号筛不少于95%的粉末**。

12. 按照《中国药典》要求，极细粉系指**能全部通过八号筛，并含能够通过九号筛不少于95%的粉末**。

13. 中药散剂照《中国药典》水分测定法测定，除另有规定外不得过**9.0%**。

14. 局部用散剂可以采用**撒布、调敷、吹入**等方式应用于皮肤、口腔、咽喉、腔道等部位。

15. 川芎茶调散贮藏时应密闭，防潮。宜**饭后用清茶调服**，其原因一是该方药多为风药，辛温升散，清茶苦凉，能清上降下，既能清利头目，又制风药过于温燥与升散，使升有降。二是该方药物大部分含有挥发性成分，入煎剂时，易失去有效成分，使药效降低，故用清茶调服，以保护挥发性成分不致丢失。

16. 颗粒剂可分为**可溶颗粒**（通称为颗粒）、混悬颗粒、泡腾颗粒、肠溶颗粒、缓释颗粒和控释颗粒等。

17. 除另有规定外，混悬颗粒剂应进行**溶出度检查**。

18. 泡腾颗粒系指含有**碳酸氢钠和有机酸**，遇水可放出大量气体而呈泡腾状的颗粒剂。

19. 泡腾颗粒有机酸一般用**枸橼酸、酒石酸**等。

20. 应进行释放度检查的颗粒：**肠溶颗粒、缓释颗粒、控释颗粒**。

21. 除另有规定外，挥发油应**均匀喷入干燥颗粒中**，密闭至规定时间或用包合等技术处理后加入。

22. 除另有规定外，中药颗粒剂含水分不得过**8.0%**。

23. 除另有规定外，中药颗粒剂粒度检查，能通过一号筛与能通过五号筛的总和不得过**15%**。

24. 可不进行溶化性检查的颗粒剂有**混悬颗粒及已规定检查溶出度或释放度的颗粒剂**。

25. 凡规定检查含量均匀度的颗粒剂，不再进行**装量差异的检查**。

26. 凡规定进行杂菌检查的颗粒剂，可不进行**微生物限度检查**。

27. 为防潮、掩盖药物的不良气味等，也可对颗粒进行包薄膜。必要时，对包衣颗粒应检查**残留溶剂**。

28. 中药颗粒，病在**上焦**，宜饭后一小时服；病在**下焦**，宜饭前一小时服。

29. 可溶性颗粒、泡腾颗粒应**加温开水冲服，切忌放入口中用水送服**；混悬颗粒冲服，如有部分药物不溶解也应一并服用。

30. 九味羌活颗粒处方中羌活、防风、苍术、细辛、川芎中所含有的挥发油及水溶性成分为其有效成分，故采用**双提法**。

31. 九味羌活颗粒为含挥发性成分较多的颗粒剂，因高温易引发药物挥发性成分的分解和散失，故宜用**温开水冲服**为好。

32. 胶囊剂的特点：①能**掩盖药物的不良气味，减小药物的刺激性**，便于服用。②与片剂、丸剂比较，在胃肠道中崩解、溶出快，吸收好，起效快，生物利用度高。③药物充填于胶囊中，与光线、空气和湿气隔绝，可提高药物稳定性。④制成不同释药速度和释药方式的胶囊剂，可定时定位释放药物。

33. 胶囊剂可分为**硬胶囊、软胶囊（胶丸）、缓释胶囊、控释胶囊和肠溶胶囊**。

34. 空胶囊剂的主要囊材是**明胶**。

35. 常用的明胶空心胶囊的增塑剂是**甘油、山梨醇、羧甲基纤维素钠**等，可增加囊壳的韧性与可塑性。

36. 常用的明胶空心胶囊增稠剂是**琼脂**，可增加胶液的胶冻力。

37. 常用的明胶空心胶囊遮光剂是**二氧化钛**，可防止光对药物氧化的催化，增加光敏性药物的稳定性。

38. 常用的明胶空心胶囊着色剂是**柠檬黄、胭脂红**等，可增加美观，便于识别。

39. 常用的明胶空心胶囊防腐剂是**对羟基苯甲酸酯类**，可防止胶液在制备和贮存过程中发生霉变。

40. 常用的明胶空心胶囊增光剂是**十二烷基磺酸钠**，可增加囊壳的光泽。

41. 常用的明胶空心胶囊芳香矫味剂是**乙基香草醛**等，可调整胶囊剂的口感等。

42. 软胶囊的囊材主要由**胶料**（胶囊用明胶、阿拉伯胶等）、**增塑剂**（如甘油、山梨醇等）、**附加剂**（防腐剂、遮光剂等）和**水**组成。

43. 软胶囊胶料、增塑剂、水的比例为**1.0∶(0.4~0.6)∶(1.0~1.6)**。

44. 胶囊用明胶冻力强度，应不低于**180Bloomg**。

45. 胶囊用明胶酸碱度，pH 值应为**4.0~7.2**。

46. 胶囊用明胶干燥失重，不得过**15.0%**。

47. 胶囊用明胶炽灼残渣含量，不得过**2.0%**。

48. 胶囊用明胶铬含量不得过**2mg/kg**。

49. 胶囊用明胶重金属含量不得过**30mg/kg**。

50. 胶囊用明胶砷盐含量不得过**1mg/kg**。

51. 明胶空心胶囊应在**10分钟**内全部溶化或崩解。

52. 明胶空心胶囊运动黏度不得低于**60mm²/s**。

53. 明胶空心胶囊含羟苯甲酯、羟苯乙酯、羟苯丙酯与羟苯丁酯的总量不得过**0.05%**。

54. 明胶空心胶囊干燥失重应为**12.5%~17.5%**。

55. 不宜制成胶囊剂的药物：①**药物的水溶液或稀乙醇溶液**。②刺激性强的易溶性药物。③易风化的药物。④吸湿性强的药物。

56. 软胶囊可填充**各种油类或对囊壁无溶解作用**的药物溶液或混悬液，也可充填固体药物。

57. 低分子量水溶性或挥发性有机物（如乙醇、丙酮、羧酸等）或充填药物的含水量超过5%，会使软胶囊**溶解或软化**。

58. 醛类可使囊膜中**明胶变性**。

59. O/W型乳剂会**失水破坏**，不宜作为软胶囊的填充物。

60. 软胶囊填充药物混悬液时，分散介质常用植物油或**PEG400**。

61. 软胶囊填充药物混悬液时，油状介质常用**10%~30%**的油蜡混合物作助悬剂，而非油状介质则常用1%~15% PEG4000或PEG6000。

62. 软胶囊填充液的pH值应控制在**4.5~7.5**之间，强酸性可导致明胶水解而泄漏，强碱性可引起明胶变性而影响溶解释放。

63. 软胶囊填充固体药物时,药粉应过**五号筛**,并混合均匀。

64. 除另有规定外,中药硬胶囊剂内容物的含水分量不得过**9.0%**,硬胶囊内容物为液体或半固体者不检查水分。

65. 硬胶囊的崩解时限为**30分钟**、软胶囊的崩解时限为1小时。

66. 除另有规定外,胶囊应密封贮存,其存放环境温度不高于**30℃**,湿度应适宜,防止受潮、发霉、变质。

67. 服用胶囊的水量应适宜,一般为**100mL**左右,喝水少或干吞胶囊易导致胶囊壳吸水后附着在食管上,使局部药物浓度过高危害食管,造成黏膜损伤甚至溃疡。

68. 胶囊剂服药后不要**马上躺下,最好站立或走动1分钟**,以便药物完整进入胃中。

69. 如果没有特殊说明,一般情况下**不要把胶囊壳剥开倾出药粉**服用。

70. **缓释胶囊和肠溶胶囊**不可剥开服用。

71. 牡荆油胶丸为挥发油类药物,采用**食用植物油**为基质制成软胶囊较佳。

72. 传统丸剂溶散、释药缓慢,可延长药效,适用于**慢性病治疗或病后调和气血**。

73. 新型水溶性基质**滴丸**奏效迅速，可用于急救。

74. 中药丸剂包括**蜜丸、水蜜丸、水丸、糊丸、蜡丸、浓缩丸和滴丸**等。

75. 化学药丸剂包括**滴丸、糖丸**等。

76. 按赋形剂不同，丸剂可分为**水丸、蜜丸、水蜜丸、浓缩丸、糊丸、蜡丸、糖丸**等。

77. 按制法不同，丸剂可分为**泛制丸、塑制丸与滴制丸**。

78. 梅花点舌丸每 10 丸重**1g**，麝香保心丹每丸**重22.5mg**。

79. 入肝经、活血散瘀止痛的药物制备水丸时，常选用**米醋**（含乙酸3%~5%）作赋形剂。

80. 每丸重量在 0.5g（含 0.5g）以上的称**大蜜丸**，每丸重量在 0.5g 以下的称**小蜜丸**。

81. 制备蜜丸的蜂蜜25℃时相对密度应在**1.349**以上，还原糖不得少于64.0%。

82. **乌头花蜜、曼陀罗花蜜、雪上一枝蒿花蜜**有毒，切勿使用。

83. 炼制嫩蜜温度在**105~115℃**，含水量为17%~20%，相对密度约1.35。

84. 嫩蜜适合于含较多黏液质、胶质、糖、淀粉、油脂、动物组织等**黏性较强的药粉制丸**。

85. 中蜜（又称炼蜜）炼制温度达**116~118℃**，含水量在 14%～16%，相对密度为 1.37 左右，炼制时表面翻腾"鱼眼泡"（黄色均匀而有光泽的气泡）。

86. 中蜜适用于**黏性中等的药粉制丸**，为大部分蜜丸所采用。

87. 老蜜炼制温度达 119～122℃，含水量在 10% 以下，相对密度约为 1.40，呈**红棕色**。

88. 老蜜炼制时表面出现**"牛眼泡"**（较大的红棕色气泡），能"滴水成珠"（滴入冷水呈球形而不散）。

89. 老蜜适用于**黏性差的矿物药或富含纤维的药粉制丸**。

90. 滴丸常用水溶性基质：**聚乙二醇类**（如聚乙二醇 6000、聚乙二醇 4000 等）、泊洛沙姆、硬脂酸聚烃氧（40）酯（商品名 S-40）、**明胶、甘油明胶、硬脂酸钠**等。

91. 滴丸常用非水溶性基质有**硬脂酸、单硬脂酸甘油酯、氢化植物油、虫蜡、蜂蜡、十八醇**等。

92. 泛制法制丸的工序：**原料的准备，起膜，成型，盖面，干燥，选丸，包衣，质检，包装**。

93. 泛制法制丸的工序中**起膜**是关键，影响着成品的圆整度。

94. 泛制法制丸的成型过程中应注意：保持丸粒的硬度和圆整度；每次加水、加粉量应适宜、均匀；歪粒、粉块、过大过小的可用水调成糊状泛在丸粒上；芳香挥发性或特殊气味或刺激性极大的药材，**泛于丸粒中**

层，可避免挥发或掩盖不良气味；朱砂、硫黄以及含酸性成分，忌铜包衣锅，用不锈钢泛丸锅制作。

95. 泛丸过程中常出现大小不匀和畸形，除泛制过程及时筛分外，干燥后必须进一步选丸，以保证大小均匀，剂量准确。可用**手摇筛、振动筛、滚筒筛、检丸器**等进行筛选分离。

96. 塑制法制丸的工序：**物料的准备，制丸块，制丸条，分粒，搓圆，干燥，质检，包装**。

97. 塑制法，按照物料性质选择蜂蜜炼制规格；将制丸工具清洁后用**70%乙醇**进行擦拭备用。

98. 塑制法，影响丸块质量的因素：**炼蜜规格，和药时的蜜温，蜂蜜用量**。

99. 为了防止蜜丸霉变，成品可采用**微波干燥、远红外辐射干燥**等方法，同时有一定的灭菌效果。

100. 常见的药物衣有**朱砂衣**（镇静、安神、补心类药物常用）、**黄柏衣**（利湿、渗水、清下焦湿热药物常用）、**雄黄衣**（解毒、杀虫类药物常用）、**青黛衣**（清热解毒类药物常用）、**百草霜衣**（清热解毒类药物常用）等。

101. 常见的保护衣包衣有**薄膜衣、糖衣、有色糖衣、明胶衣**等。

102. 除另有规定外，蜜丸和浓缩蜜丸中所含水分不得过**15.0%**。

103. 除另有规定外，水蜜丸和浓缩水蜜丸所含水分不得过**12.0%**。

104. 除另有规定外，水丸、糊丸、浓缩水丸所含水分不得过**9.0%**。

105. 除另有规定外，蜡丸**不检查水分**。

106. 除另有规定外，丸剂应**密封**贮存，防止受潮、发霉、虫蛀、变质。

107. 除另有规定外，小蜜丸、水蜜丸和水丸应在**1 小时内**全部溶散。

108. 除另有规定外，浓缩丸和糊丸应在**2 小时内**全部溶散。

109. 除另有规定外，滴丸应在**30 分钟内**全部溶散，包衣滴丸应在**1 小时内**全部溶散。

110. 除另有规定外，大蜜丸及研碎、嚼碎后或用开水、黄酒等分散后服用的丸剂**不检查溶散时限**。

111. 大蜜丸体积大，不能直接吞下，可以嚼碎后咽下，或者**洗净手后掰成小块或搓成圆粒后用水**送服。

112. 在服用藿香正气丸或附子理中丸治疗胃痛、呕吐等症时，可采用**生姜煎汤**送服，以增强药效。

113. 痛经患者在服用艾附暖宫丸时，可用**温热的红糖水**送服，以增强药物散寒活血的作用。

114. 在服用补中益气丸治疗慢性肠炎时，可用**大枣煎汤**送服以增强药物补脾益气的作用。

115. 在服用大活络丸治疗中风偏瘫、口眼㖞斜时，为了增强药物活血通络的功效，可用**黄酒**送服。

116. 防风通圣丸为采用泛制法制备的水丸。**滑石粉**在方中既是药物，又用作包衣材料，节省了辅料，同时也可以防止薄荷、荆芥中的挥发性成分散失。

117. 小儿太极丸为采用**塑制法**制备的大蜜丸。处方中朱砂采用水飞法制成极细粉，**麝香和冰片**分别采用单独粉碎，保证了粉碎效果，但应注意在粉碎过程中减少药物损失。

118. 葛根芩连丸为浓缩丸。方中黄芩、黄连中的有效成分在50%乙醇中具有较好的溶解性，因此采用50%乙醇进行提取以保证有效成分尽可能提取完全；为了防止在长时间加热过程中成分受热破坏，故采用**渗漏法**提取。

119. 葛根芩连丸，为避免小儿服药出现误入呼吸道的危险，可用**水将药丸化开**服用。

120. 经口服，在胃肠道崩解、吸收而发挥局部或全身治疗作用的片剂为**口服片**。

121. 口服片包括口服普通片、**咀嚼片**、分散片、可溶片、泡腾片、缓释片、控释片、肠溶片、口崩片。

122. 咀嚼片多用于**维生素类及治疗胃部疾患的药物**。如干酵母、乐得胃片。

123. 咀嚼片一般应选择**甘露醇、山梨醇、蔗糖**等水溶性辅料作填充剂和黏合剂。

124. 口服片泡腾片的有机酸一般用**枸橼酸、酒石酸、富马酸**等。

125. 口腔用片含片主要起**局部消炎、杀菌、收敛、止痛或局部麻醉**等作用。

126. 口腔用片舌下片主要适用于**急症的治疗**。

127. 根据原料及制法特征，中药片剂可分为**全浸膏片、半浸膏片、全粉末片**。

128. 按用途，片剂辅料可分为**稀释剂与吸收剂、湿润剂与黏合剂、崩解剂和润滑剂**。

129. 稀释剂与吸收剂统称为**填充剂**。

130. 常用稀释剂与吸收剂有：淀粉、糊精、预胶化淀粉、糖粉、乳糖、**甘露醇**、硫酸钙二水物、磷酸氢钙、其他（微粉硅胶、氧化镁、碳酸钙、碳酸镁等均可作为吸收剂）。

131. 片剂最常用的稀释剂、吸收剂和崩解剂是**淀粉**。

132. 淀粉中以**玉米淀粉**最为常用。

133. 糊精常与淀粉配合用作片剂或胶囊剂的稀释剂，但不宜作为**速溶片的填充剂**。

134. **纤维性大及弹性强的中药制片**不适宜用糊精。

135. 糊精用量较多时宜选用**乙醇为润湿剂**,以免颗粒过硬。

136. 预胶化淀粉适于**粉末直接压片**,但应控制润滑剂硬脂酸镁的用量在 0.5% 以内,以免产生软化效应。

137. 常用的润湿剂与黏合剂:水、**乙醇**、淀粉浆(糊)、糖浆、胶浆类、微晶纤维素、纤维素衍生物。

138. 作为片剂的辅料润湿剂,乙醇的浓度应为**30%~70%**或更高。乙醇浓度愈高,粉料被润湿后黏性愈小。

139. **淀粉浆(糊)**为片剂辅料的最常用黏合剂。

140. 胶浆类适用于作为咀嚼片的**黏合剂**。

141. 崩解剂的主要作用是**消除因黏合剂和高度压缩而产生的结合力**。

142. 除口含片、舌下片、缓释片、咀嚼片等外,一般片剂均需加用崩解剂。

143. **中药半浸膏片**因含有中药饮片细粉,其本身遇水后能缓缓崩解,故一般可不另加崩解剂。

144. 片剂常用崩解剂有:**干燥淀粉、羧甲淀粉钠(CMS-Na)、低取代羟丙纤维素(L-HPC)、泡腾崩解剂、崩解辅助剂**。

145. 研究及生产实践表明,全浸膏片用**3%的 CMS-Na**、疏水性半浸膏片用**1.5%的 CMS-Na**,能明显缩短崩解时限，增加素片硬度。

146. 低取代羟丙纤维素（L-HPC）与药料粉粒间有较大的镶嵌作用，故同时具有一定的黏结性，可提高片剂的**硬度和光洁度**。

147. L-HPC 具有崩解黏结双重作用，常用量为 **2%~5%**。

148. 含有**泡腾崩解剂**的片剂，应密闭包装，避免受潮造成崩解剂失效。

149. 常用崩解辅助剂有**聚山梨酯 80、月桂醇硫酸钠**等表面活性剂。

150. 崩解辅助剂用量一般为 **0.2%**。使用方法：①溶解于黏合剂内。②与崩解剂混合后加于干颗粒中。③**制成醇溶液喷在干颗粒上**。其中第三种方法最能缩短崩解时间。

151. 片剂辅助剂常用润滑剂有：硬脂酸镁、**滑石粉**、聚乙二醇（PEG）、月桂醇硫酸镁（钠）、微粉硅胶。

152. 片剂辅助剂常用润滑剂硬脂酸镁用量一般为干颗粒的 **0.3%~1.0%**。

153. 片剂辅助剂常用润滑剂滑石粉用量一般为 **2%~3%**。

154. 片剂辅助剂常用润滑剂聚乙二醇（PEG）适用于可溶片或泡腾片，用量为 **1%~4%**。

155. 片剂辅助剂常用润滑剂月桂醇硫酸镁（钠）用量为**1%~3%**。

156. 片剂包衣的目的：①隔绝空气，避光，防潮，**提高药物的稳定性**；②掩盖药物的不良气味，**增加患者的顺应性**；③控制药物在**肠道内定位释放**；④包缓释或控释衣，改变药物释放速度，减少服药次数，**降低不良反应**；⑤隔离有配伍禁忌的成分，避免相互作用，**有助复方配伍**；⑥改善外观，使片剂美观，且**便于识别**。

157. 片剂糖衣片的片芯应检查**重量差异**并符合规定，包糖衣后不再检查重量差异。

158. 凡规定检查**含量均匀度**的片剂，一般不再进行重量差异检查。

159. 舌下片各片均应在**5 分钟内**全部崩解并溶化。

160. 可溶片各片均应在**3 分钟内**全部崩解并溶化。

161. 口崩片应在**60 秒**内全部崩解并通过筛孔内径为 710μm 的筛网。

162. 咀嚼片、以冷冻干燥法制备的口崩片及规定检查溶出度、释放度的片剂，一般不再进行**崩解时限**检查。

163. 阴道泡腾片应检查**发泡量**。

164. 可不进行脆碎度检查的片剂是：**采用冷冻干燥法制备的口崩片**。

165. 凡规定进行**杂菌检查的片剂**，可不进行微生物限度检查。

166. 片剂在制备和贮存过程中可能发生**松片、黏冲、崩解迟缓、片重差异超限**等质量问题。

167. 舌下片适用于**需要立即起效或避免肝脏首过效应**的情况下使用。一般是用于急救的药物。

168. 舌下片服用时置于舌下,含5分钟,不要咀嚼或吞咽,含后30分钟内**不宜马上饮水或饮食,不可掰开或吞服**。

169. 不可干吞药片,干吞药片最容易使药片**黏附在食管壁上**,导致食管黏膜损伤。

170. 泡腾片遇水可产生**二氧化碳气体**使片剂迅速崩解。口服时用100~150mL凉开水或温水浸泡,完全溶解或气泡消失后再饮用,严禁直接服用或口含。

171. 牛黄解毒片用于**火热内盛,咽喉肿痛,牙龈肿痛,口舌生疮,目赤肿痛**。

172. 牛黄解毒片,方中黄芩、石膏、桔梗、甘草采用共同水煎,药液浓缩成膏,其有效成分**黄芩苷、桔梗皂苷、甘草皂苷**皆能被提出;药理研究证明,石膏水煎液具有解热作用。

173. 小柴胡泡腾片用于**外感病邪犯少阳证,症见寒热往来,胸胁苦满,食欲不振,心烦喜呕,口苦咽干**。

174. 小柴胡泡腾片中的柴胡、黄芩、党参、甘草、大枣中的主要成分在水中具有较好的溶解性,采用**水煎煮**提取。

175. 小柴胡泡腾片,姜半夏、生姜中的有效成分在75%乙醇中具有较好溶解性,采用**渗漏法**提取可避免长时间加热对成分的破坏。

历年考题

【A型题】1. 关于散剂生产与贮藏有关规定的说法,错误的是(　　)
   A. 儿科用散剂应为最细粉
   B. 局部用散剂应为最细粉
   C. 多剂量包装的散剂应附分剂量用具
   D. 含挥发性药物的散剂应密封贮存
   E. 含易吸潮药物的散剂应密闭贮存

【考点提示】E。散剂应密闭贮存,含挥发性药物或易吸潮的散剂应密封贮存。

【A型题】2. 除另有规定外,应检查溶出度的颗粒剂是(　　)
   A. 肠溶颗粒　　　　　B. 缓释颗粒
   C. 控释颗粒　　　　　D. 泡腾颗粒
   E. 混悬颗粒

【考点提示】E。混悬颗粒系指难溶性原料药与适宜辅料混合制成的颗粒剂。临用前加水或其他适宜的液体振摇即可雾散成混悬液。除另有规定外,混悬颗粒剂应进行溶出度检查。

【A型题】3. 可用作软胶囊填充物料的是(　　)

　　A. 药物的油溶液　　　　B. 药物的水溶液
　　C. 药物的丙酮溶液　　　D. 药物的乙醇溶液
　　E. 药物的O/W型乳剂

【考点提示】A。软胶囊可填充各种油类或对囊壁无溶解作用的药物溶液或混悬液,也可充填固体药物。填充物料为低分子量水溶性或挥发性有机物(如乙醇、丙酮、羧酸等),或充填药物的含水量超过5%,会使软胶囊溶解或软化;醛类可使囊膜中明胶变性;O/W型乳剂会失水破坏,均不宜作为软胶囊的填充物。

【A型题】4. 十二烷基磺酸钠在明胶空心胶囊中用作(　　)

　　A. 增光剂　　　　　　　B. 遮光剂
　　C. 着色剂　　　　　　　D. 防腐剂
　　E. 娇味剂

【考点提示】A。明胶空心胶囊的增光剂,如十二烷基磺酸钠,可增加囊壳的光泽。

【A型题】5. 适用于急症治疗的丸剂是(　　)

　　A. 水丸　　　　　　　　B. 水蜜丸

C. 小蜜丸　　　　　　　D. 滴丸

E. 浓缩丸

【考点提示】D。滴丸起效快,适用于急症治疗。

【A型题】6. 除另有规定外,不需要检查溶散时限的丸剂是(　　)

A. 水丸　　　　　　　　B. 糊丸

C. 滴丸　　　　　　　　D. 浓缩丸

E. 大蜜丸

【考点提示】E。除另有规定外,大蜜丸及研碎、嚼碎后或用开水、黄酒等分散后服用的丸剂不检查溶散时限。

【A型题】7. 除另有规定,应检查融变时限的片剂是(　　)

A. 咀嚼片　　　　　　　B. 阴道片

C. 泡腾片　　　　　　　D. 口崩片

E. 分散片

【考点提示】B。阴道片应检查融变时限。除另有规定外,阴道片3片,均应在30分钟内全部溶化或崩解溶散并通过开孔金属圆盘,或仅残留少量无硬心的软性团块。

【A型题】8. 除另有规定外,不需进行崩解时限检查的片剂是(　　)

A. 含片 B. 咀嚼片
C. 舌下片 D. 肠溶片
E. 可溶片

【考点提示】B。咀嚼片、以冷冻干燥法制备的口崩片，以及规定检查溶出度、释放度的片剂，一般不再进行崩解时限检查。

【B型题】（9~11题共用备选答案）
A. 粗粉 B. 中粉
C. 细粉 D. 最细粉
E. 极细粉

9. 除另有规定外，内服散剂的粉末细度为（　　）
10. 除另有规定外，儿科用散剂的粉末细度为（　　）
11. 除另有规定外，外用散剂的粉末细度为（　　）

【考点提示】C、D、D。除另有规定外，内服散剂应为细粉。除另有规定外，儿科用及外科用散剂应为最细粉。

【B型题】（12~14题共用备选答案）
A. 增光剂 B. 增稠剂
C. 遮光剂 D. 防腐剂
E. 增塑剂

12. 对羟基苯甲酸乙酯在明胶空心胶囊中用作（　　）
13. 二氧化钛在明胶空心胶囊中用作（　　）

中药制剂与剂型 第五章

14. 山梨醇在明胶空心胶囊中用作(　　)

【考点提示】D、C、E。空心胶囊的防腐剂,如对羟基苯甲酸酯类。空心胶囊的遮光剂,如二氧化钛。空心胶囊的增塑剂,如甘油、山梨醇、羧甲基纤维素钠等。

【B型题】(15~18题共用备选答案)

A. 增塑剂　　　　　　B. 增稠剂
C. 增光剂　　　　　　D. 遮光剂
E. 防腐剂

15. 二氧化钛在明胶空心胶囊中作(　　)
16. 山梨醇在明胶空心胶囊中作(　　)
17. 十二烷基磺酸钠在明胶空心胶囊中作(　　)
18. 对羟基苯甲酸乙酯在明胶空心胶囊中作(　　)

【考点提示】D、A、C、E。二氧化钛,可防止光对药物氧化的催化,增加光敏性药物的稳定性,可作为明胶空心胶囊的遮光剂。空心胶囊的增塑剂,如甘油、山梨醇、羧甲基纤维素钠等。十二烷基磺酸钠可增加囊壳的光泽,可作为明胶空心胶囊的增光剂。空心胶囊的防腐剂,如对羟基苯甲酸酯类。

【C型题】(19~22题共用题干)

某药厂生产的藿香祛暑胶囊具有祛暑化湿,解表和中的功效。其药物组成为广藿香、香薷、白芷、紫苏叶、苍术、丁香、陈皮、大腹皮、法半夏、茯苓、生姜、甘草，辅料为甘油、植物油、明胶、蜂蜡、食用色素。

19. 辅料甘油是用作软胶囊囊皮的（　　）
   A. 增光剂　　　　　　　B. 增塑剂
   C. 增稠剂　　　　　　　D. 矫味剂
   E. 防腐剂

20. 辅料植物油与蜂蜡组成的油蜡混合物是用作软胶囊填充物料的（　　）
   A. 助溶剂　　　　　　　B. 抗氧剂
   C. 增溶剂　　　　　　　D. 吸收剂
   E. 助悬剂

21. 方中法半夏制备时，应选用的辅料是（　　）
   A. 生姜、明矾　　　　　B. 甘草、皂角
   C. 甘草、生石灰　　　　D. 黑豆、豆腐
   E. 甘草、金银花

22. 《中国药典》规定，方中陈皮的含量测定成分是（　　）
   A. 橙皮苷　　　　　　　B. 杜鹃素
   C. 葛根素　　　　　　　D. 木樨草苷
   E. 槲皮素

【考点提示】B、E、C、A。软胶囊的增塑剂如甘油、山梨醇等。软胶囊填充药物混悬液时，分散介质常

用植物油或PEG400。油状介质常用10%~30%的油蜡混合物作助悬剂。法半夏：取净半夏，大小分开，用水浸泡至内无干心，取出，另取甘草适量，加水煎煮两次，合并煎液，倒入用适量石灰水配制的石灰液中，搅匀，加入上述已浸透的半夏，浸泡，每日搅拌1~2次，并保持浸液pH值在12以上，至切面黄色均匀，口尝微有麻舌感时，取出，洗净，阴干或烘干。每100kg净半夏，用甘草15kg，生石灰10kg。《中国药典》以橙皮苷为指标成分对陈皮进行鉴别和含量测定。要求橙皮苷含量不少于3.5%。

【B型题】（23~24题共用备选答案）

A. 糊丸　　　　　　　B. 滴丸
C. 小蜜丸　　　　　　D. 大蜜丸
E. 包衣滴丸

23. 除另有规定外，应在2小时内全部溶散的丸剂是（　　）

24. 除另有规定外，应在30分钟内全部溶散的丸剂是（　　）

【考点提示】A、B。除另有规定外，浓缩丸和糊丸应在2小时内全部溶散。滴丸应在30分钟内全部溶散。

【B型题】（25~28题共用备选答案）

A. 6%　　　　　　　　B. 9%

C. 12%　　　　　　　　D. 15%

E. 18%

25. 除另行规定外，水丸中水分不得超过(　　)

26. 除另行规定外，浓缩水蜜丸中水分不得超过(　　)

27. 除另行规定外，蜜丸中水分不得超过(　　)

28. 除另行规定外，浓缩蜜丸中水分不得超过(　　)

【考点提示】B、C、D、D。除另有规定外，蜜丸和浓缩蜜丸中所含水分不得过15.0%；水蜜丸和浓缩水蜜丸不得过12.0%；水丸、糊丸、浓缩水丸不得过9.0%。蜡丸不检查水分。

【B型题】(29~31题共用备选答案)

A. 朱砂衣　　　　　　B. 黄柏衣

C. 雄黄衣　　　　　　D. 青黛衣

E. 赭石衣

传统中药丸剂所包药物衣系用处方中药物极细粉作为包衣材料，根据处方

29. 清下焦湿热类中药丸剂常包(　　)

30. 清热解毒中药丸剂常包(　　)

31. 解毒杀虫类中药丸剂常包(　　)

【考点提示】B、D、C。黄柏衣，利湿、渗水、清下焦湿热的药物常用。青黛衣，清热解毒类药物常用。

雄黄衣，解毒、杀虫类药物常用。

【B型题】（32～34题共用备选答案）

A. 黏合剂　　　　　B. 湿润剂
C. 吸收剂　　　　　D. 润滑剂
E. 稀释剂

32. 处方中含有较多挥发油液体成分，压片需加入（　　）

33. 主药剂量<0.1g，压片困难者需加入（　　）

34. 各类片剂压片前需加入（　　）

【考点提示】C、E、D。吸收剂适用于原料药（含中间体）中含有较多挥发油、脂肪油或其他液体，而需制片者。稀释剂适用于主药剂量小于0.1g，或浸膏黏性太大，或含浸膏量多而制片困难者。压片前必须加入的能增加颗粒（或粉末）流动性，减少颗粒（或粉末）与冲模内摩擦力，具有润滑作用的物料称为润滑剂。

【X型题】35. 关于胶囊剂的说法正确的有（　　）

A. 肠溶胶囊剂不溶于胃液但能在肠液中崩解释放药物

B. 控释胶囊应在规定的释放介质中缓慢地恒速释放药物

C. 缓释胶囊应在规定的释放介质中缓慢地恒速

释放药物

D. 硬胶囊内容物可以是药物的均匀粉末、细小颗粒、小丸

E. 软胶囊俗称胶丸，其制法有滴制法和压制法

【考点提示】ABDE。硬胶囊（通称为胶囊），系指采用适宜的制剂技术，将原料药物或加适宜辅料制成的均匀粉末、颗粒、小片、小丸、半固体或液体等，充填于空心胶囊中的胶囊剂；软胶囊又称胶丸，可用滴制法或压制法制备；缓释胶囊，系指在规定的释放介质中缓慢地非恒速释放药物的胶囊剂；控释胶囊，系指在规定的释放介质中缓慢地恒速释放药物的胶囊剂；肠溶胶囊，系指用肠溶材料包衣的颗粒或小丸充填于胶囊而制成的硬胶囊，或用适宜的肠溶材料制备而得的硬胶囊或软胶囊。

【X型题】36. 除另有规定外，<u>应检查崩解时限的片剂有</u>（　　）

A. 肠溶片　　　　B. 可溶片
C. 缓释片　　　　D. 舌下片
E. 咀嚼片

【考点提示】ABD。咀嚼片、以冷冻干燥法制备的口崩片及规定检查溶出度、释放度的片剂，一般不再进行崩解时限检查。

第二节 浸出制剂

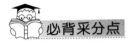
必背采分点

1. 浸出制剂以**常用水或不同浓度的乙醇**为溶剂。

2. 浸出制剂可分为：①**以水为溶剂的浸出制剂**，如汤剂、合剂等；②**以乙醇为溶剂的浸出制剂**，如药酒、酊剂、流浸膏剂等；③**含糖浸出制剂**，如煎膏剂、糖浆剂等；④**无菌浸出制剂**，如中药注射剂、滴眼剂等；⑤其他浸出制剂，用中药提取物为原料制备的如**颗粒剂、片剂、浓缩丸剂、栓剂、软膏剂、气雾剂**等。

3. 一般煎煮2～3次。汤剂煎煮时间通常头煎**45～60分钟**，二煎**20～30分钟**。

4. 芳香性中药饮片，如不宜久煎，沸后一般煎煮**15～20分钟**。

5. 滋补类中药饮片一般头煎沸后"文火"慢煎**40～60分钟**，二煎煎煮时间适当缩减。

6. 方中某些不宜或不能同时入煎的药料，应酌情特殊处理，主要有**先煎、后下、包煎、另煎、烊化**等。

7. 先煎中药饮片应加水煎煮**10～15**分钟后，再投入其他事先浸泡过的中药饮片。

8. 需要先煎的：①质地坚硬、有效成分不易煎出的矿物类、贝壳甲骨类中药饮片，如**水牛角、珍珠母、牡蛎、寒水石**等。②先煎、久煎方能去除毒性或减轻毒性的有毒中药，如**乌头、附子、商陆**等。

9. 后下中药饮片应在方中其他中药饮片完成头煎前**5~10分钟**投入，共同煎煮。

10. 需要后下的中药：①含挥发油较多的气味芳香的中药饮片，如**青蒿、薄荷、细辛**等。②含有热敏性成分的中药饮片，如**钩藤、大黄、番泻叶**等。

11. 需要包煎的中药：①**花粉类中药**，如蒲黄。②**细小种子类中药**，如菟丝子、葶苈子、苏子等。③**易沉淀于锅底的中药细粉**，如六一散、黛蛤散等。④**煎煮时易糊化、粘锅焦化的含淀粉、黏液质较多的中药**，如车前子、浮小麦等。⑤**含附着绒毛较多的中药**，如旋覆花等。

12. 贵重中药，如**鹿茸、西洋参、人参**等，一般单独煎煮，取其煎液，与其他中药饮片煎煮后的汤剂混合后分次服用。

13. **胶类、糖类**中药，如阿胶、饴糖等，可加适量开水溶化后加入其他中药煎煮的汤液中，或将需要烊化的中药加入制备好的汤剂中，加热溶化即可。

14. **难溶于水的贵重**药物，如牛黄、三七等，宜粉碎成极细粉加入汤剂中服用。

15. 汤剂的服药温度应按医嘱，分别采用**温服、凉服和热服**。一般药性平和中药采用温服，服药温度宜在35℃左右。

16. 止血收敛剂、清热解毒剂、祛暑剂以及药后易呕吐者宜**凉服**。解表药须**热服**，以助药力发汗。

17. 旋覆代赭汤用于**胃虚气逆，痰浊内阻所致噫气频作、胃脘痞硬、反胃呕恶、吐涎沫**等症。

18. 旋覆代赭汤煎煮时，须先将**代赭石**置煎器内，加水煎煮；再将旋覆花用布包好，同其余五味药置煎煮器内共煎，滤取药液；再加水煎煮，滤取药液，将两次煎液合并。

19. 根据分剂量包装不同，合剂可分为**普通合剂和口服液**。

20. 合剂若加蔗糖，除另有规定外，含糖量一般不高于**20%（g/mL）**。

21. 除另有规定外，合剂应**密封**，置**阴凉处**贮存。

22. 合剂因**有少量摇之易散的沉淀**，服用前应摇匀。

23. 小建中合剂制备时，桂枝经水蒸气蒸馏提取挥发油，另器保存；药渣及馏液与**甘草、大枣**加水煎煮3次，每次1小时，合并煎液，滤过，滤液浓缩至约450mL。

24. 根据其用途不同，糖浆剂分为：**矫味糖浆、药用糖浆**。

25. 单糖浆系蔗糖的饱和水溶液，浓度为**85%（mL）或64.74%（g/g）**。

26. 糖浆剂含蔗糖量应不低于**45%（g/mL）**。

27. 在含糖40%~80%（g/mL）的糖浆剂中用枸橼酸调节pH为**3.0~3.5**时，苯甲酸对霉菌和酵母菌的抑制作用较强，而山梨醇的最适pH为**4.4~4.8**。

28. 糖浆剂如需加入其他附加剂，其品种与用量应符合国家标准的有关规定，且不影响成品的稳定性，并应避免对检验产生干扰。必要时可加入适量的**乙醇、甘油或其他多元醇**。

29. 金银花糖浆：本品中金银花加水蒸馏，收集蒸馏液60mL，**药渣和忍冬藤加水煎煮2次**，每次1小时，滤过，合并滤液，浓缩至390mL，静置，倾取上清液，加蔗糖390g与适量防腐剂，煮沸使溶解，滤过，放冷，加入上述蒸馏液，混匀，加水使成600mL，分装，即得。

30. 煎膏剂多以**滋补**为主，兼有缓和的治疗作用，是中医滋补、防衰老、治疗慢性病的传统剂型之一。

31. 煎膏剂具有**体积小、稳定性好、较易保存、口感好、服用方便**等优点。

32. 煎膏剂若需加入药粉，除另有规定外，一般应加入**细粉**，待冷却后加入，搅拌均匀。

33. 煎膏剂中加入炼蜜或糖（或转化糖）的量，一般不超过**清膏量的3倍**。

34. 除另有规定外，煎膏剂应**密封**，置**阴凉处**贮存。

35. 煎膏剂含糖浓度高，制备时常常因为炼糖程度把握不好导致成品放置过程中析出糖的结晶，俗称"**返砂**"。

36. "返砂"后的煎膏剂**质量不稳定**，不宜使用。

37. 益母草膏：取益母草，切碎，加水煎煮2次，合并煎液，滤过，滤液浓缩成相对密度为**1.21~1.25（80~85℃）**的清膏。

38. 炼糖方法：取蔗糖，加入糖量一半的水，加入0.1%酒石酸，加热溶解，保持微沸（110~115℃）2小时，炼至"**滴水成珠，脆不粘牙，色泽金黄**"，转化率不低于60%，含水量约22%，或测定相对密度，即可共用。

39. 收膏的稠度与气候（气温）有关，冬季稍稀，夏季宜稠些，其相对密度一般控制在**1.40**左右。

40. 收膏的稠度，经验判断指标：**①用细棒趁热挑起，"夏季挂旗，冬天挂丝"；②用细棒趁热蘸取膏液滴于桑皮纸上，不现水迹；③将膏液滴于食指上与拇指共捻，能拉出约2cm左右的白丝（俗称"打白丝"）**。

41. 生产酒剂所用的饮片，一般应适当**粉碎**。

42. 应检查酒剂中的**乙醇含量和甲醇含量**。

43. 除另有规定外，酒剂应**密封**，置**阴凉处**贮存。

44. 酒剂内服应注意用量，**儿童、孕妇、心脏病及**

高血压患者不宜服用。

45. 舒经活络酒，除红曲外，其余木瓜等十四味粉碎成粗粉；另取红糖555g，溶解于**白酒11100g**，按渗漉法，用红糖酒作溶剂，浸渍48小时后，以每分钟1～3mL的速度缓缓渗漉，收集漉液，静置，滤过，即得。

46. 酊剂应置**遮光容器内密封**，置阴凉处贮存。

47. 酊剂以**乙醇为溶剂**，含药量较高，服用剂量小，易于保存。

48. 除另有规定外，每100mL酊剂相当于原饮片**20g**。含有毒性药品的中药酊剂，每100mL应相当于原饮片**10g**。

49. 藿香正气水（酊剂），苍术、陈皮、厚朴、白芷分别按照流浸膏剂与浸膏剂项下渗漉法，用**60%乙醇**渗漉。

50. 以水为溶剂的流浸膏剂中可酌加**20%～25%的乙醇**为防腐剂。

51. 当归流浸膏，取当归粗粉1000g，照《中国药典》制剂通则流浸膏剂项下的渗漉法，用**70%乙醇浸渍48小时**后，以每分钟1～3mL的速度缓缓渗漉，收集初渗漉液850mL，另器保存。

52. 颠茄浸膏，将初漉液在**60℃减压**回收乙醇，放冷至室温，分离除去叶绿素等，滤过，滤液在60～70℃

蒸发至稠膏状,再加 10 倍量的乙醇,搅拌均匀,静置,使沉淀完全。

53. 茶剂一般控制在**80℃**以下干燥,含挥发性成分较多的应在**60℃**以下干燥。

54. 茶剂应**密闭**贮存;含挥发性及易吸潮原料药物的茶剂应**密封**贮存。

55. 不含糖块状茶剂及袋装茶剂与煎煮茶剂的水分不得过**12.0%**,含糖块状茶剂的水分不得过**3.0%**。

历年考题

【A 型题】1. 糖尿病患者不宜选用的药物剂型是( )

A. 露剂　　　　　　　B. 胶囊剂
C. 滴丸　　　　　　　D. 煎膏剂
E. 酒剂

【考点提示】D。煎膏剂系指饮片用水煎煮,取煎煮液浓缩,加炼蜜或糖(或转化糖)制成的半流体制剂。

【A 型题】2. 合剂若加蔗糖,除另有规定外,含蔗糖以 g/mL,含糖量一般高于( )

A. 50%　　　　　　　B. 40%
C. 30%　　　　　　　D. 20%
E. 10%

【考点提示】 D。合剂若加蔗糖，除另有规定外，含糖量一般不高于20%（g/mL）。

【B型题】（3~5题共用备选答案）

A. 10g B. 20g

C. 50g D. 100g

E. 200g~500g

3. 除另外规定外，含毒性药品的中药酊剂每100mL相当于原饮片（　　）

4. 除另有规定外，流浸膏剂每100mL相当于原饮片（　　）

5. 除另有规定外，浸膏剂每100g相当于原饮片（　　）

【考点提示】 A、D、E。除另有规定外，含有毒性药品的中药酊剂，每100mL应相当于原饮片10g。除另有规定外，流浸膏剂系指每1mL相当于饮片1g者。浸膏剂分为稠膏和干膏两种，每1g相当于饮片或天然药物2~5g。

第三节　液体制剂

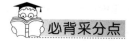

1. 液体制剂的特点：①分散度大、吸收快、作用较

迅速；②**易控制药物浓度**，可减少固体药物口服后由于局部浓度过高而引起胃肠道刺激性；③**便于分剂量和服用**，尤其适用于儿童及老年患者。

2. 根据分散介质中药物粒子大小不同，液体制剂分为**溶液剂、胶体溶液、乳浊液、混悬液型**四种分散体系。

3. 真溶液药物粒径**<1（nm）**。

4. 胶体溶液制剂粒径为**1～100（nm）**。

5. 乳浊液制剂粒径为**>100（nm）**。

6. 混悬液制剂粒径为**>500（nm）**。

7. 增溶剂的最适宜亲水亲油平衡值（HLB）为15～18，常用的增溶剂为**聚山梨醇、聚氧乙烯脂肪酸酯类**等。

8. 能与水形成潜溶剂的有**乙醇、丙二醇、甘油、聚乙二醇**等。

9. 常用的防腐剂有：**苯甲酸与苯甲酸钠；对羟基苯甲酸酯（尼泊金类）；山梨醇与山梨酸钾；其他**。

10. 含**20%**以上乙醇、含**30%**以上甘油、中药中很多挥发油等均有防腐效力。

11. 阴离子表面活性剂主要包括**高级脂肪酸盐、硫酸化物及磺酸化物**。

12. 阳离子表面活性剂常用的有**苯扎氯铵（洁尔灭）、苯扎溴铵（新洁尔灭）**等。

13. 表面活性剂常用作**增溶剂**、起泡剂、消泡剂、**去污剂**、抑菌剂或消毒剂、乳化剂、润湿剂等。

14. HLB 值在 **15~18** 的表面活性剂适合用作增溶剂。

15. HLB 值在 **8~16** 的表面活性剂适合用作 O/W 型乳化剂；HLB 值在 **3~8** 的表面活性剂适合用作 W/O 型乳化剂。

16. HLB 值在 **7~9** 的表面活性剂适合用作润湿剂。

17. 含有皂苷、树胶及具有表面活性高分子化合物的饮片，在浸提、浓缩时产生稳定的泡沫而影响操作，为了破坏泡沫，可加入少量表面张力小且亲水性小的**戊醇、辛醇、醚类、硅酮类或 HLB 值通常为 1~3 的表面活性剂（消泡剂）**替代泡沫表面原来的表面活性物质（起泡剂），使泡沫破坏。

18. 去污剂最适宜表面活性剂的 HLB 值为 13~16，其中去污能力最强的是**非离子型表面活性剂**，其次为阴离子型表面活性剂。

19. 低分子溶液剂常用的有**溶液剂、芳香水剂、甘油剂、醑剂**等。

20. 醑剂系指挥发性药物，多为**挥发油的浓乙醇溶液**，可以内服、外用。

21. 醑剂中药物浓度一般为 **5%~20%**，乙醇浓度一般为 **60%~90%**。

22. 亲水性弱的高分子化合物溶解于非水溶剂形成高分子溶液，称为非亲水性高分子溶液，如**玉米朊乙醇溶液**。

23. 薄荷油在水中的溶解度为0.05%，**滑石粉**作为薄荷油的分散剂。

24. 碘在甘油中的溶解度约为**1.0%**，加入碘化钾与钾形成可溶性络合物助溶，并可提高碘的稳定性。

25. 乳剂由**水相（W）、油相（O）和乳化剂**组成，三者缺一不可。

26. 根据乳滴粒径大小不同，乳剂可分为**普通乳、亚微乳和纳米乳**。

27. 乳剂由于分散体系及外界条件的影响常常出现**分层、絮凝、转相、合并、破裂和酸败**等不稳定现象。

28. **适宜 HLB（hydrophile lipophilic balance）值的乳化剂**是乳剂形成的关键。

29. 乳化剂的用量一般应控制在**0.5%~10%**。

30. 分散相的浓度一般宜在**50%**左右，过高（75%以上）则不利于乳剂的稳定。

31. **适当增加分散介质的黏度**可提高乳剂的稳定性。

32. 乳化及贮藏时一般适宜的乳化温度为**50~70℃**，乳剂贮藏期间过冷或过热均不利于乳剂的稳定。

33. 为避免制备过程的微生物污染，加适量的**防腐剂**。

34. 口服乳剂的外观应呈均匀的乳白色,以半径10cm的离心机每分钟4000转的转速离心15分钟,**不应出现分层现象**。

35. 临床应用应注意观察口服乳剂的外观性状,外观应**无分层现象,无异臭味**,内服口感适宜,有良好的流动性,无霉变。

36. 混悬液型液体制剂常用附加剂有**润湿剂、助悬剂、絮凝剂与反絮凝剂**。

37. 疏水性药物制备混悬剂时,常加入润湿剂以**利于分散**。

38. 常用的润湿剂有**吐温类、司盘类表面活性剂**等。

39. 常用的助悬剂:①**低分子助悬剂**,如甘油、糖浆剂等;②**高分子助悬剂**,主要分为天然和合成高分子助悬剂;③**硅酸类**,如胶体二氧化硅、硅酸铝、硅皂土等。

40. 常用的天然高分子助悬剂及其用量分别为:阿拉伯胶**5%~15%**;西黄蓍胶**0.5%~1%**;琼脂**0.3%~0.5%**。

41. 常用的合成高分子助悬剂有甲基纤维素、羧甲纤维素钠、羟乙基纤维素、聚维酮、聚乙烯醇等,一般用量为**0.1%~1.0%**。

42. 口服混悬剂在标签上应注明"**用前摇匀**"。

43. 口服混悬剂的装量差异：取供试品20袋（支），分别精密称定内容物，计算平均装量，每袋（支）装量与平均装量相比较，装量差异限度应在平均装量的 **±10%** 以内，超出装量差异限度的不得少于2袋（支），并不得有1袋（支）超出**限度1倍**。

44. 除另有规定外，干混悬剂照干燥失重测定法，减失重量不得过**2.0%**。

45. 炉甘石洗剂，炉甘石、氯化锌为**药物**，甘油为**润湿剂**，羟甲基纤维素钠为**助悬剂**。

历年考题

【A型题】药品标签上应注明"用前摇匀"的制剂是（　　）

　　A. 酒剂　　　　　　B. 口服乳剂
　　C. 口服混悬剂　　　D. 糖浆剂
　　E. 口服液

【考点提示】C。口服混悬剂的混悬物应分散均匀，放置后若有沉淀物，经振摇后易再分散。口服混悬剂在标签上应注明"用前摇匀"。

第四节　无菌制剂

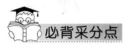

必背采分点

1. 无菌制剂是指法定药品标准中列有无菌检查项目的制剂，包括**大小容量注射剂、眼用制剂（滴眼剂、眼膏剂等）、局部外用无菌制剂（用于外伤、烧伤以及溃疡等创面的外用制剂，如溶液剂、凝胶剂、软膏剂和气雾剂等），以及用于手术时使用的无菌制剂如冲洗剂、止血海绵等**。

2. 注射剂可分为**注射液、注射用无菌粉末和注射用浓溶液**。

3. 注射方式有**皮下注射、皮内注射、肌内注射、静脉注射、静脉滴注、鞘内注射、椎管内注射**等。

4. 致热能力最强的是**革兰阴性杆菌**所产生的热原。

5. 产生热原反应的最主要致热物质是**内毒素**。

6. 内毒素的主要成分是**脂多糖（Lps）**。

7. 热原的基本性质包括**耐热性、水溶性、不挥发性、滤过性、被吸附性、其他性质（被强酸、强碱破坏等）**。

8. 采用**180℃**加热 3~4 小时，**250℃**加热 30~45 分钟或**650℃**加热 1 分钟可使热原彻底破坏。

9. 热原污染的主要途径是**溶剂**。

10. 去除热原的方法有**高温法、酸碱法、吸附法、离子交换法、凝胶滤过法、超滤法、反渗透法**。

11. 耐热器具洁净干燥后于**250℃加热30分钟**以上可破坏热原。

12. 玻璃容器可采用**重铬酸钾硫酸清洁液或稀氢氧化钠溶液**处理破坏热原。

13. 吸附法去除热原的活性炭常用量为**0.1%~0.5%**。

14. 按照《中药、天然药物注射剂基本技术要求》的规定,以有效成分制备中药注射剂,主药成分含量应不少于**90%**;多成分制成的中药注射剂,所测成分应大于总固体量的**80%**。

15. 水性溶剂最常用的为**注射用水**,也可用**0.9%氯化钠溶液**或其他适宜的水溶液。

16. 制药用水因其使用的范围不同而分为**饮用水、纯化水、注射用水及灭菌注射用水**。

17. 饮用水为**天然水经净化处理**所得的水。

18. 饮用水可用于**药材净制时的漂洗、制药用具的粗洗用水**。除另有规定外,也可作为饮片的提取溶剂。

19. 纯化水可作为配制普通药物制剂用的**溶剂或试验用水**。

20. 纯化水可作为中药注射剂、滴眼剂等灭菌制剂所用饮片的**提取溶剂**。

21. 纯化水可作为口服、外用制剂配制用**溶剂或稀释剂**；非灭菌制剂用器具的**精洗用水**。

22. 纯化水可作为非灭菌制剂所用饮片的**提取溶剂**。纯化水不得用于**注射剂的配制与稀释**。

23. 注射用水为**纯化水经蒸馏所得到的水**，应符合细菌内毒素试验要求。

24. 注射用水必须在**防止细菌内毒素产生的设计条件下**生产、贮藏及分装。

25. 注射用水可作为配制注射剂、滴眼剂等的**溶剂或稀释剂及容器的精洗**。

26. 注射用水为无色的**澄明液体**；无臭。

27. 灭菌注射用水主要用于**注射用灭菌粉末的溶剂或注射剂的稀释剂**。

28. 注射用水 pH 值应为 **5.0~7.0**；氨含量不得超过 **0.00002%**。

29. 注射用水每 1mL 中含细菌内毒素量应小于 **0.25EU**；需氧菌总数每 100mL 不得过 **10cfu**。

30.《中国药典》规定，注射用大豆油的相对密度为 **0.916~0.922**。

31.《中国药典》规定，注射用大豆油的折光率为 **1.472~1.476**。

32. 《中国药典》规定，注射用大豆油的酸值应不大于**0.1**。

33. 《中国药典》规定，注射用大豆油的皂化值应为**188~195**，碘值应为**126~140**。

34. 除另有规定外，供静脉用的注射液，慎用**增溶剂**。

35. 椎管内注射用的注射液，不得添加**增溶剂**。

36. 常用增溶剂有**聚山梨酯80、蛋黄卵磷脂、大豆磷脂**等。

37. 聚山梨酯80、大豆磷脂、蛋黄卵磷脂也可用作**乳化剂**。

38. 甘油可用作**助悬剂**。

39. 常用的抗氧剂有亚硫酸钠、亚硫酸氢钠和焦亚硫酸钠等，一般浓度为**0.1%~0.2%**。

40. 常用的惰性气体有**二氧化碳和氮气**。

41. 通入惰性气体应作为**处方混合成分**在标签中注明。

42. 常用的金属离子络合剂有乙二胺四乙酸（EDTA）、依地酸二钠（乙二胺四乙酸二钠，EDTA–2Na）等，常用量为**0.03%~0.05%**。

43. 正常人体血液的渗透压摩尔浓度范围为**285~310mOsmol/kg**，0.9%氯化钠溶液或5%葡萄糖溶液的渗透压摩尔浓度与人体血液相当。

44. 常用的调节渗透压的附加剂有**氯化钠、葡萄糖**等。

45. 调节渗透压方法有**冰点降低数据法和氯化钠等渗当量法**。

46. 血浆冰点为**-0.52℃**，根据物理化学原理，任何溶液其冰点降低到-0.52℃，即与血浆等渗。

47. 注射剂的pH值一般应控制在**4.0~9.0**之间，大剂量输入的注射液pH值应接近中性。

48. 常用的调节pH值的附加剂有**盐酸**、枸橼酸、氢氧化钠、氢氧化钾、碳酸氢钠、磷酸氢二钠、**磷酸二氢钠**等。

49. 静脉给药与**脑池内、硬膜外、椎管内用的注射液**均不得加抑菌剂。

50. 常用抑菌剂为**0.5%苯酚、0.3%甲酚、0.5%三氯叔丁醇、0.01%硫柳汞**等。

51. 止痛剂一般用于**肌内或皮下注射的注射剂**。

52. 常用的止痛剂有**三氯叔丁醇、盐酸普鲁卡因、盐酸利多卡因**等。

53. 中药注射剂在灭菌后或在贮藏过程中产生可见异物、不溶性微粒或乳光等现象，其原因主要有：**杂质未除尽、pH不适、有效成分的水溶性较小**。

54. 若pH调节不当或注射灭菌后pH下降，均易产生沉淀。如野菊花注射液，调至**pH7**以下放置，可析出沉淀，调至**7.5~8.0**，则较稳定。

55. 混悬型注射液中原料药物粒径应控制在 15μm 以下，含 **15～20μm（间有个别 20～50μm）** 者，不应超过 10%。

56. 静脉用乳状液型注射液中 90% 的乳滴粒径应在 **1μm** 以下，不得有大于 **5μm** 的乳滴。

57. 注射剂容器用胶塞，特别是多剂量包装注射液用的胶塞应有足够的**弹性和稳定性**。

58. 灌装标示量为不大于 **50mL** 的注射剂时，应适当增加装量。

59. 中药注射剂按《中国药典》规定的铅、镉、砷、汞、铜测定法测定，按各品种项下每日最大使用量计算，铅不得超过 **12μg**，镉不得超过 **3μg**，砷不得超过 **6μg**，汞不得超过 **2μg**，铜不得超过 **150μg**。

60. 中药注射剂用药期间应密切观察用药反应，尤其是用药开始 **30 分钟**。

61. 当归注射液处方中当归含有**藁本内酯、正丁烯酞内酯**等活性成分。

62. 输液剂的种类包括**体液平衡用输液、营养输液、胶体输液、含药输液、透析类输液剂**。

63. 用以补充体内水分、电解质，纠正体内酸碱平衡的电解质输液剂有**氯化钠注射液、碳酸氢钠注射液**等。

64. 营养输液剂包括**糖类输液、氨基酸输液和脂肪乳输液**。

65. 糖类输液中最为常用的为**葡萄糖注射液**。

66. 胶体输液剂用于**调节体内渗透压**。

67. 常用的胶体输液有多糖类、明胶类、高分子聚合物类等,如**右旋糖酐、聚维酮**等。

68. **参麦注射液、盐酸左氧氟沙星氯化钠注射液**等属于含药输液剂。

69. 透析类输液剂用于临床血液净化治疗,包括**腹膜透析液、血液滤过置换液**等。

70. 临床联合用药时一般在**输液前**配制,以保证疗效和减少不良反应。

71. 静脉输液时应密切观察不良反应发生的可能性,如**热原反应**。

72. 右旋糖酐是一种葡萄糖聚合物,是目前临床常用的血浆代用液。氯化钠为**渗透压调节剂**。

73. **在水溶液中不稳定的药物,特别是对湿热十分敏感的药物,如抗生素类药物、酶类制剂或血浆等及生物制品**常制备成注射用无菌粉末。

74. 注射用双黄连(冻干)为**金银花、连翘、黄芩**提取物制成的无菌水溶液经冷冻干燥制备而成的无菌粉末。

75. 注射用浓溶液系指**原料药物与适宜辅料制成的供临用前稀释后静脉滴注用的无菌浓溶液**。

76. 眼用制剂可分为**眼用液体**（滴眼剂、洗眼剂、眼内注射溶液等）、**眼用半固体制剂**（眼膏剂、眼用乳膏剂、眼用凝胶剂等）、**眼用固体制剂**（眼膜剂、眼丸剂、眼内插入剂等）。

77. 眼用制剂的附加剂有**渗透压调节剂**、pH 调节剂、**抑菌剂**、黏度调节剂、其他附加剂（增溶剂、助溶剂、抗氧剂等）。

78. 眼用制剂常用渗透压调节剂有**氯化钠、硼酸、葡萄糖、硼砂**等。

79. 眼用制剂常用的 pH 调节剂有**磷酸盐缓冲液、硼酸盐缓冲液**等。

80. 适当增加滴眼剂的黏度，可**减少刺激性**，延缓混悬型眼用制剂的沉降，延长药液在眼内滞留时间，增强药效。

81. 眼用制剂常用的黏度调节剂有**甲基纤维素、聚乙烯醇、聚维酮**等。

82. 除另有规定外，滴眼剂每个容器的装量应不超过**10mL**。

83. 洗眼剂每个容器的装量应不超过**200mL**。

84. 眼用半固体制剂每个容器的装量应不超过**5g**。

85. 眼用制剂应避光密封贮存,在启用后最多可使用**4周**。

86. 眼内注射溶液、眼内插入剂、供外科手术用和急救用的眼用制剂,均不得添加**抑菌剂、抗氧剂或不适当的附加剂**,且应采用一次性使用包装。

87. 眼用半固体制剂基质应**过滤灭菌**,不溶性药物应预先制成极细粉。

88. 除另有规定外,眼用制剂应**遮光密封**贮存。

89. 眼用制剂中,需要检查可见异物的剂型有**滴眼剂、眼内注射溶液**。

90. 眼用制剂中,需要检查粒度的剂型有**含饮片原粉的眼用制剂和混悬型眼用制剂**。

91. 眼用制剂中,需要检查金属性异物的剂型是**眼用半固体制剂**。

92. 眼用制剂中,需要检查沉降体积比的剂型是**混悬型滴眼剂**(含饮片细粉的滴眼剂除外)。

93. 角膜吸收是**眼局部用药**的有效吸收途径。

94. 药物经结膜吸收是药物进入**体循环**的主要途径,通过巩膜,可达到眼球后部。

95. 人正常泪液容量约为**7μL**,若不眨眼,可容纳30μL左右的液体。

96. 影响眼用制剂中药物吸收的因素有:药物从眼

睑缝隙的损失，药物的外周血管消除，眼用制剂的 pH 及药物的 pK_a，刺激性，表面张力，**黏度**。

历年考题

【A 型题】1. 属于无菌制剂的剂型是(　　)

　A. 糖浆剂　　　　　　B. 贴膏剂

　C. 滴眼剂　　　　　　D. 口服液

　E. 胶囊剂

【考点提示】C。无菌制剂：如注射剂、滴眼剂。

【A 型题】2. 一般应加适当抑菌剂的眼用制剂是(　　)

　A. 眼内插入剂

　B. 多剂量眼用制剂

　C. 眼内注射溶液

　D. 急救用的眼用制剂

　E. 供外科手术用的眼用制剂

【考点提示】B。抑菌剂：多剂量眼用制剂，应加适当抑菌剂。常用的抑菌剂有三氯叔丁醇、硝酸苯汞、苯乙醇、羟苯乙酯等。

【A 型题】3. 眼用制剂中，需要检查金属性异物的剂型是(　　)

　A. 滴眼剂　　　　　　B. 洗眼剂

　C. 眼膏剂　　　　　　D. 眼丸剂

E. 眼膜剂

【考点提示】C。眼用半固体制剂需要检查金属性异物,包括眼膏剂、眼用乳膏剂、眼用凝胶剂。

【B型题】(4~6题共用备选答案)

A. 抗氧化剂　　　　　　B. 抑菌剂

C. 止痛剂　　　　　　　D. 渗透压调节剂

E. pH调节剂

4. 苯酚在注射剂中用作(　　)

5. 氯化钠在注射剂中用作(　　)

6. 抗坏血酸在注射剂中用作(　　)

【考点提示】B、D、A。常用抑菌剂为苯酚、甲酚、三氯叔丁醇等。常用的调节渗透压的附加剂有氯化钠、葡萄糖等。常用的抗氧化剂有抗坏血酸、亚硫酸氢钠、焦亚硫酸钠、硫代硫酸钠等。

【B型题】(7~8题共用备选答案)

A. 常水　　　　　　　　B. 纯化水

C. 饮用水　　　　　　　D. 注射用水

E. 灭菌注射用水

7. 《中国药典》规定,可用于注射剂容器清洗的是(　　)

8. 《中国药典》规定可作为中药注射剂所用饮片提取溶剂的是(　　)

【考点提示】 D、B。注射用水为纯化水经蒸馏所得到的水,应符合细菌内毒素试验要求。注射用水必须在防止细菌内毒素产生的设计条件下生产、贮藏及分装。其质量应符合《中国药典》灭菌注射用水项下的规定。注射用水可作为配制注射剂、滴眼剂等的溶剂或稀释剂及容器的精洗。纯化水可作为配制普通药物制剂用的溶剂或试验用水;可作为中药注射剂、滴眼剂等灭菌制剂所用饮片的提取溶剂;口服、外用制剂配制用溶剂或稀释剂;非灭菌制剂用器具的清洗用水,也用作非灭菌制剂所用饮片的提取溶剂。纯化水不得用于注射剂的配制与稀释。

【C型题】 (9~11题共用题干)

某药厂生产的清开灵注射液,其药物组成包括胆酸、去氧胆酸、栀子、水牛角(粉)、板蓝根、黄芩苷、金银花,附加剂为酸二钠、硫代硫酸钠、甘油,具有清热解毒、化痰通络、醒神开窍作用。

9. 附加剂硫代硫酸钠是用作( )

   A. 抗氧化剂   B. 增溶剂

   C. 抑菌   D. pH调节剂

   E. 渗透压调节剂

10. 根据中药注射剂生产要求,处方中原料药应固定产地,板蓝根的生产地是( )

A. 广东 B. 山西
C. 河北 D. 四川
E. 黑龙江

11. 处方中胆酸的化学结构类型属于（　　）

A. 二萜 B. 黄酮
C. 蒽醌 D. 香豆素
E. 甾体

【考点提示】 A、C、E。注射剂的抗氧化剂常用的有抗坏血酸、亚硫酸氢钠、焦亚硫酸钠、硫代硫酸钠等。板蓝根主产于河北、江苏、河南、安徽。胆酸属于胆汁酸类化合物，天然胆汁酸结构中有甾体母核。

【X型题】12. 关于眼用制剂药物吸收途径及其影响因素的说法，正确的有（　　）

A. 适当增加滴眼剂的黏度有利于药物吸收
B. 经角膜吸收的药物主要起局部治疗作用
C. 结合膜吸收是药物进入体循环的主要途径
D. 眼用制剂的刺激性，可能影响药物的吸收与利用
E. 从眼睑缝溢出的药液可能会流入鼻腔或口腔吸收产生全身作用

【考点提示】 ABCDE。增加黏度可使滴眼剂中药物与角膜接触的时间延长，有利于吸收。角膜吸收是眼局部用

药的有效吸收途径。药物经结膜吸收是药物进入体循环的主要途径。眼用制剂的刺激性，不仅给眼部带来不适，而且使结膜的血管和淋巴管扩张，增加了药物从外周血管的消除，并使泪液增加而稀释药物，影响药物的吸收与利用而降低药效。溢出的药液大部分沿面颊流下，或从排出器官进入鼻腔或口腔，进而进入胃肠道发挥全身作用。

第五节　外用膏剂

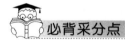

1. 外用膏剂可分为**软膏剂与乳膏剂、贴膏剂与贴剂、膏药**。

2. 软膏剂与乳膏剂主要用于皮肤的局部治疗，对皮肤有**保护、润滑、消炎和止痒**等作用。

3. 软膏剂根据基质组成不同，可分为**油脂性基质和水溶性基质软膏**。

4. 贴膏剂按基质组成可分为：以橡胶为主要基质的**橡胶贴膏**；以亲水性高分子材料为基质的**凝胶贴膏**。

5. 外用膏剂透皮吸收的主要途径是药物透过**完整表皮**的角质层细胞及其细胞间隙。

6. 药物的吸收在**乳状液型基质中最好**，在吸水性软膏基质（凡士林加羊毛脂）、硅酮及豚脂中次之，在烃类基质中最差。

7. 油脂性基质封闭性强，可显著增加**皮肤的水合作用**。

8. 油脂性基质包括**油脂类、类脂类、烃类、硅酮类**等。

9. 油脂性基质主要特点是**润滑**、无刺激性，能封闭皮肤表面，促进皮肤的水合作用，对皮肤的保护及软化比其他基质强。

10. 中药油膏常用**麻油与蜂蜡熔合**为基质。

11. 羊毛脂熔点 36~42℃，羊毛脂可提高软膏中药物的**渗透性**。

12. 羊毛脂常与凡士林合用，调节凡士林的**渗透性和吸水性**。

13. 蜂蜡熔点为 62~67℃，常用于调节软膏的**稠度或增加稳定性**。

14. 乳状液型基质可用于亚急性、慢性、无渗出的皮肤病，忌用于**糜烂、溃疡及化脓性创面**。

15. 水包油型乳化剂有**钠皂、三乙醇胺皂类、脂肪醇型硫酸钠类和聚山梨酯类**。

16. 油包水型乳化剂有**钙皂、羊毛脂、单甘酯、脂肪醇**等。

17. 软膏基质中，属于水溶性基质的有**纤维素衍生物和聚乙二醇**。

18. 软膏剂不得有**油水分离及胀气现象**。

19. 软膏剂中**不溶性原料药物**，应预先用适宜的方法制成细粉，确保粒度符合规定。

20. 软膏剂、乳膏剂所用内包装材料，不应与**原料药物或基质**发生物理化学反应，无菌产品的内包装材料应无菌。

21. 软膏剂、乳膏剂用于烧伤治疗如为非无菌制剂的，应在标签上标明"**非无菌制剂**"；产品说明书中应注明"**本品为非无菌制剂**"，同时在适应证下应明确"**用于程度较轻的烧伤（Ⅰ度或浅Ⅱ度）**"；注意事项下规定"**应遵医嘱使用**"。

22. 除另有规定外，软膏剂应避光密封贮存。乳膏剂应避光密封置**25℃**以下贮存，不得冷冻。

23. 除另有规定外，混悬型软膏剂、含饮片细粉的软膏剂照《中国药典》粒度和粒度分布测定法测定，均不得检出**大于180μm的粒子**。

24. 硬脂酸与碳酸钾生成硬脂酸钾，三乙醇胺与部分硬脂酸形成有机铵皂（三乙醇胺皂），为**O/W型乳化剂**。

25. 采用饮片、食用植物油与红丹（铅丹）炼制成的膏药称为**黑膏药**。

26. 采用饮片、食用植物油与官粉（铅粉）炼制成的膏药称为**白膏药**。

27. 膏药中的基质原料，红丹又称章丹、铅丹、黄丹、东丹、陶丹，为橘红色非结晶粉末，主要成分为**四氧化三铅**，含量要求在95%以上。

28. 黑膏药基质的主要成分为**高级脂肪酸的铅盐**。

29. 白膏药的基质原料主要是**植物油和官粉**。

30. 官粉又称宫粉、铅粉、铅白，为白色粉末，主要成分为**碱式碳酸铅**。

31. 制备膏药用的饮片应适当碎断，按各品种项下规定的方法加食用植物油炸枯；质地轻泡不耐炸的饮片，宜**待其他饮片炸至枯黄后再加入**。

32. 制备膏药时，含挥发性成分的饮片、矿物药以及贵重药应研成细粉，于**摊涂前**加入，温度应不超过70℃。

33. 黑膏药使用时应**温热后**贴敷，贴敷时若出现贴敷后脱落或贴敷部位移动均属于膏药品质问题，前者由于**制剂过程中炼油过老、下丹量过多或下丹后炼制时间过长**所致，后者则相反。

34. 黑膏药制备时常有"**老油轻丹**"之说。

35. 橡胶贴膏的特点：**黏着力强**，不需预热可直接贴用，不污染衣物，携带方便。

36. 橡胶贴膏有**保护伤口、防止皮肤皲裂**等作用。

37. 橡胶贴膏全身治疗方面主要起**通络止痛、祛风散寒**作用，多用于治疗跌打损伤、风湿痹痛等。

38. 橡胶贴膏局部治疗则主要用于**神经性皮炎**、慢性湿疹、结节性痒疹、局限性银屑病和角化性皮肤病等。

39. 一般采用**漂白细布**，亦有用聚乙烯、软聚氯乙烯者用于橡胶贴膏的背衬材料。

40. 橡胶贴膏膏料的基质主要组成成分有**橡胶、增黏剂、软化剂、填充剂**等。

41. 凝胶贴膏背衬层可采用**漂白布、无纺布、人造棉布**等。

42. 凝胶贴膏的保护层，即膏面覆盖物多为**聚乙烯薄膜、聚酯薄膜及玻璃纸**等。

43. 贴膏剂根据需要可加入**表面活性剂、乳化剂、保湿剂、抑菌剂或抗氧剂**等。

44. 涂布中若使用有机溶剂的，必要时应检查**残留溶剂**。采用乙醇等溶剂应在标签中注明过敏者慎用。

45. 贴膏剂的耐热性：除另有规定外，橡胶贴膏取供试品2片，除去盖衬，**60℃加热2小时**，放冷后，背衬应无渗油现象；膏面应有光泽，用手指触试应仍有黏性。

46. 贴膏剂的赋形性：取凝胶贴膏供试品 1 片，置 37℃、相对湿度 64% 的恒温恒湿箱中 30 分钟，取出，用夹子将供试品固定在一平整钢板上，钢板与水平面的倾斜角**为 60°**，放置 24 小时，膏面应无流淌现象。

47. 贴膏剂的微生物限度：除另有规定外，照《中国药典》非无菌产品微生物限度检查：微生物计数法和控制菌检查法及非无菌药品微生物限度标准检查，凝胶贴膏应符合规定，橡胶贴膏每 10cm² 不得检出**金黄色葡萄球菌和铜绿假单胞菌**。

48. 少林风湿跌打膏含膏量检查，每 100cm² 含膏量**不得少于 1.5g**。

49. 少林风湿跌打膏，三七等五味药多数含极性较小的脂溶性有效成分，故**以高浓度乙醇提取，同时便于与用汽油等脂溶性溶剂溶解的橡胶混匀**。

50. 三七凝胶贴膏剂，三乙醇胺用以调节 pH 使卡波姆成为稠厚的凝胶状，可增加**膏体的赋形性和持黏力**。

51. 凝胶贴膏剂中因膏体基质成分复杂，需按要求顺序分别处理、溶解与混合各组分才能制得**均匀、具较好黏附性与赋形性**的膏体。

52. 透皮贴剂中药物在贮库内缓慢长时间释放进入血液，延长作用时间，减少用药次数，如东莨菪碱透皮贴剂**3天只需用药1次**。

53. 口服东莨菪碱常因血药浓度过高而产生**口干、嗜睡、心悸**等不良反应，而其透皮贴剂可将血药浓度保持在抗晕止吐的坪值，避免不良反应。

54. 贴剂的保护层，**活性成分不能透过，通常水也不能透过**。

55. 贴剂常用的材料为**铝箔－聚乙复合膜、防黏纸、乙－醋酸乙共聚物、丙酸或聚异丁烯压敏胶、硅橡胶和聚乙二醇**等。

56. 贴剂根据需要也可加入**表面活性剂、乳化剂、保湿剂、抑菌剂、抗氧剂或透皮促进剂**。

57. 贴剂黏贴层涂布应均匀，用有机溶剂涂布的贴剂，应对残留溶剂进行检查。采用乙醇等溶剂应**在标签中注明过敏者慎用**。

58. 贴剂在标签中应注明**每贴所含药物剂量、总的作用时间及药物释放的有效面积**。

59. 东莨菪碱被认为是防治晕动病最有效的药物，然而其常规口服及注射剂存在较大的副作用，该药适宜制成经皮给药系统，因为**其药理作用强（口服或肌注200mg即可产生疗效），分子量小（303.4），有适宜的亲水性和亲脂性（pK_a7.6），半衰期短（小于1小时），对皮肤无刺激性**，当以一定速率连续释放东莨菪碱，便可产生确切疗效并延长作用时间。

60. 东莨菪碱贴剂，第一层为**背衬层**，由铝塑膜或其他非渗透性聚合物构成，能防止非挥发性成分的逸出，也是该制剂的**支持层**。

61. 东莨菪碱贴剂，第二层为**药库层**，药物以一定的浓度溶于或以极小粒子分散于矿物油及高分子材料（如聚丙烯、聚异丁烯）胶浆中。

62. 东莨菪碱贴剂，第三层为**控释膜层**，控制药物从药库层中的释放速率。

63. 东莨菪碱贴剂，第四层为**黏贴层**，含有少量的药物，分布在与贮库层相似的胶浆中，该层提供首剂量并能黏贴在皮肤上。

64. 第五层为**覆盖层（保护层）**，使用时揭去，常由防黏纸或玻璃纸构成。

65. 糊剂系指大量的原料药物固体粉末（一般25%以上）均匀地分散在适宜的基质中所组成的半固体外用制剂。可分**水溶性糊剂和脂溶性糊剂**。

66. 糊剂应根据**剂型的特点、原料药物的性质、制剂的疗效和产品的稳定性**选用基质。

67. 除另有规定外，糊剂应**避光密闭贮存**；置25℃以下贮存，不得冷冻。

68. 凝胶剂限局部用于**皮肤及体腔，如鼻腔、阴道**

和直肠。

69. 由高分子基质如**西黄蓍胶制成的凝胶剂**也可称为胶浆剂。

70. 小分子无机原料药物如氢氧化铝凝胶剂是由分散的药物小粒子以网状结构存在于液体中，属两相分散系统，也称**混悬型凝胶剂**。

71. 凝胶剂基质属单相分散系统，有**水性与油性**之分。

72. 水性凝胶基质一般**由水、甘油或丙二醇与纤维素衍生物、卡波姆和海藻酸盐、西黄蓍胶、明胶、淀粉**等构成。

73. 油性凝胶基质由**液状石蜡与聚乙烯或脂肪油与胶体硅或铝皂、锌皂**等构成。

74. 凝胶剂根据需要可加入**保湿剂、抑菌剂、抗氧剂、乳化剂、增稠剂和透皮促进剂**等。

75. 除另有规定外，凝胶剂应**避光、密闭贮存**，并应防冻。

76. 凝胶剂用于烧伤治疗的，如为非无菌制剂，应在标签上标明"**非无菌制剂**"，产品说明书中应注明"**本品为非无菌制剂**"，同时在适应证下应明确"**用于程度较轻的烧伤（Ⅰ°或浅Ⅱ°）**"；注意事项下规定"应遵医嘱使用"。

77. 混悬型凝胶剂，除另有规定外应进行粒度检查。即取供试品适量，置于载玻片上，涂成薄层，薄层面积相当于盖玻片面积，共涂 3 片，照粒度和粒度分布测定法测定，均不得检出**大于 180μm 的粒子**。

78. 搽剂系指原料药物用乙醇、油或适宜的溶剂制成的液体制剂，供**无破损皮肤揉擦**用。

79. 易变质的搽剂应在**临用前配制**。

80. 除另有规定外，以水或稀乙醇为溶剂的一般应检查相对密度、pH 值；以乙醇为溶剂的应检查乙醇量；以油为溶剂的应**无酸败等变质现象**，并应检查折光率。

81. 涂剂系指含**原料药物的水性或油性溶液、乳状液、混悬液**，供临用前用消毒纱布或棉球等柔软物料蘸取涂于**皮肤或口腔与喉部黏膜**的液体制剂。

82. 涂剂也可为临用前用**无菌溶剂制成溶液的无菌冻干制剂**，供创伤面涂抹治疗用。

83. 涂剂大多为**消毒或消炎药物的甘油溶液**，也可用乙醇、植物油等作溶剂。以油为溶剂的应无酸败等变质现象，并应检查折光率。

84. 涂剂应稳定，根据需要可加入**抑菌剂或抗氧剂**。

85. 除另有规定外，应避光、密闭贮存。对热敏感的品种，应在**2～8℃**保存和运输。

86. 除另有规定外，涂剂在启用后最多可使用**4 周**。

87. 除另有规定外，涂剂应照**最低装量检查法**检查装量，应符合规定。

88. 涂膜剂系指**原料药物溶解或分散于含成膜材料的溶剂中，涂搽患处后形成薄膜的外用液体制剂**。

89. 涂膜剂用时涂布于患处，**有机溶剂**迅速挥发，形成薄膜保护患处，并缓慢释放药物起治疗作用。涂膜剂一般用于无渗出液的损害性皮肤病等。

90. 涂膜剂常用的成膜材料有**聚乙烯醇、聚乙烯吡咯烷酮、乙基纤维素和聚乙烯醇缩甲乙醛**等；增塑剂有**甘油、丙二醇、三乙酸甘油酯**等；溶剂为**乙醇**等。

91. 涂膜剂必要时可加其他附加剂，所加附加剂对皮肤或黏膜应**无刺激性**。

92. 除另有规定外，在制剂确定处方时，该处方的**抑菌效力**应符合**抑菌效力检查法**的规定。

93. 除另有规定外，涂膜剂在启用后最多可使用**4周**。

94. 除另有规定外，用于烧伤［除程度较轻的烧伤（Ⅰ°或浅Ⅱ°外）］或严重创伤的涂膜剂，照**无菌检查法**检查，应符合规定。

历年考题

【A型题】1. 下列软膏基质，属于水溶性基质的

是( )

  A. 蜂蜡   B. 石蜡
  C. 聚乙二醇   D. 植物油
  E. 氢化植物油

【考点提示】C。水溶性基质包括纤维素衍生物、聚乙二醇等。

【A型题】2. 吸水性较大且可提高油脂软膏药物渗透性的物质是( )

  A. 氢化植物油   B. 羊毛脂
  C. 凡士林   D. 液体石蜡
  E. 硅油

【考点提示】B。羊毛脂因含胆甾醇、异胆甾醇与羟基胆甾醇及其酯而有较大的吸水性，可吸水150%、甘油140%、70%的乙醇40%。由于羊毛脂的组成与皮脂分泌物相近，故可提高软膏中药物的渗透性。

【B型题】(3~4题共用备选答案)

  A. 橡胶贴膏   B. 凝胶贴膏
  C. 膏药   D. 透皮贴剂
  E. 软膏剂

3. 除另有规定外，要求检查软化点的剂型是( )

4. 除另有规定外，要求检查释放度的剂型是( )

【考点提示】C、D。除另有规定外，膏药的软化点、重量差异等应符合规定。除另有规定外，贴剂的含量均匀度、释放度、微生物限度等照《中国药典》规定的检查方法检查，应符合规定。

第六节　其他制剂

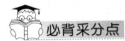

1. 栓剂因施用腔道的不同，可分为**直肠栓、阴道栓、尿道栓**等，其中常用的是直肠栓、阴道栓。

2. 直肠栓的形状有鱼雷形、圆锥形、圆柱形等，以**鱼雷形**较为常用。

3. 阴道栓的形状有鸭嘴形、球形、卵形等，以**鸭嘴形**较为常用。

4. 尿道栓一般为**棒状**。

5. 直肠给药栓剂中药物的吸收途径：①**经直肠上静脉吸收**，由门静脉进入肝脏，再由肝脏进入大循环；②**经直肠下静脉和肛门静脉吸收**，由髂内静脉绕过肝脏，从下腔大静脉直接进入大循环；③**经直肠淋巴系统吸收**。

6. 当栓剂塞入距肛门口 2cm 处时，其给药量的 50%~70% 可不经过**门肝系统**。

7. 直肠液的 pH 值约为 **7.4**。

8. 栓剂的油脂性基质有**可可豆脂、半合成脂肪酸甘油酯类**。

9. 可可豆脂熔点为 **31~34℃**，加热至 25℃开始软化。

10. 可可豆脂 **10~20℃** 时易粉碎成粉末。

11. 半合成脂肪酸甘油酯类油脂性栓剂基质有**半合成椰子油酯、半合成山苍子油酯、半合成棕榈油酯**等。

12. 水溶性栓剂基质有**甘油明胶、聚乙二醇类**。

13. 甘油明胶常用作阴道栓剂基质，但不适用于**鞣酸**等与蛋白质有配伍禁忌的药物。

14. 聚乙二醇类水溶性栓剂有**聚氧乙烯（40）单硬脂酸酯、聚山梨酯 61、泊洛沙姆**等。

15. 制备栓剂用的固体原料药物，除另有规定外，应预先用适宜方法制成**细粉或最细粉**。

16. 融变时限除另有规定外，脂肪性基质的栓剂应在 **30 分钟内全部融化、软化或触压时无硬芯**。

17. 水溶性基质的栓剂应在 **60 分钟内全部溶解**。

18. 除另有规定外，栓剂应在 **30℃以下密闭**贮存和运输，防止因受热、受潮而变形、发霉、变质。

19. 双黄连栓剂（小儿消炎栓）系制备金银花、连翘、黄芩提取物，以半合成脂肪酸酯为基质，采用**热熔法**制备而成。

20. 双黄连栓剂（小儿消炎栓）清热解毒，用于**外感风热，发热咳嗽，咽痛以及上呼吸道感染，肺炎**。

21. 气雾剂、喷雾剂的特点：①具有速效和定位作用；②**制剂稳定性高**；③给药剂量准确，副作用较小；④局部用药的刺激性小。

22. 按处方组成，气雾剂可分为**二相气雾剂**（气相和液相）和**三相气雾剂**（气相、液相、固相或液相）。

23. 溶液型气雾剂属于**二相气雾剂**，乳浊液和混悬液型气雾剂属于**三相气雾剂**。

24. 吸入气雾剂和吸入喷雾剂给药时，药物以雾状吸入可直接作用于支气管平滑肌，适宜粒径的雾滴在肺泡部位有较好的分布和沉积，**肺泡**为药物的主要吸收部位。

25. 吸入气雾剂的雾滴（粒）大小应控制在 **10μm** 以下，其中大多数应为 5μm 以下，一般不使用饮片细粉。

26. **氢氟烷烃**，常可以作为溶液型气雾剂的溶剂。

27. **水、甘油或脂肪酸、植物油**也可以分别在 O/W 或 W/O 乳浊液型气雾剂中作为水溶性药物或脂溶性药物的溶剂。

28. 气雾剂的潜溶剂：**乙醇、丙二醇**等。

29. 气雾剂的抗氧剂：**维生素 C、亚硫酸钠**等。

30. 气雾剂的防腐剂：**羟苯乙酯**等。

31. 根据制剂类型，处方中可能含有**抛射剂、共溶剂、稀释剂、抑菌剂、助溶剂和稳定剂**等，所用辅料应不影响呼吸道黏膜或纤毛的功能。

32. 除另有规定外，单剂量喷雾剂每个的装量与平均装量相比较，超出装量差异限度[**平均装量 0.30g 以下、0.30g 及 0.30g 以上的装量差异限度分别为 ±10.0% 和 ±7.5%**]的不得多于 2 个，并不得有 1 个超出限度 1 倍。

33. 气雾剂具有**剂量小、起效快、副作用小和使用方便**等优点。

34. 气雾剂可用于**呼吸道吸入给药，或直接喷至腔道黏膜、皮肤给药**，也可用于空间消毒。

35. 气雾剂使用前应充分摇匀储药罐，使罐中药品和抛射剂充分混合。首次使用前或上次使用超过一周时，**先向空中试喷一次**。

36. 气雾剂使用时，将吸入器吸口紧紧含在口中，并屏住呼吸，以食指和拇指紧按吸入器，使药物释出，并同时做与喷药同步的缓慢深吸气，最好大于 5 秒钟，吸药后屏住呼吸 **5~10 秒钟**，使药物充分分布到下气道，以达到良好的治疗效果。

37. 气雾剂使用完用清水漱口，**去除上咽部残留的**

药物。

38. 使用鼻用喷雾剂，鼻腔有分泌物时应该先**清理鼻腔分泌物**再喷。

39. 使用鼻用喷雾剂，如果医嘱有用洗鼻器洗鼻，应先**洗鼻，洗鼻**后再使用喷鼻药物。

40. 气雾剂药物遇热和受撞击有可能发生爆炸，储存时应注意**避光、避热、避冷冻、避碰撞**，即使药品已用完的小罐也不能弄破、刺穿或燃烧。

41. 麝香祛痛气雾剂的**挥发性成分和溶剂乙醇**还兼有促渗作用，有利于有效成分的渗透和吸收。

42. 制成的气雾剂应进行**泄漏检查**，确保使用安全。

43. 喷雾剂应**避光密封**贮存。

44. 气雾剂应置**凉暗处**贮存，并避免曝晒、受热、敲打、撞击。

45. 除另有规定外，吸入气雾剂微细药物粒子百分比应不少于每吸主药含量标示量的**15%**。

46. 凡进行**每揿递送剂量均一性检查**的气雾剂，不再进行每揿喷量检查。

47. 凡规定测定**每喷主药含量或递送剂量均一性的喷雾剂**，不再进行每喷喷量的测定。

48. 胶剂多有滋补强壮作用：**皮胶类补血，角胶类温阳，甲胶类侧重滋阴还有活血祛风**等作用。

49. 按原料来源，胶剂分为**皮胶类、骨胶类、甲胶类、角胶类、其他类**。

50. 阿胶与新阿胶以**驴皮、猪皮为原料**制成。

51. 黄明胶以**牛皮为原料**制成。

52. 甲胶以动物甲壳等为原料，如**龟甲胶、鳖甲胶**。

53. 胶剂以含有蛋白质的动物类药材为原料，如以牛肉为原料制成的称**霞天胶**。

54. 以龟甲和鹿角为原料制成的混合胶剂称**龟鹿二仙胶**。

55. 冰糖可增加胶剂的**透明度和硬度**，并有矫味的作用。

56. 胶剂的油类辅料可用花生油、豆油、麻油，纯净无杂质的新制油为佳，**酸败者**禁用。

57. 膜剂不适用于**药物剂量较大的制剂**。

58. 膜剂按结构类型可分为**单层、多层及夹心层**。

59. 按给药途径可分为**内服膜剂、口腔用膜剂、眼用膜剂、皮肤及黏膜用膜剂**等。

60. 膜剂成膜材料最常用的是**聚乙烯醇（PVA）**。

61. 常用的膜剂增塑剂有**甘油、乙二醇、山梨醇**等。

62. 常用的膜剂着色剂是**食用色素**。

63. 常用的膜剂遮光剂是**二氧化钛**。

64. 常用的膜剂矫味剂有**蔗糖、甜菊苷**等。

中药制剂与剂型 **第五章**

65. 常用的膜剂填充剂有**碳酸钙、淀粉**等。

66. 常用的膜剂表面活性剂有**聚山梨酯80、十二烷基硫酸钠、豆磷脂**等。

67. 灸剂按形状可分为**艾头、艾炷、艾条**3种。

68. 熨剂用时拌醋生热，利用热刺激及药物蒸气透入熨贴的部位达到**活血通络，发散风寒**的治疗目的。

69. 糕剂主要用于治疗**小儿脾胃虚弱、面黄肌瘦**等慢性消化不良性疾病。

70. 丹剂毒性较大，不可内服，**仅供外用**。

71. 红升丹、白降丹、轻粉的主要成分分别为**氧化汞（HgO）、氯化汞（$HgCl_2$）、氯化亚汞（Hg_2Cl_2）**。

72. 条剂所用药物多有毒性或腐蚀性，主要用于中医外科插入疮口或瘘管，以**引流脓液，拔毒去腐，生肌敛口**。

73. 钉剂一般供外科插入，用于治疗**痔、瘘管及溃疡**等。

74. 棒剂多用于**眼科**。

历年考题

【A型题】1. 含鞣酸的药物栓剂，不宜选用的基质是（　　）

　　A. 可可豆脂　　　　　　B. 甘油明胶
　　C. 半合成山苍子油脂　　D. 半合成棕榈油脂

E. 半合成椰子油脂

【考点提示】B。甘油明胶系用明胶、甘油与水制成,不适用于鞣酸与蛋白质有配伍禁忌的药物。因鞣酸与明胶可以生成沉淀。

【A型题】2. 既可内服又外用的剂型是(　　)

　　A. 钉剂　　　　　　　　B. 锭剂
　　C. 条剂　　　　　　　　D. 棒剂
　　E. 丹剂

【考点提示】B。锭剂供内服,可吞服或研细以水或黄酒化服,外用多是研细用醋或酒调敷,也可作噙入或外搽药用。

【B型题】(3~4题共用备选答案)

　　A. 磷酸氢钙　　　　　　B. 可可豆脂
　　C. 纤维素衍生物　　　　D. 淀粉
　　E. 硬脂酸镁

3. 制备栓剂的油脂性基质(　　)
4. 制备片剂的吸收剂可用(　　)

【考点提示】B、D。制备栓剂的油脂性基质包括可可豆脂和半合成脂肪酸甘油酯类。淀粉是片剂最常用的稀释剂、吸收剂和崩解剂。

【B型题】(5~6题共用备选答案)

　　A. 冰糖　　　　　　　　B. 麻油

C. 黄油 D. 花生油

E. 明矾

5. 可沉淀胶液杂质,并增加胶剂透明度的辅料是(　　)

6. 可增加胶液透明度和硬度,并具有矫味作用的辅料是(　　)

【考点提示】E、A。胶剂中的辅料明矾,色白洁净者为佳;可沉淀胶液中的泥沙杂质,增加胶剂的透明度。胶剂中的辅料冰糖,色白、洁净无杂质者为佳;可增加胶剂的透明度和硬度,并有矫味作用。也可用白糖代替。

【X型题】7. 关于直肠给药栓剂中药物吸收途径及其影响因素的说法正确的有(　　)

A. 直肠中的脂溶性、非解离型的药物易吸收
B. 经直肠上静脉吸收的药物产生肝脏首过效应
C. 经肛门静脉吸收的药物可绕过肝脏进入大循环
D. 经肛门淋巴系统吸收的药物不产生肝脏首过效应
E. 油脂性基质栓剂中的水溶性药物释放快,易吸收

【考点提示】ABCDE。肛门给药后,药物在直肠的吸收主要途径有:①经直肠上静脉吸收,由门静脉进入肝脏,再由肝脏进入大循环;②经直肠下静脉和肛门静

脉吸收,由髂内静脉绕过肝脏,从下腔大静脉直接进入大循环;③经直肠淋巴系统吸收。影响直肠给药栓剂中药物吸收的因素有生理因素、药物因素、基质因素。脂溶性、非解离型的药物易吸收属于药物因素。

【X型题】8. 关于气雾剂、喷雾剂质量检查项目的说法正确的(　　)

  A. 定量气雾剂应检查每揿主药含量

  B. 非定量气雾剂每瓶应检查总喷次

  C. 定量喷雾剂应检查每喷主药含量

  D. 非定量气雾剂的喷射速度

  E. 定量气雾剂应检查递送剂量均一性

【考点提示】ACDE。定量气雾剂应检查每揿主药含量,检查总喷次的是喷雾剂。

第七节　药物新型给药系统与制剂新技术

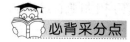

1. 缓释、控释制剂的特点:①药物治疗作用持久、毒副作用小、**用药次数显著减少**。②药物可缓慢地释放进入体内,血药浓度的"峰谷"波动小,可避免超过治疗血药浓度范围的毒副作用,又能保持在有效浓度治疗

范围（治疗窗）之内以**维持疗效**。

2. 不宜制成缓释、控释制剂的药物：①半衰期（$t_{1/2}$）很短（小于1小时）或很长（大于24小时）的药物；②**单服剂量很大**（大于1g）的药物；③药效剧烈、溶解度小、吸收无规律、吸收差或吸收易受影响的药物；④需在肠道中特定部位**主动吸收的药物**。

3. 膜控包衣型缓释、控释制剂主要有缓释的**微囊、微球、微丸**等。

4. **多聚物膜**对药物的释放具有延缓作用。

5. 控制渗透泵片剂药物释放的主要因素：膜的**厚度、孔径、孔率**，片芯的**处方**及释药小孔的**直径**。

6. 靶向制剂有可使药物浓集于靶组织、靶器官、靶细胞及其周围，**提高疗效并显著降低对其他组织、器官及全身的毒副作用**的特点。

7. 一级靶向制剂系指进入靶部位的**毛细血管床释药**。

8. 二级靶向制剂系指进入靶部位的**特殊细胞（如肿瘤细胞）释药**，而不作用于正常细胞。

9. 三级靶向制剂系指药物作用于**细胞内的一定部位**。

10. 常见的被动靶向制剂：**微囊、微球和脂质体**。

11. 物理化学靶向制剂主要有：①**磁性靶向制剂**；②**栓塞靶向制剂**；③**热敏靶向制剂**；④**pH敏感靶向制剂**等。

12. 物理化学靶向制剂磁性制剂主要包括**磁性微球**

和磁性纳米囊。

13. 环糊精包合物的作用：①提高药物的**稳定性**；②增加药物的**溶解度**；③减少药物的**刺激性**，掩盖不良气味；④调节药物的**释放速度**；⑤使液体药物粉末化而**便于制剂**。

14. 微型包囊技术的特点：药物微囊化后可**提高稳定性**，掩盖不良嗅味，降低在胃肠道中的副作用，减少复方配伍禁忌，延缓或控制药物释放，改进某些药物的物理特性。

15. 按药物的分散状态，固体分散体可分为：①**低共熔混合物**；②**固态溶液**；③**玻璃溶液或玻璃混悬液**；④**共沉淀物**。

16. 按药物的释放特点，固体分散体可分为：①**速释型固体分散体**；②**缓释、控释型固体分散体**；③**肠溶型固体分散体**。

17. 固体分散体常用水溶性载体材料：**高分子聚合物**（如聚乙二醇类、聚维酮类）、**表面活性剂**（如泊洛沙姆188、磷脂）、**有机酸**（如枸橼酸、酒石酸）、**糖类**（如山梨醇、蔗糖）、**脲类**（如尿素）等。

18. 固体分散体常用难溶性载体材料：**纤维素衍生物**（如乙基纤维素）、聚丙烯树脂类、**脂类**（如胆固醇、β-谷甾醇）等。

19. 固体分散体常用肠溶性载体材料：**纤维素衍生物（如醋酸纤维素酞酸酯）、聚丙烯树脂类（如聚丙烯树脂Ⅱ号、Ⅲ号）** 等。

历年考题

【A型题】1. 关于缓释、控释制剂的说法，错误的是( )
  A. 缓释制剂给药后血药浓度较为平稳
  B. 渗透泵片可以均匀地恒速释放药物
  C. 药效作用剧烈的药物宜制成控释制剂
  D. 肌内注射药物的混悬液具有缓释作用
  E. 胃漂浮片可提高药物在十二指肠的疗效

【考点提示】C。药效剧烈、溶解度小、吸收无规律、吸收差或吸收易受影响的药物不适合制成控释制剂。

【B型题】(2~4题共用备选答案)
  A. 进入靶器官释药的制剂
  B. 进入靶组织释药的制剂
  C. 进入靶部位的毛细血管床释药的制剂
  D. 进入靶部位的特殊细胞释药的制剂
  E. 药物作用于细胞内的一定部位的制剂
按照《中国药典》微粒制剂指导原则中靶向制剂的分类
2. 一级靶向制剂系指( )

3. 二级靶向制剂系指（　　）
4. 三级靶向制剂系指（　　）

【考点提示】C、D、E。一级靶向制剂系指进入靶部位的毛细血管床释药。二级靶向制剂系指进入靶部位的特殊细胞（如肿瘤细胞）释药，而不作用于正常细胞。三级靶向制剂系指药物作用于细胞内的一定部位。

【X型题】5. 不宜制成缓释制剂的药物有（　　）

A. 半衰期 >24h
B. 药物剂量 >1g
C. 在肠道内有特定主动吸收部位
D. 药效剧烈且吸收无规律的药物
E. 易受生理因素影响的药物

【考点提示】ABCDE。不宜制成缓释、控释制剂的药物生物有：①半衰期（$t_{1/2}$）很短（小于1小时）或很长（大于24小时）的药物。②单服剂量很大（大于1g）的药物。③药效剧烈、溶解度小、吸收无规律、吸收差或吸收易受影响的药物。④需在肠道中特定部位主动吸收的药物。